専門医が治す!

糖尿病

病気と上手につきあうための、生活の心得&最新治療

東京女子医科大学名誉教授／朝日生命成人病研究所名誉所長／新百合ヶ丘総合病院 糖尿病センター
岩本安彦［監修］

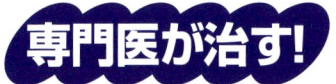

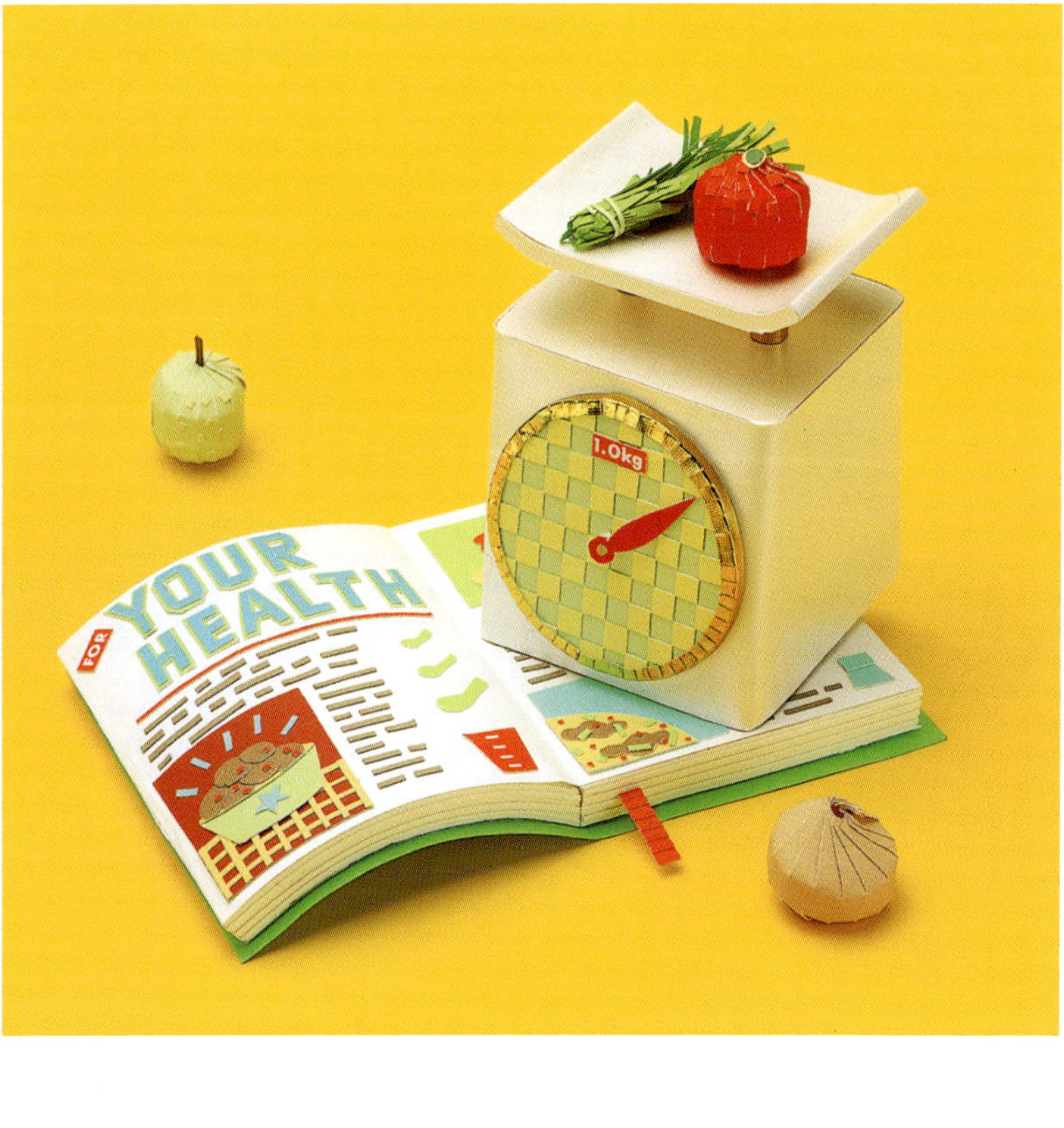

高橋書店

1日20単位（1600kcal）の献立例①

●1単位＝80kcal。くわしくは第4章をご参照ください。

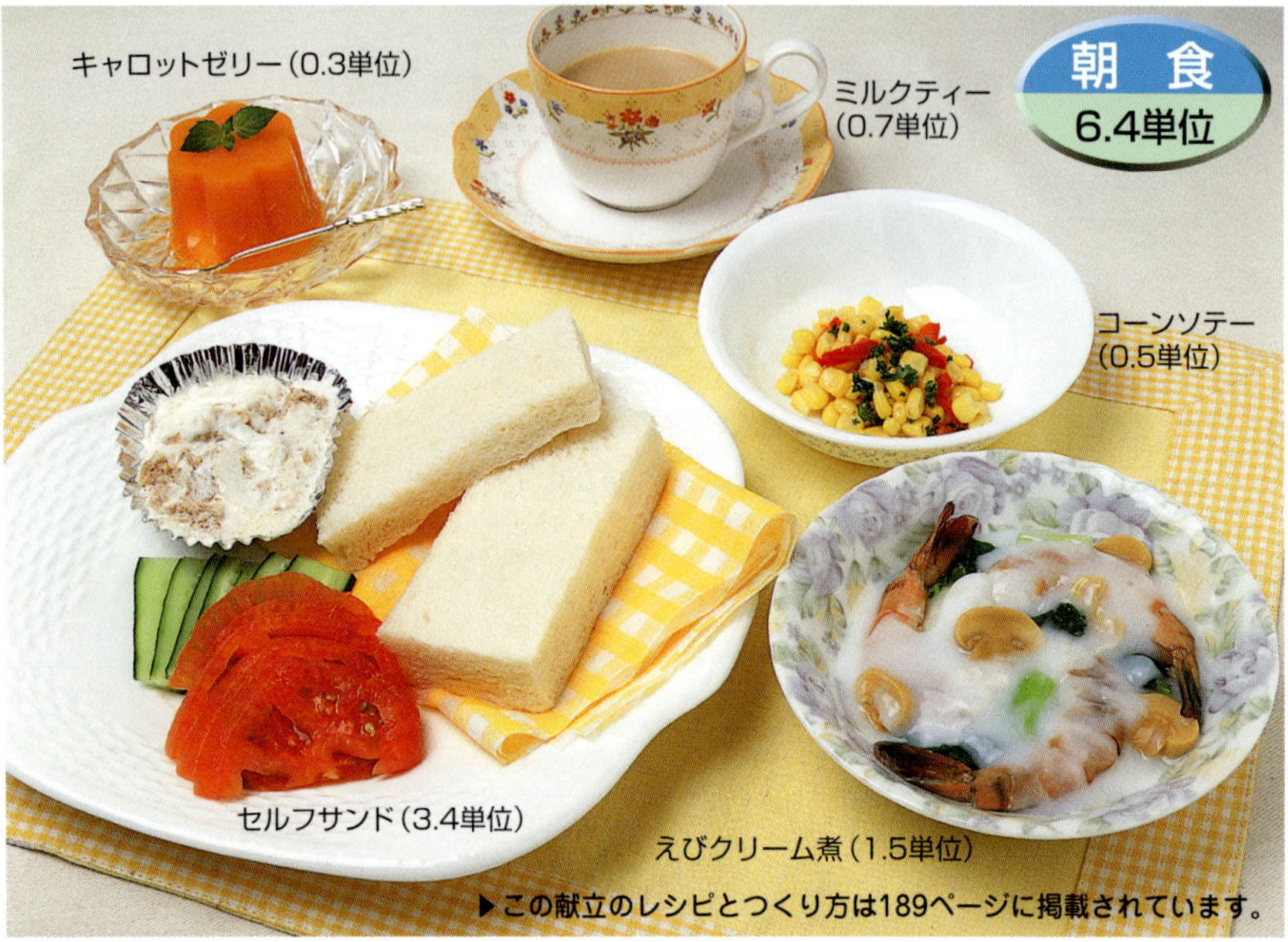

▶この献立のレシピとつくり方は189ページに掲載されています。

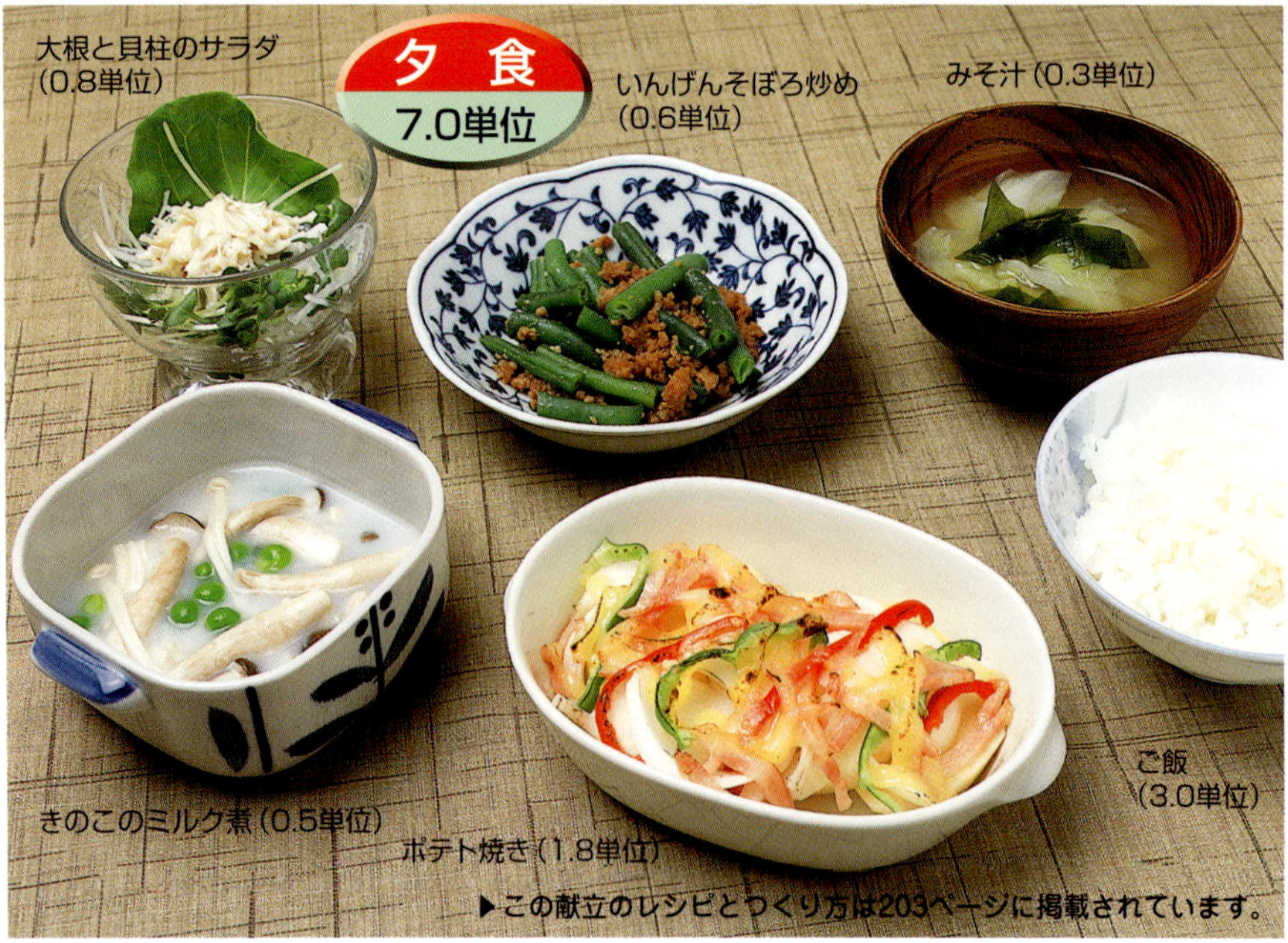

▶この献立のレシピとつくり方は203ページに掲載されています。

糖尿病の食事

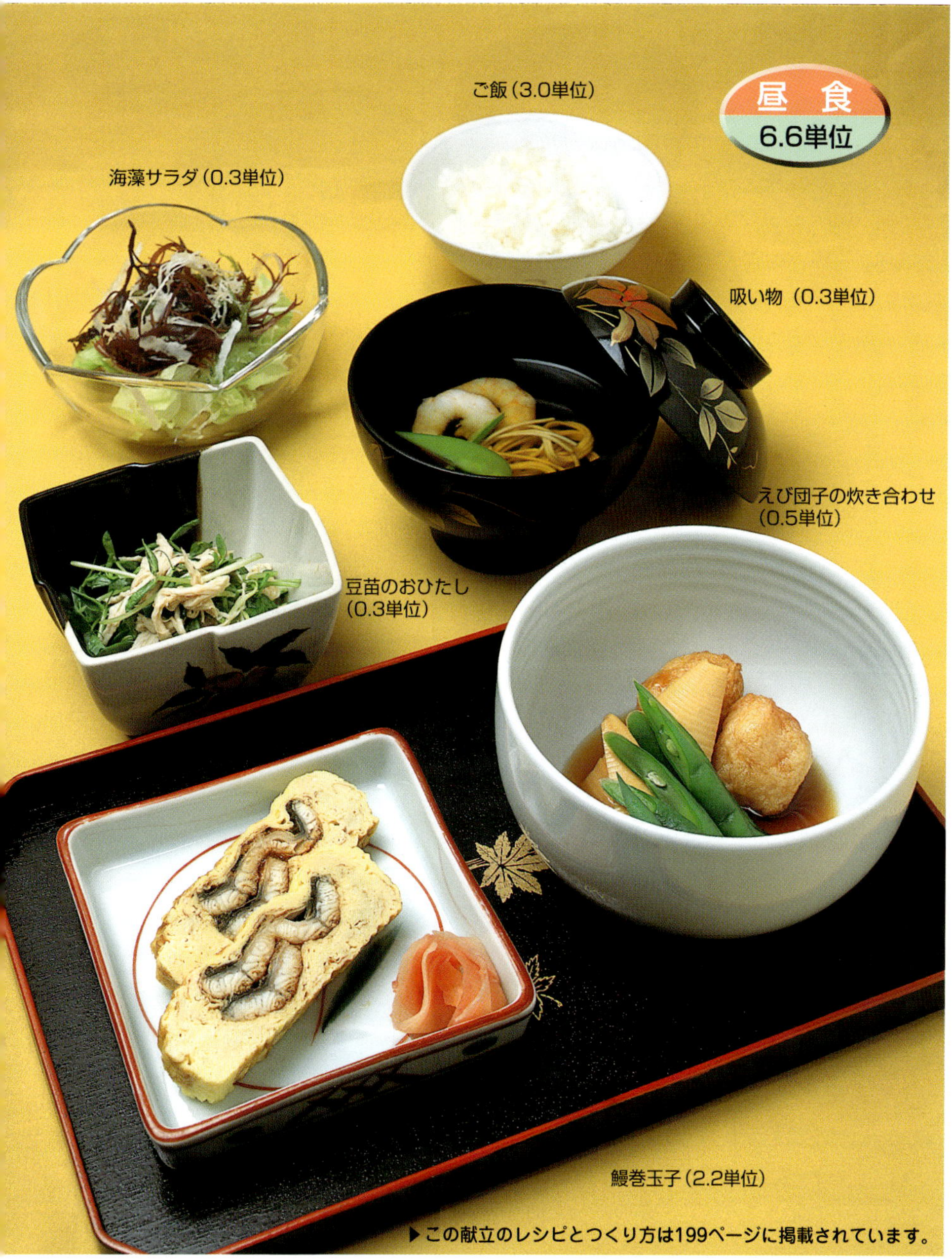

▶この献立のレシピとつくり方は199ページに掲載されています。

1日20単位（1600kcal）の献立例②

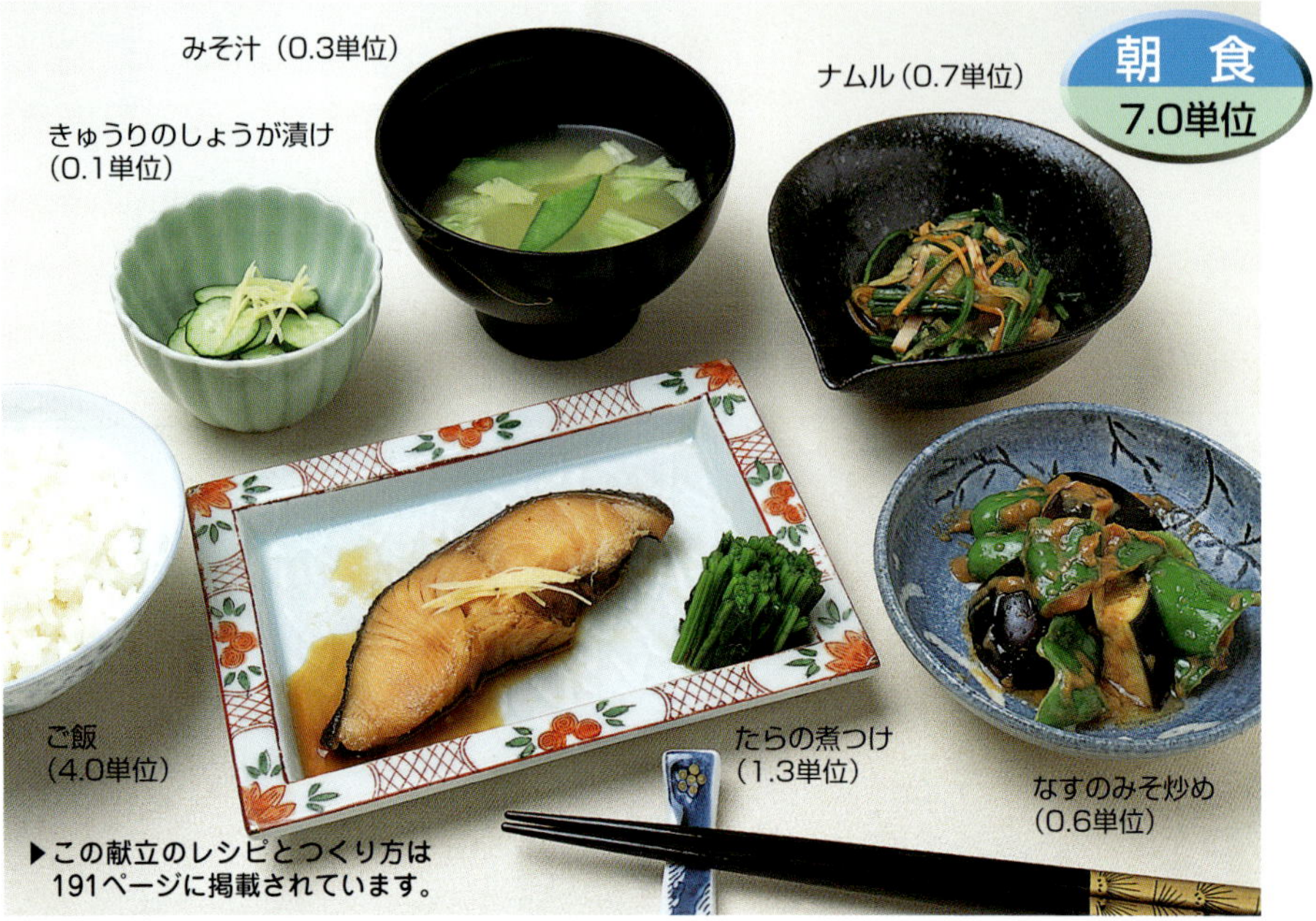
朝食
7.0単位
みそ汁（0.3単位）
ナムル（0.7単位）
きゅうりのしょうが漬け
（0.1単位）
ご飯
（4.0単位）
たらの煮つけ
（1.3単位）
なすのみそ炒め
（0.6単位）
▶この献立のレシピとつくり方は
191ページに掲載されています。

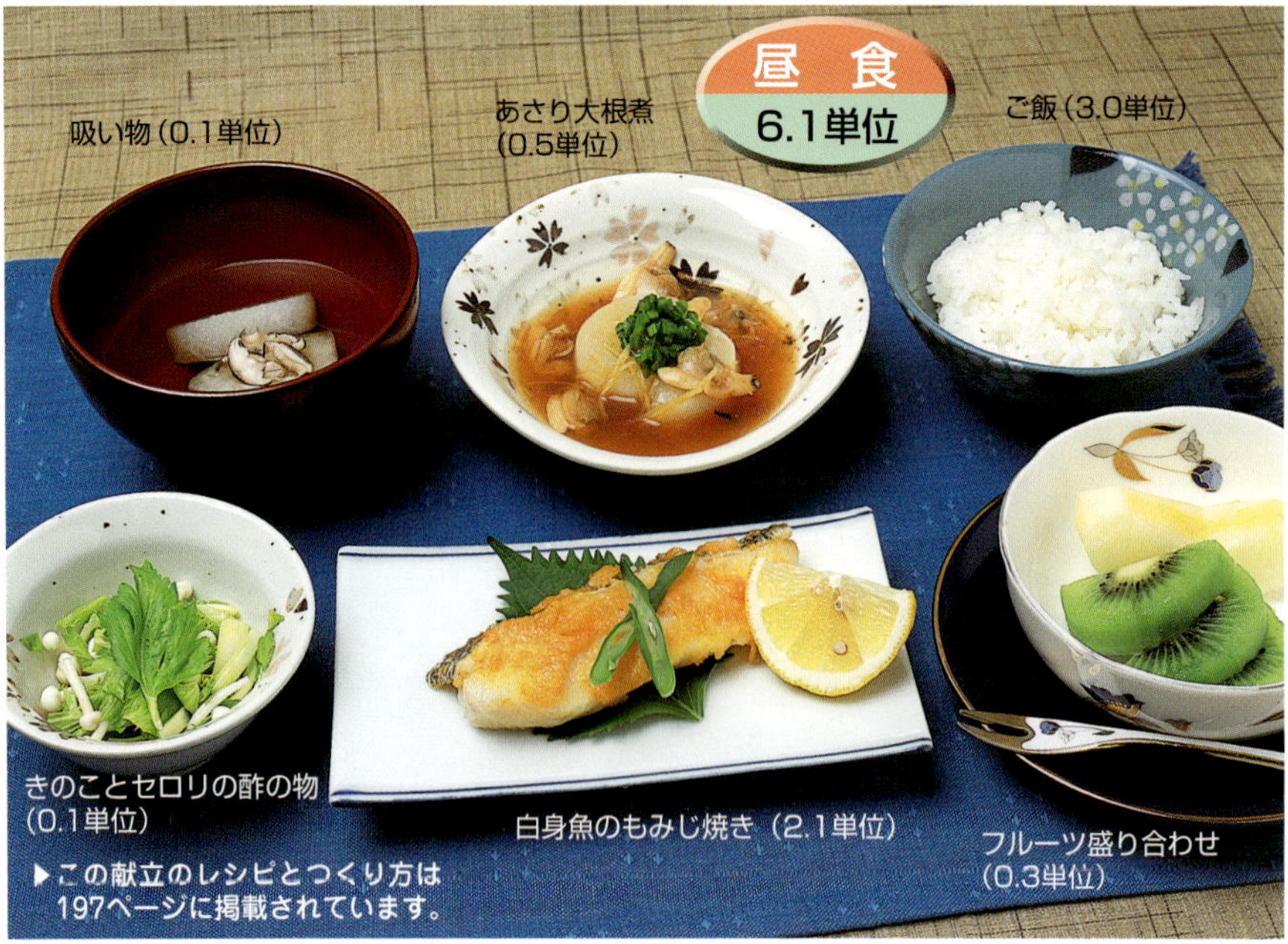
昼食
6.1単位
吸い物（0.1単位）
あさり大根煮
（0.5単位）
ご飯（3.0単位）
きのことセロリの酢の物
（0.1単位）
白身魚のもみじ焼き（2.1単位）
フルーツ盛り合わせ
（0.3単位）
▶この献立のレシピとつくり方は
197ページに掲載されています。

糖尿病の食事

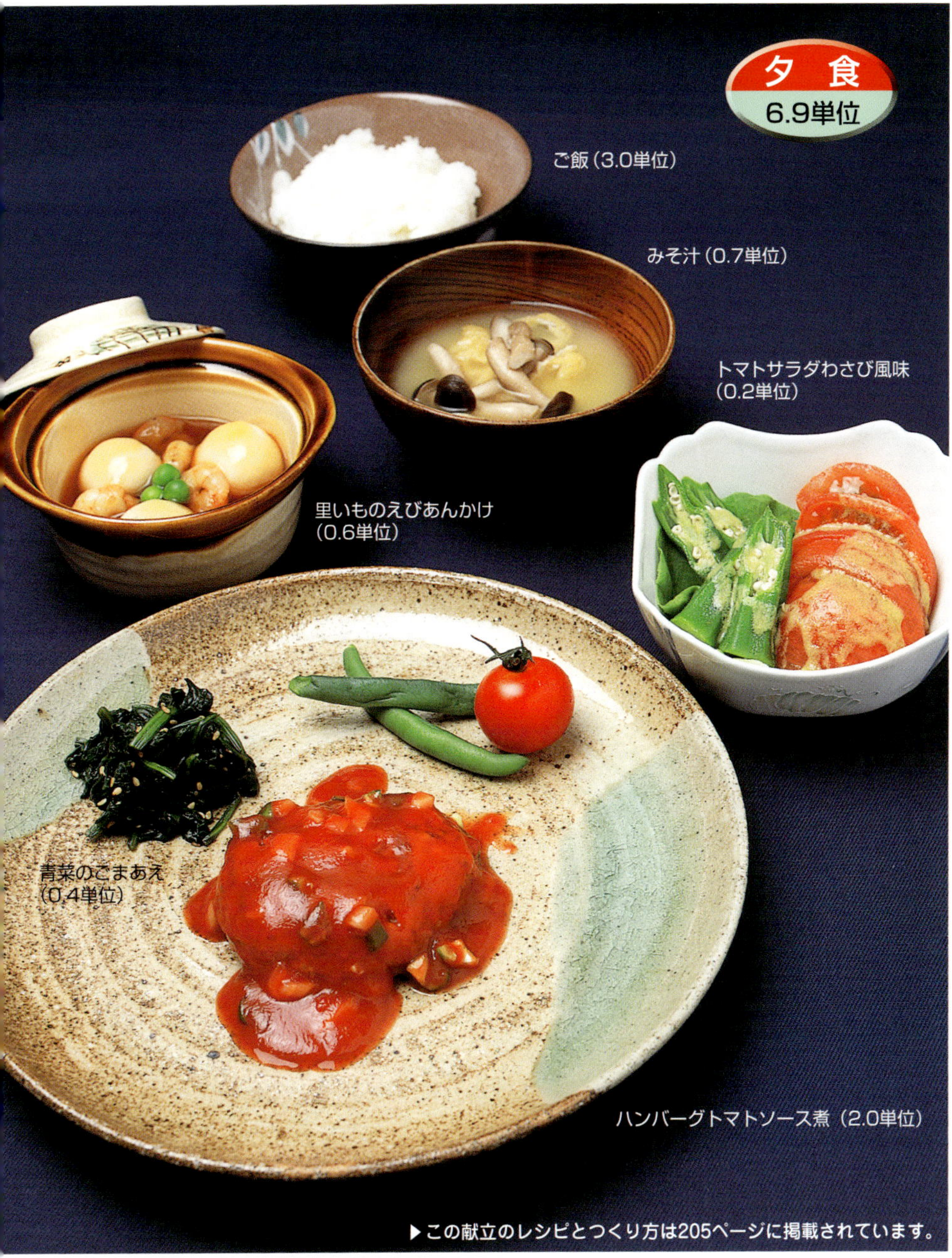
夕 食
6.9単位
ご飯（3.0単位）
みそ汁（0.7単位）
トマトサラダわさび風味
（0.2単位）
里いものえびあんかけ
（0.6単位）
青菜のごまあえ
（0.4単位）
ハンバーグトマトソース煮（2.0単位）

▶この献立のレシピとつくり方は205ページに掲載されています。

1日20単位（1600kcal）の献立例③

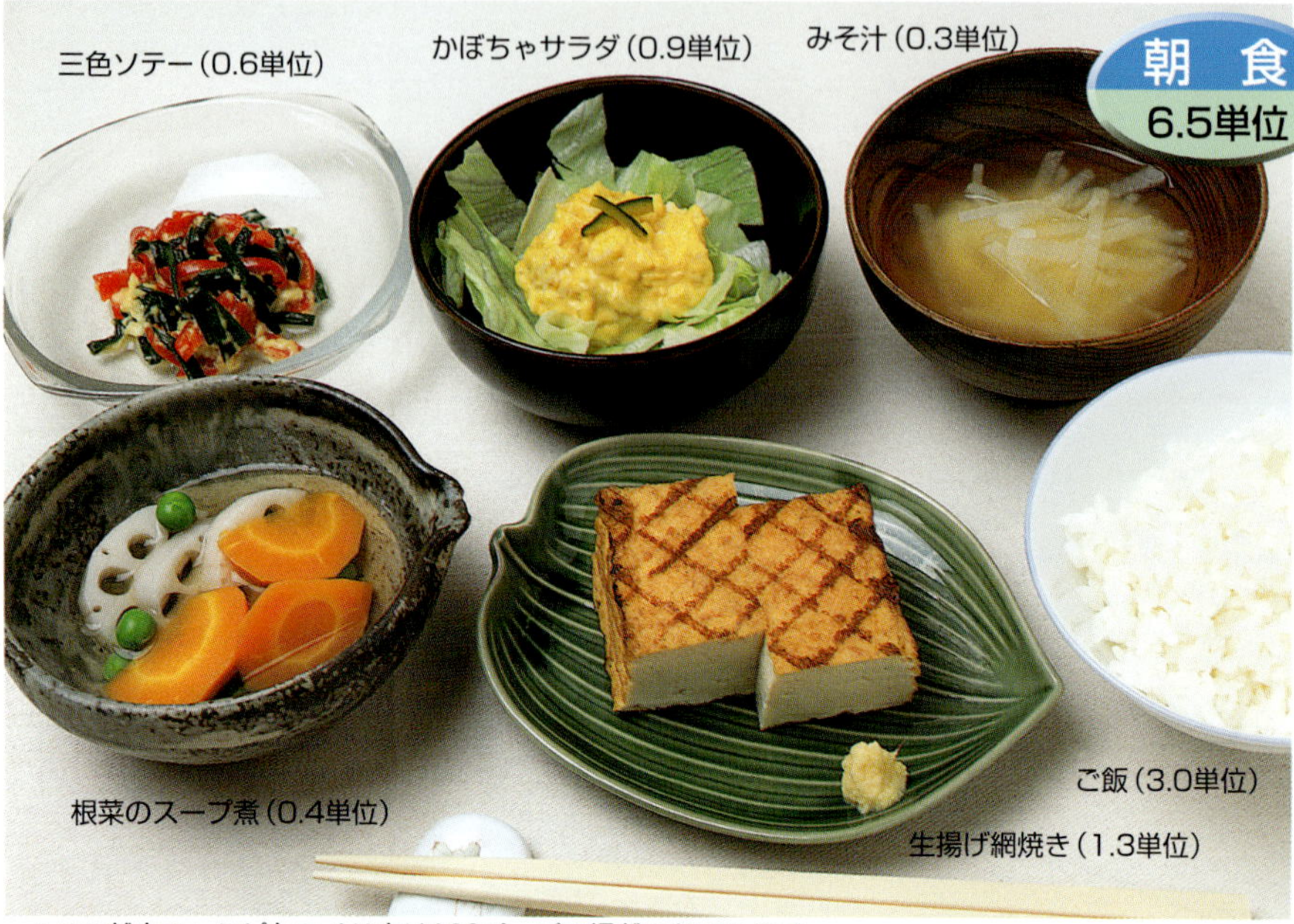
朝　食
6.5単位
三色ソテー（0.6単位）
かぼちゃサラダ（0.9単位）
みそ汁（0.3単位）
根菜のスープ煮（0.4単位）
ご飯（3.0単位）
生揚げ網焼き（1.3単位）

▲この献立のレシピとつくり方は192ページに掲載されています。

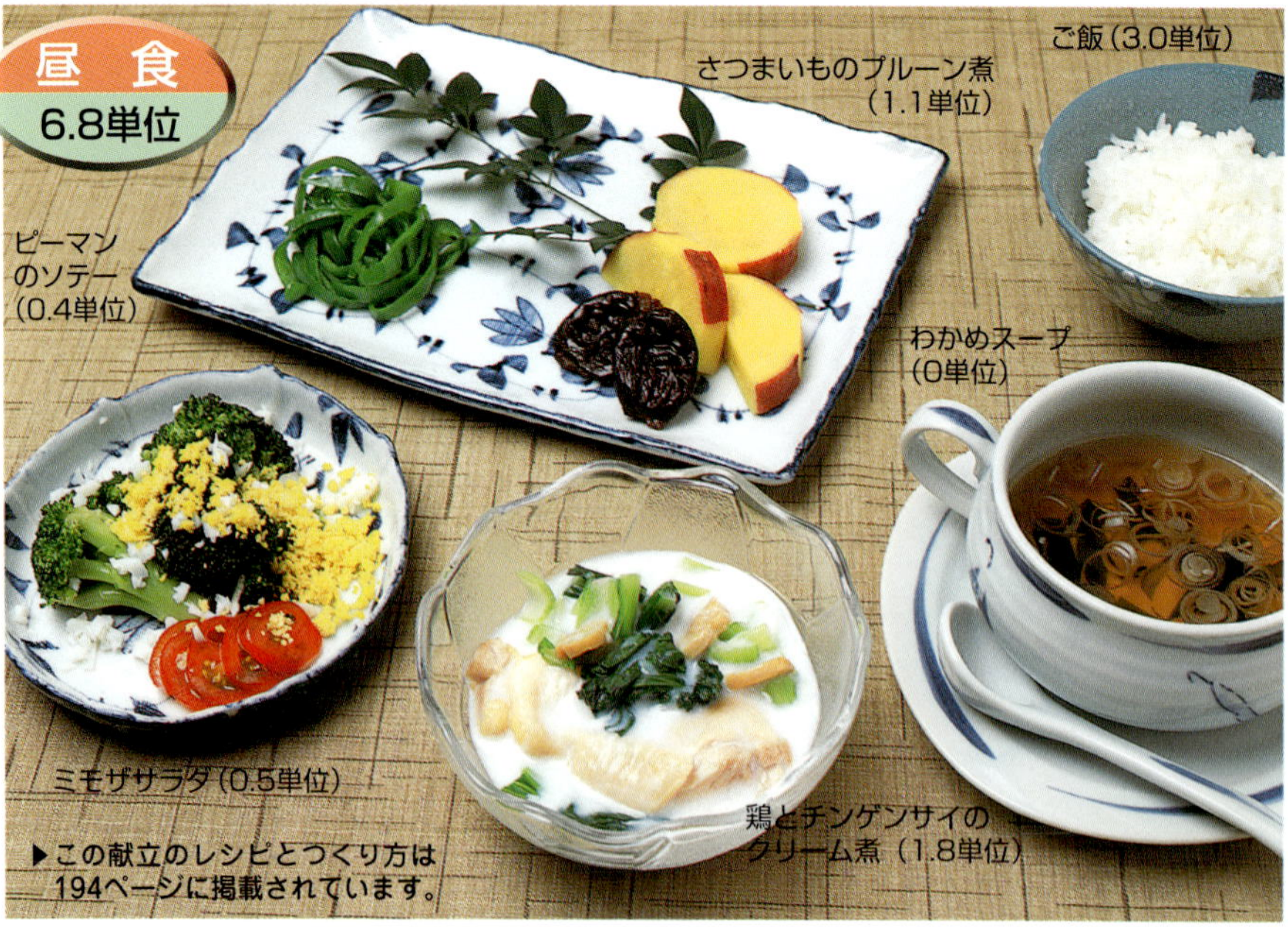
昼　食
6.8単位
ご飯（3.0単位）
さつまいものプルーン煮
（1.1単位）
ピーマン
のソテー
（0.4単位）
わかめスープ
（0単位）
ミモザサラダ（0.5単位）
鶏とチンゲンサイの
クリーム煮（1.8単位）

▶この献立のレシピとつくり方は
194ページに掲載されています。

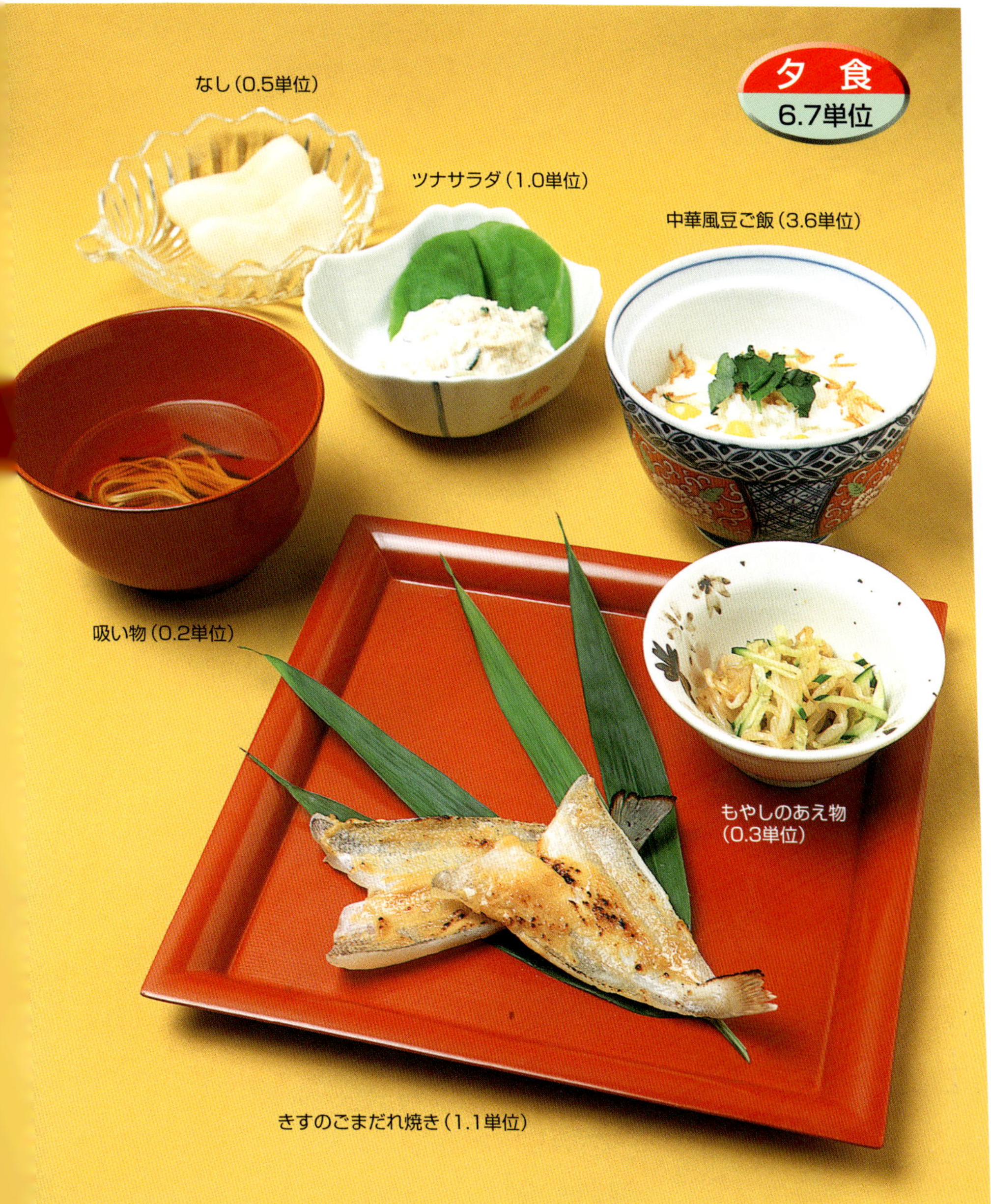
夕食
6.7単位
なし（0.5単位）
ツナサラダ（1.0単位）
中華風豆ご飯（3.6単位）
吸い物（0.2単位）
もやしのあえ物
（0.3単位）
きすのごまだれ焼き（1.1単位）

▶この献立のレシピとつくり方は201ページに掲載されています。

もうひと皿…というときに便利な　低カロリーの一品料理

きのこ、海藻、こんにゃくはエネルギー量がほとんどありませんので、食事の量の物足りなさをカバーするのにもってこいの食品です。また、体の調子を整える食物繊維やミネラルを豊富に含んでいますので、毎日の食事に積極的にとり入れましょう。

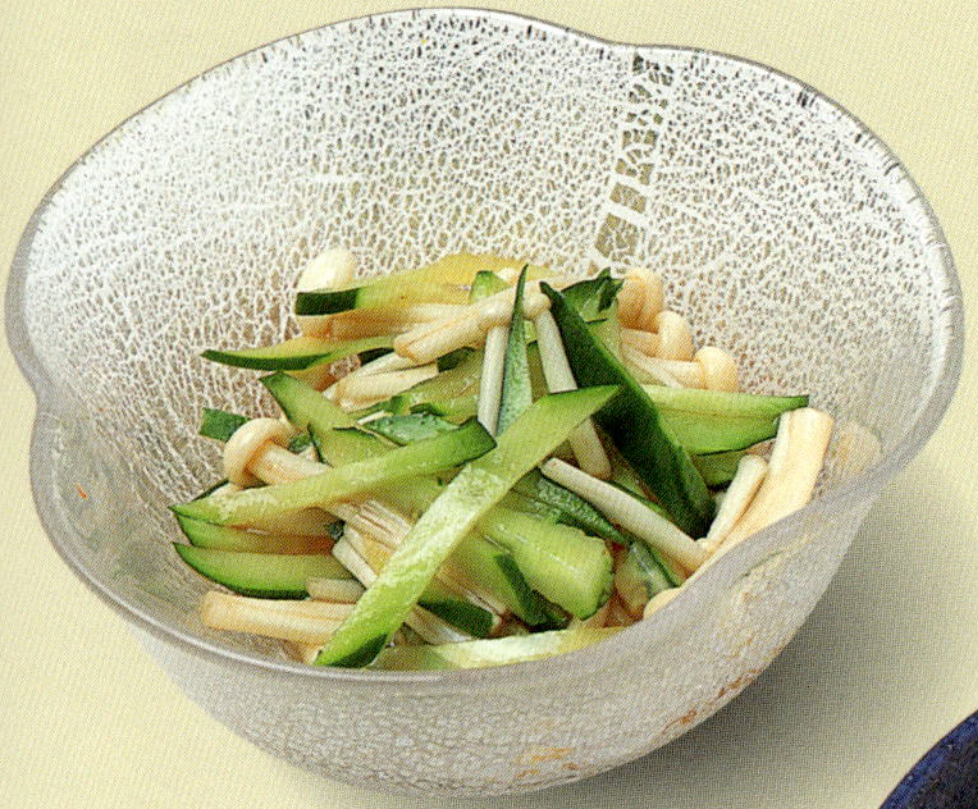

えのきだけ梅肉あえ
5kcal（≒0.1単位）

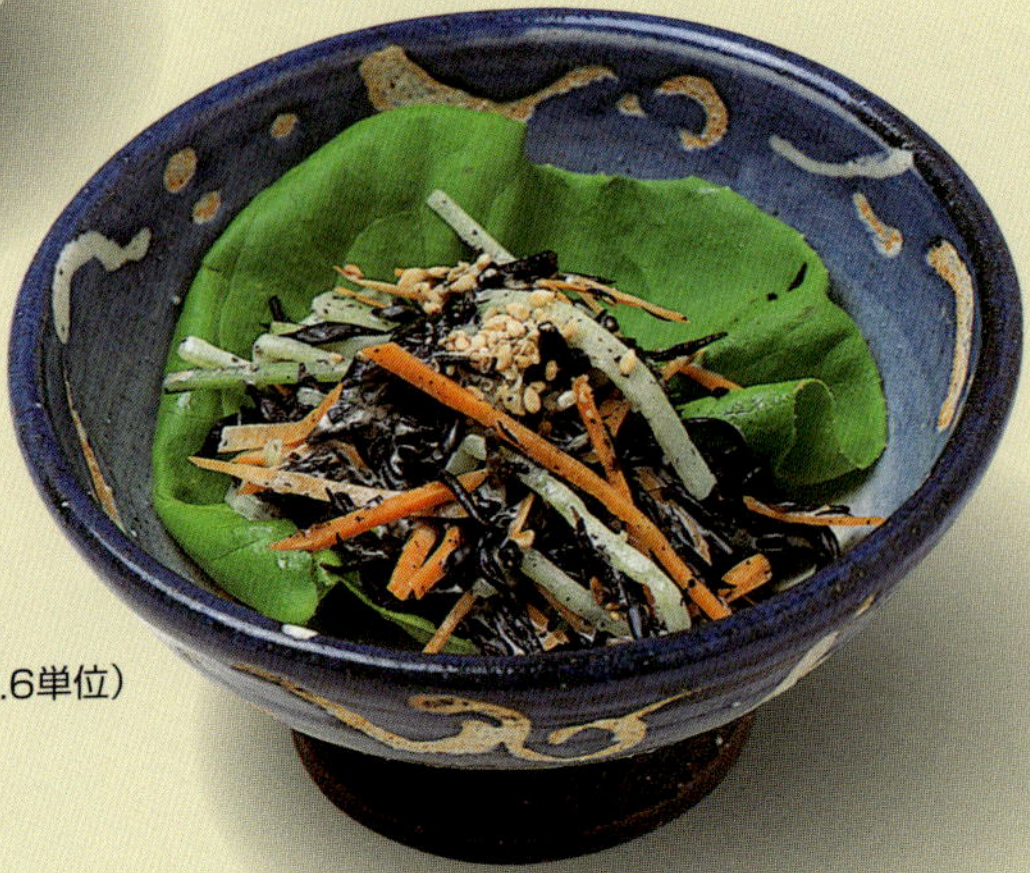

ひじきサラダ
57kcal（≒0.6単位）

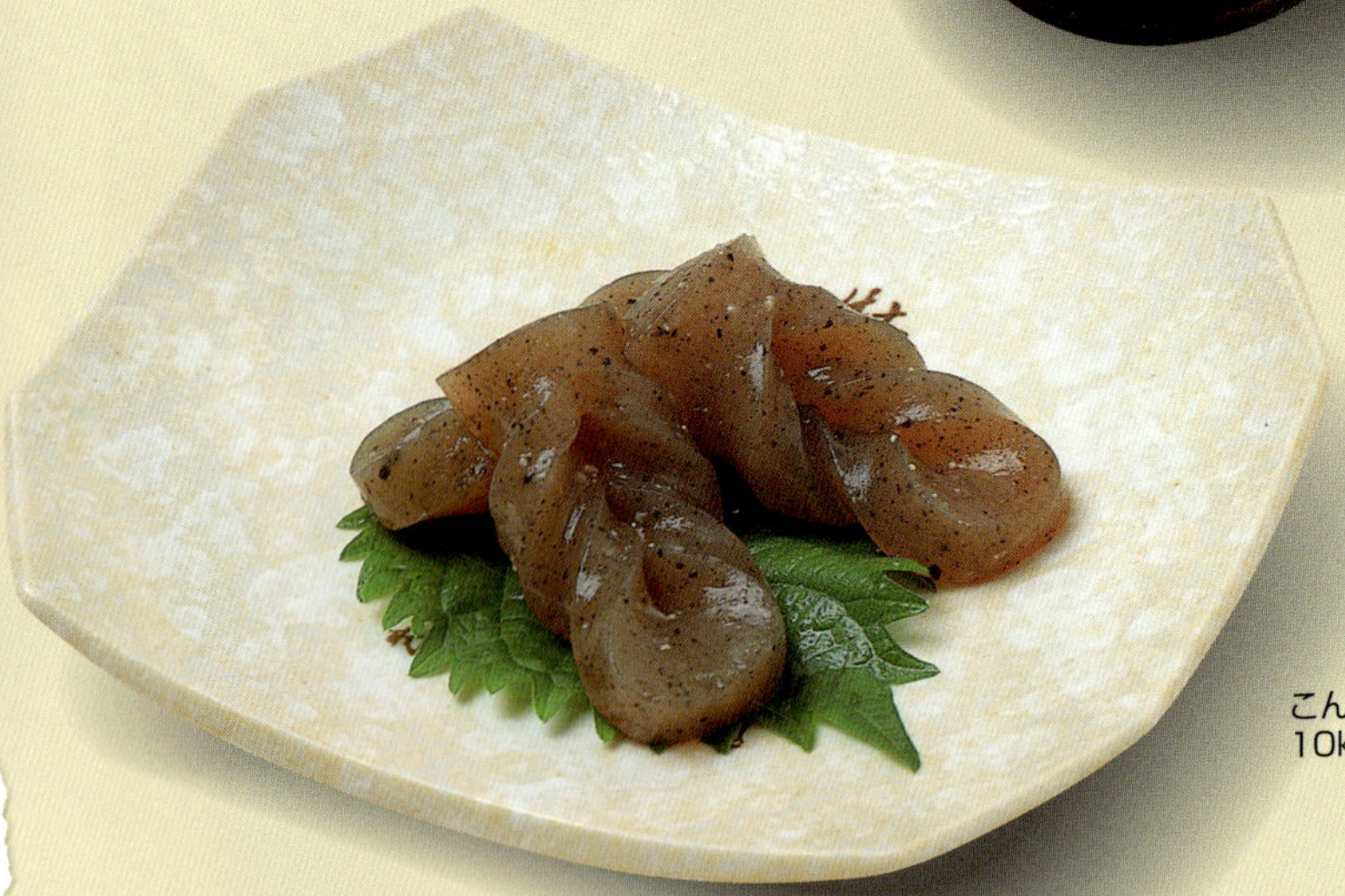

こんにゃくからしみそ
10kcal（≒0.2単位）

▶この料理のレシピとつくり方は206ページに掲載されています。

はじめに

正しい知識を身につけて糖尿病を上手にコントロールしましょう

40歳以上の8人に1人は糖尿病——。これを聞いたら、皆さんは驚かれるのではないでしょうか。

現在、わが国で糖尿病を患っている方は約1000万人と推計されています。さらに、糖尿病になる恐れのある「予備軍」ともいえる人たちが約1000万人いるといわれ、糖尿病は、いまや21世紀の国民病ということができます。

ところが、これら患者さんのうち、現在、治療を受けている方は6割程度です。理由はさまざまですが、糖尿病は自覚症状の乏しい病気であるため、発症していることに気づかなかったり、健診などで糖尿病の疑いを指摘されても、本人は痛くもかゆくもないからと、放置してしまうケースがとても多いのです。また、一度は医療機関を受診して治療を始めたものの、これといった変化がないからと、治療を中断してしまう方も少なくありません。

ここが、大きな落とし穴なのです。

糖尿病という病気の怖いところは、自覚症状がないからと治療せずにいると、病状はゆっくりと、しかし確実に進行していくことです。そして、いずれ重篤な合併症を引き起こします。

成人の失明原因の第3位は、糖尿病による網膜症《もうまくしょう》です。あるいは現在、腎不全《じんふぜん》のため人工透析を行っている方のうち、約3分の1は糖尿病の患者さんといわれ、その割合は増える傾向にあります。また、糖尿病は動脈硬化を促進するため、心筋梗塞《こうそく》や脳梗塞などの危険も高まります。重大な合併症に直面して初めて、「こんなことなら、もっと真剣に治療に取り組めばよかった」と悔やむ患者さんが、残念ながら後を絶ちません。

しかし、糖尿病それ自体は、決して恐ろしい病気ではないのです。きちんと治療をつづけて病気をコントロールしていけば、合併症を防ぐことができますし、糖尿病という病気にふり回されない、平穏で健康的な毎日を送ることができます。そのためにはまず、患者さん自身が糖尿病をよく知ることが大切です。

糖尿病の治療は、「すべて主治医にお任せ」というのではうまくいきません。むろん、これはどんな病気にもいえることですが、とくに糖尿病の治療は、食事療法や運動療法、あるいは経口薬の服用、インスリン注射など、患者さんの日常生活の中での自己管理が中心となります。ですから、病気と治療についての正しい知識を身につけ、患者さん自身も医療チームの一員として、積極的に治療に参加していただきたいと思います。

本書は、糖尿病の近年のガイドラインに沿った治療法（薬物療法や食事療法など）のほか、近年使用頻度が高まってきているさまざまな組み合わせの配合薬や日常生活におけるさまざまな工夫などについてもわかりやすく解説しました。糖尿病と診断され、これから治療を始めるという方も、すでに治療を始めている方も、よりよい自己管理のための手引書として、ぜひ活用していただきたいと思います。

皆さんが上手に糖尿病をコントロールされ、「糖尿病のある充実した生活」を送られるために、本書がお役に立つことを願ってやみません。

岩本安彦
東京女子医科大学名誉教授／朝日生命成人病研究所名誉所長
新百合ヶ丘総合病院糖尿病センター

もくじ

第1章 糖尿病とはこんな病気

第2章 糖尿病と診断されたら～糖尿病の診断と治療

第3章 糖尿病と上手につきあう

第4章　食事療法が治療の決め手！

第5章　運動療法で病状を改善！

第6章 薬物療法の効果と心得

第7章 おもな合併症とその予防

付録

（注）「高脂血症」の疾患名は近年、日本動脈硬化学会により「脂質異常症」に改称されましたが、本書では旧称のまま「高脂血症」として表記しています。

●本文デザイン／Studio Blue Note
●本文イラスト／木口二郎 寺田恭子
●撮影／延藤学 屋宮秀美
●編集協力／四釜裕美

あなたは大丈夫？

糖尿病の危険度チェック

40歳以上の8人に1人は糖尿病といわれるように、いまや糖尿病は、私たちにもっとも身近な病気の一つといえます。あなたは大丈夫ですか？

CHECK 1

あてはまる項目をチェックしてみましょう

□ケガなどによる肉体的ストレスがある

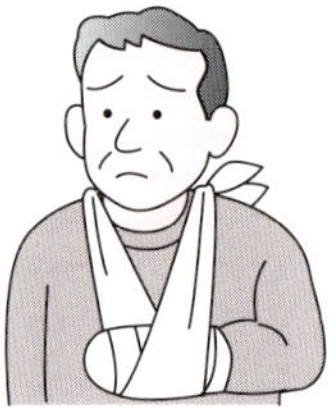

□家族や血縁者に糖尿病の人がいる

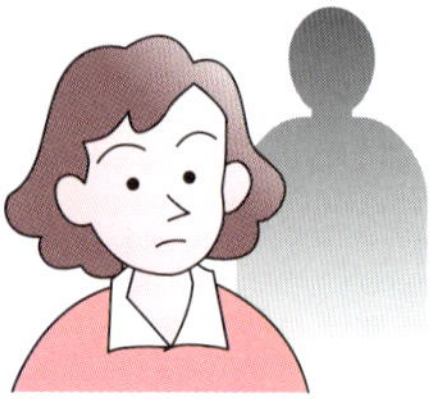

□4000g以上の巨大児の出産や異常分娩の経験がある

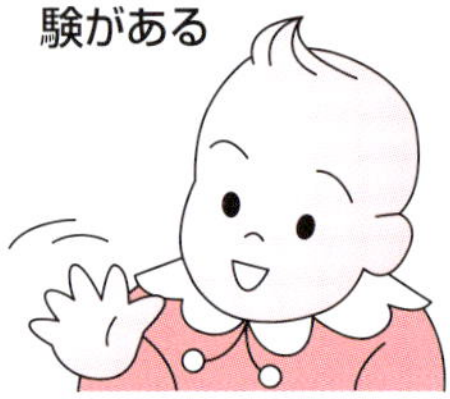

□肥満している

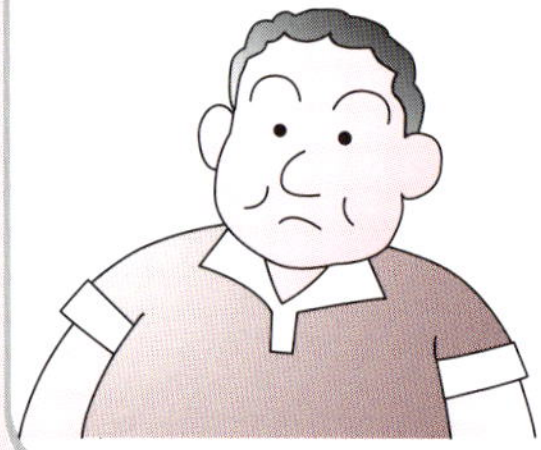

□膵臓《すいぞう》や肝臓が悪いといわれたことがある

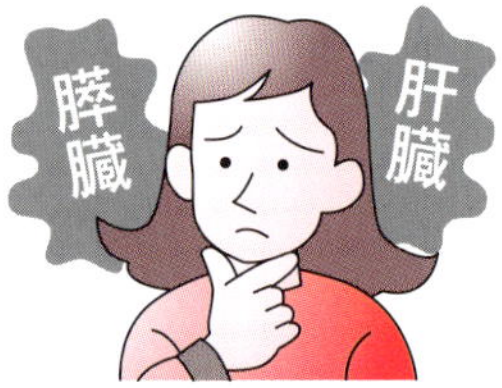

□つい食べすぎてしまう

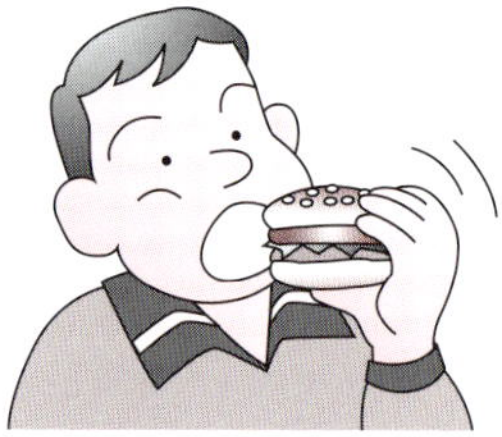

□副腎皮質ホルモン剤を使用している

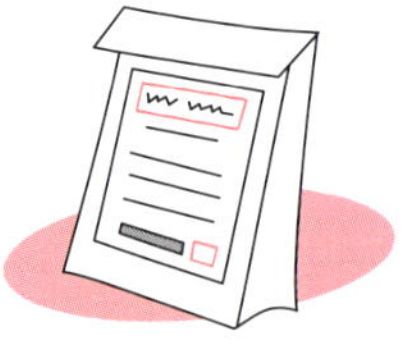

□運動不足である

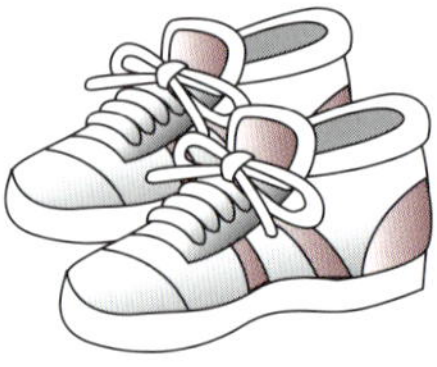

CHECK2へ

CHECK 2

あてはまる項目をチェックしてみましょう

□食べてもすぐにお腹が空く

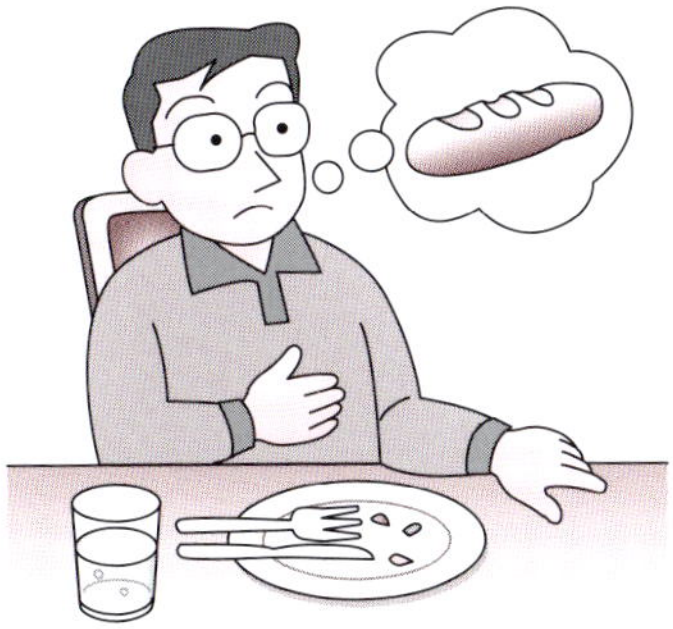

□尿の量が多い

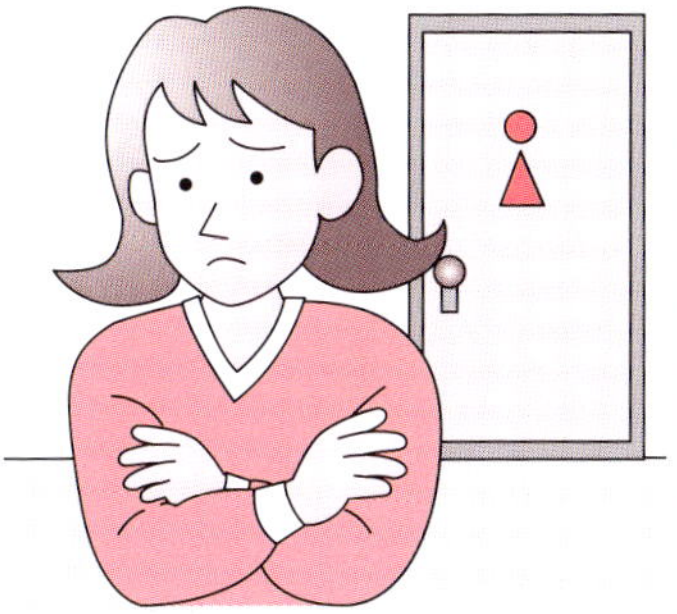

□よく食べるわりに、体重が減ってきた

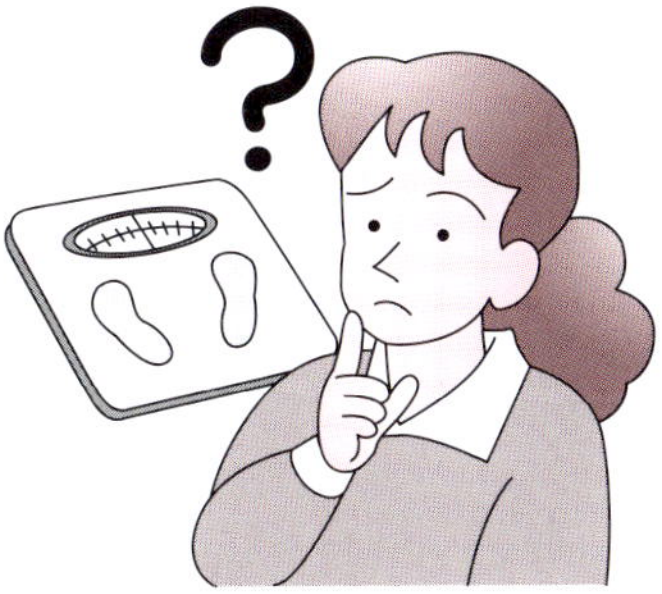

□のどが渇き、よく水を飲む

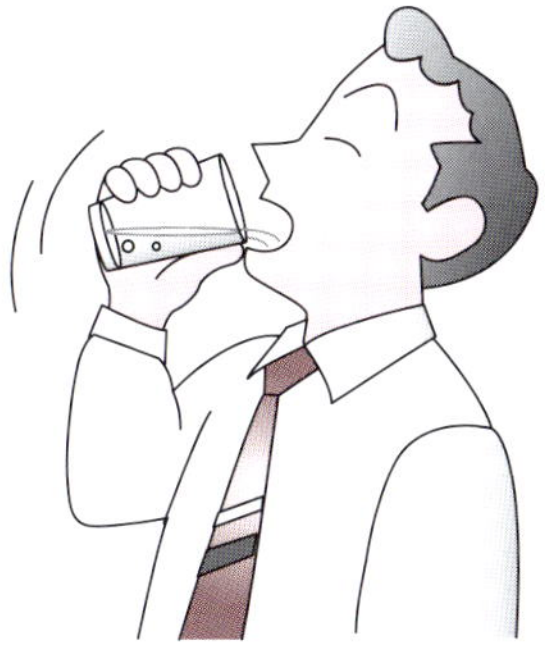

□尿に甘ったるい臭いがある

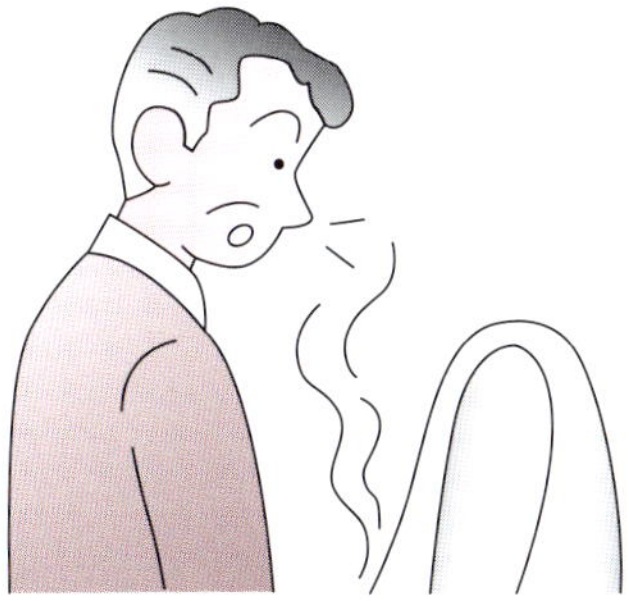

□体がだるい、疲れやすい

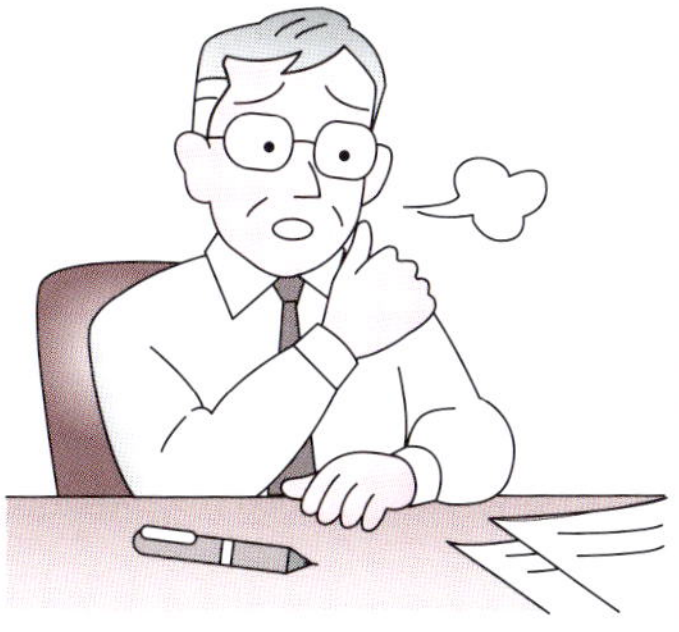

CHECK3へ

CHECK 3

あてはまる項目をチェックしてみましょう

□ふくらはぎがつる

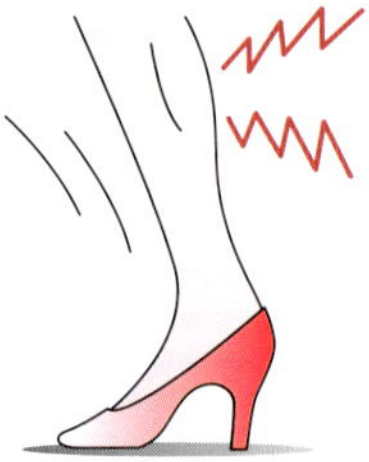

□目がかすむ、視力が落ちた

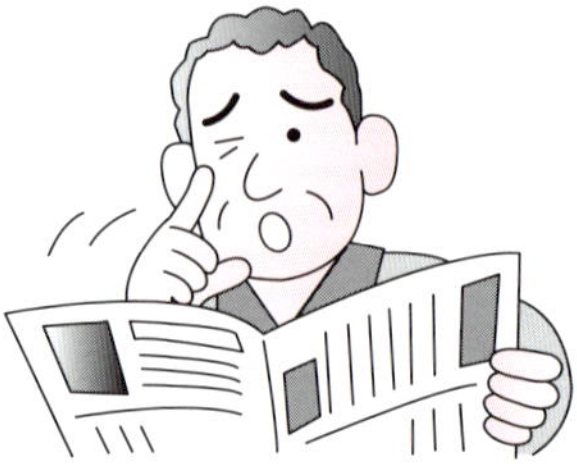

□立ちくらみがする

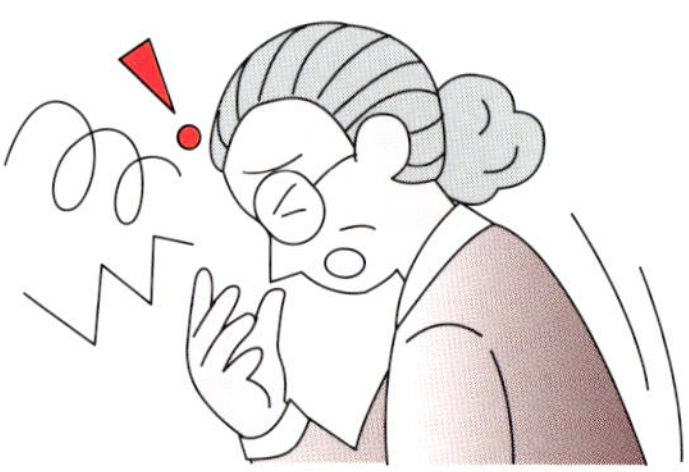

□手足がしびれる、痛い

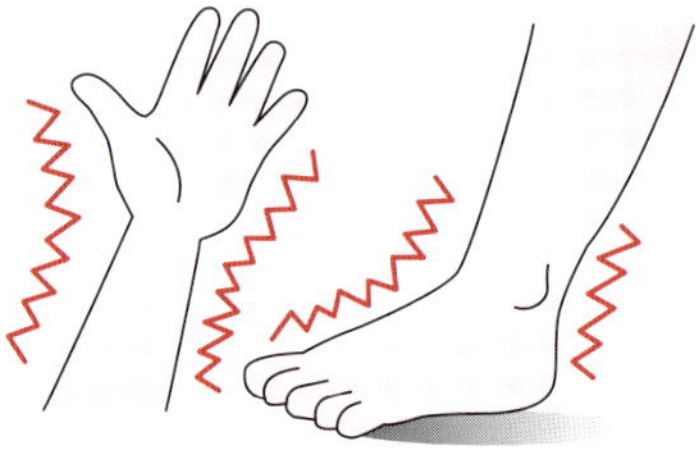

□便秘や下痢を繰り返す

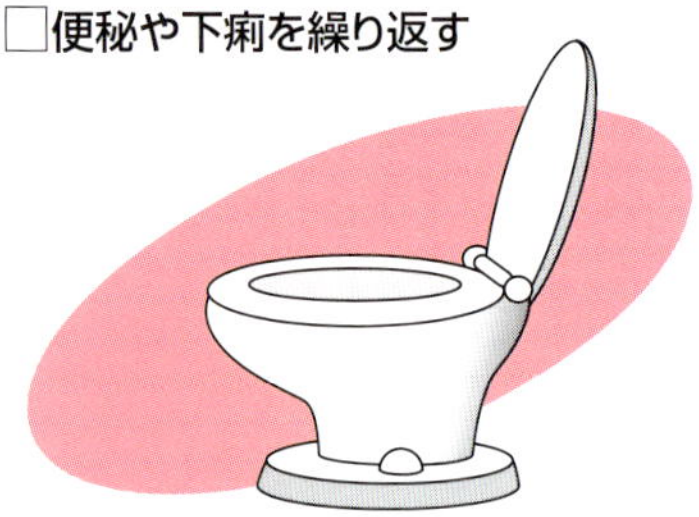

□体の一部に異常に汗をかく、または汗がまったく出ない

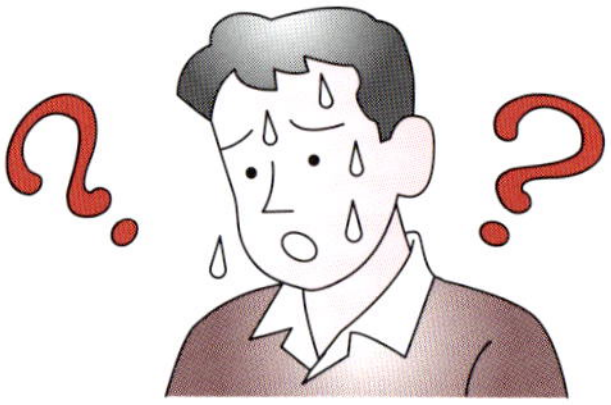

□勃起障害がある

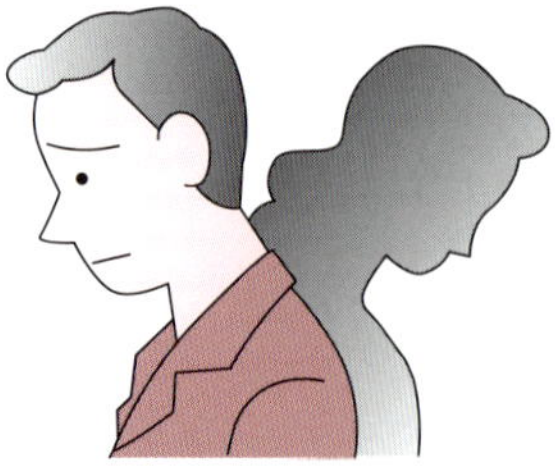

□手足がほてる、または冷える

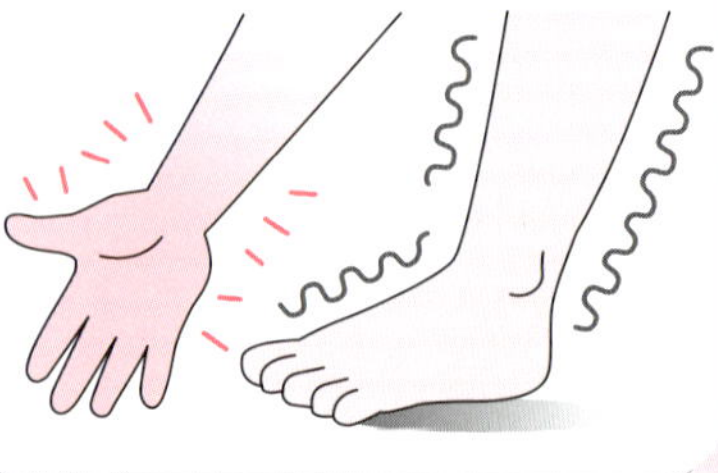

□血圧が高い

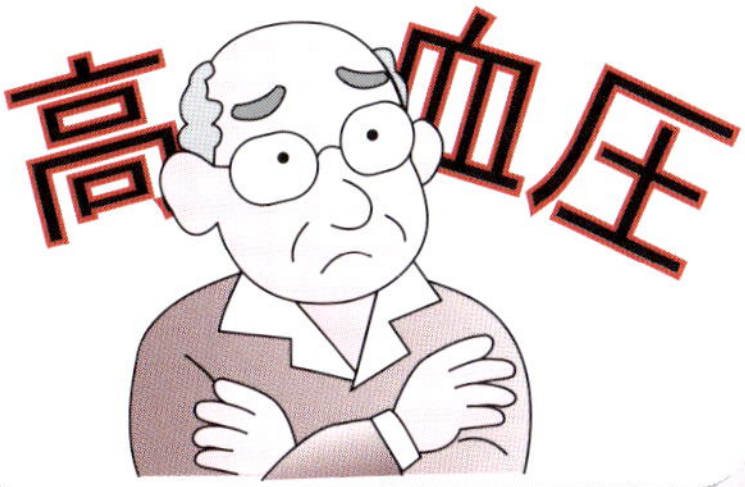

□ちょっとした傷でも化膿《かのう》しやすい

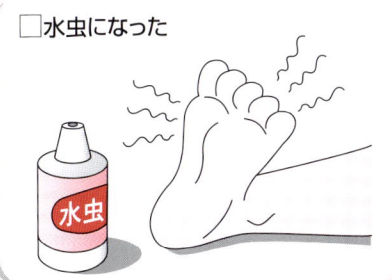

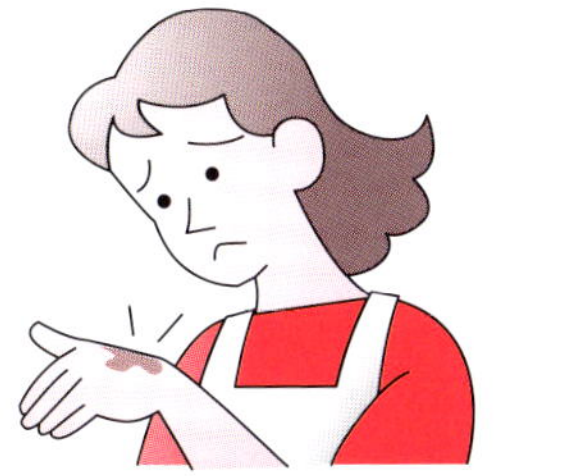

□水虫になった

□歯がぐらぐらする、口臭がひどい

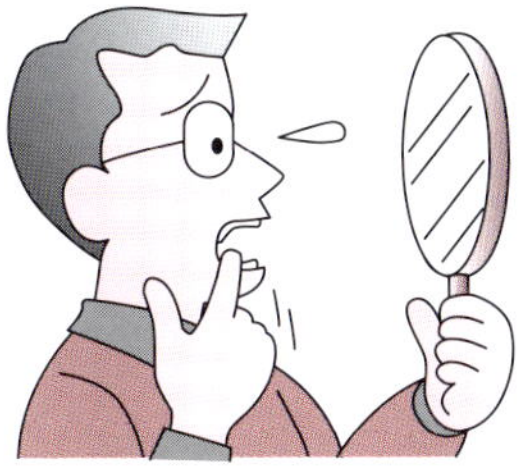

□貧血気味である

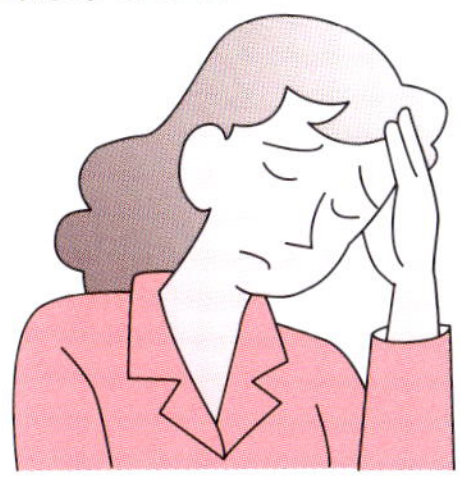

□陰部のかゆみがひどい

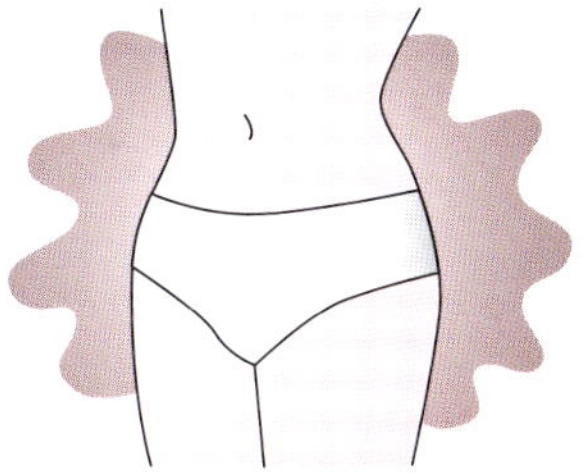

□かぜをひきやすくなった

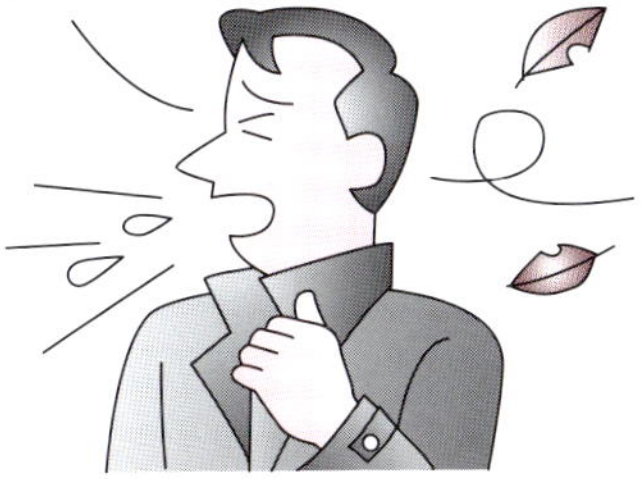

□足がむくむ

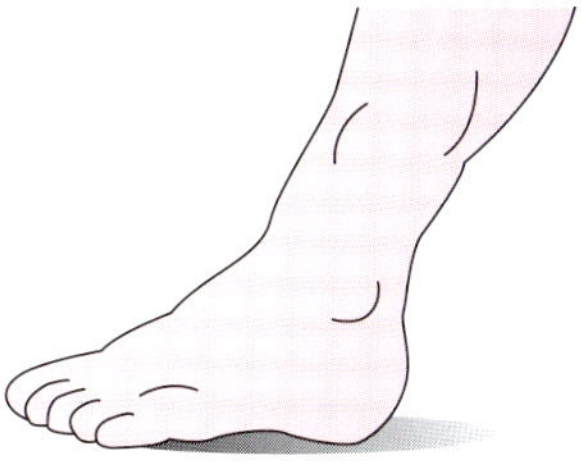

診断は次ページ

診断結果

CHECK1 の該当項目が多かったあなたは…

糖尿病の危険因子を抱えています！

糖尿病は、糖尿病になりやすい体質（遺伝による）を持っている人に、糖尿病を誘発するさまざまな要因が加わって発病します。

CHECK1の項目にあてはまる人は糖尿病になりやすい人といえますので、最低でも1年に1回は定期検査を受けましょう。

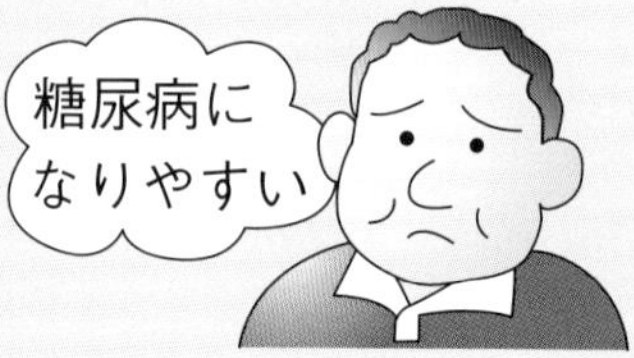
糖尿病に
なりやすい

CHECK2 の該当項目が多かったあなたは…

糖尿病の疑いがあります！

糖尿病は自覚症状のあらわれにくい病気で、知らぬまに進行していきます。

CHECK2にあげた項目は、糖尿病の典型的な症状であり、これらの自覚症状があるときは血糖値がかなり高くなっている疑いがあります。早めに病院で検査を受けましょう。

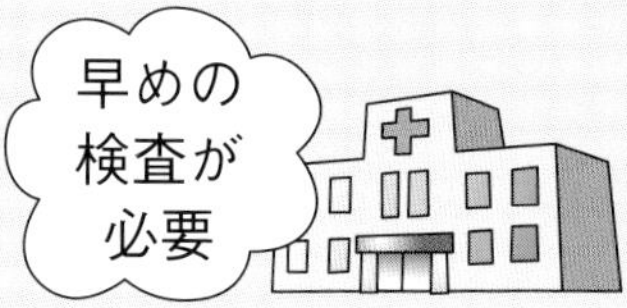
早めの
検査が
必要

CHECK3 の該当項目が多かったあなたは…

糖尿病の合併症が起こっているかも!?

糖尿病を放っておくと、全身にさまざまな合併症が起こります。糖尿病で怖いのはこの合併症です。

CHECK3のような症状があり、かつCHECK1、2ともに心あたりのある人は、糖尿病の合併症が起こっている可能性がありますので、早めに検査を受けてください。

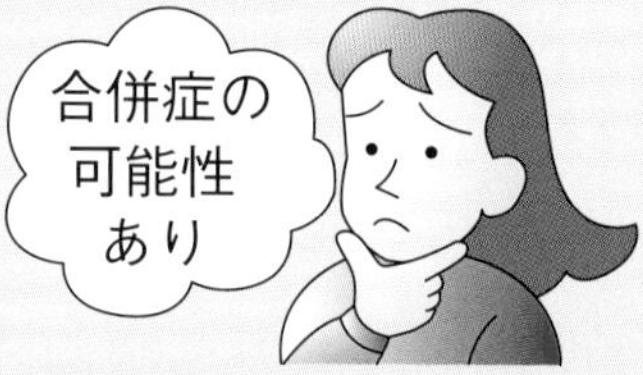
合併症の
可能性
あり

糖尿病は予防はもちろん、早期発見・早期治療がとても大切です！

第1章

糖尿病とはこんな病気

糖尿病を正しく知ろう

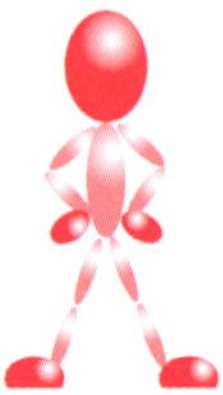

私たちが生きていくには、エネルギー源としてのブドウ糖が不可欠です。このブドウ糖が血液の中に増えすぎてしまう病気が糖尿病です。

糖尿病は血液中のブドウ糖が増える病気

糖尿病という病名は誰でも知っていると思います。しかし「太っている人がなる」とか「失明する」といったイメージばかりが先行し、その本質については正しく認識されていません。

糖尿病は、血液の中のブドウ糖が増えすぎてしまう病気です。

では、なぜ血液中にブドウ糖が増えてしまうのでしょうか。それをお話しする前に、まず、ブドウ糖が私たちの体の中でどのような働きをしているのか見てみましょう。

最大のエネルギー源、ブドウ糖

私たちが生きて活動するには、エネルギーが必要です。このエネルギーのもとを私たちは食物から得ていますが、おもなエネルギー源となるのが、ご飯やパン、めん類などに含まれる糖質です。

体内にとり込まれた糖質は、胃や腸などで分解されてブドウ糖となり、血液中に吸収されます。体の細胞は血液中からブドウ糖をとり込み、エネルギー源として利用しています。このとき、余ったブドウ糖は肝臓や筋肉でグリコーゲンという物質に変えられたり、脂肪組織で中性

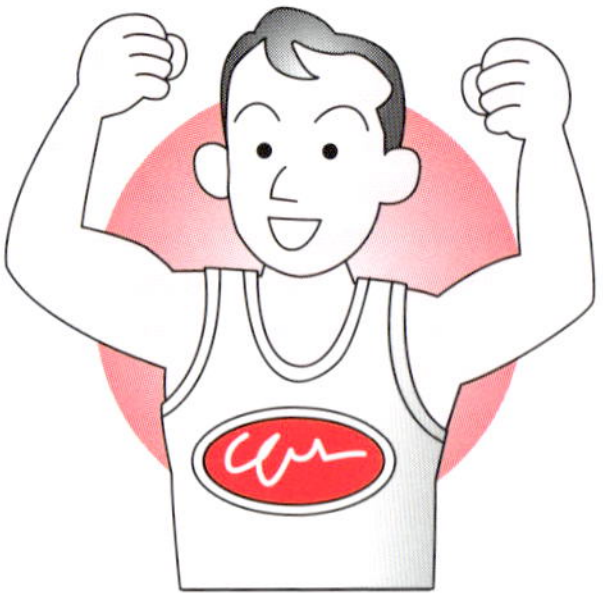

ブドウ糖は人間が生きていくために欠かせないエネルギー源

体内での糖代謝のしくみ

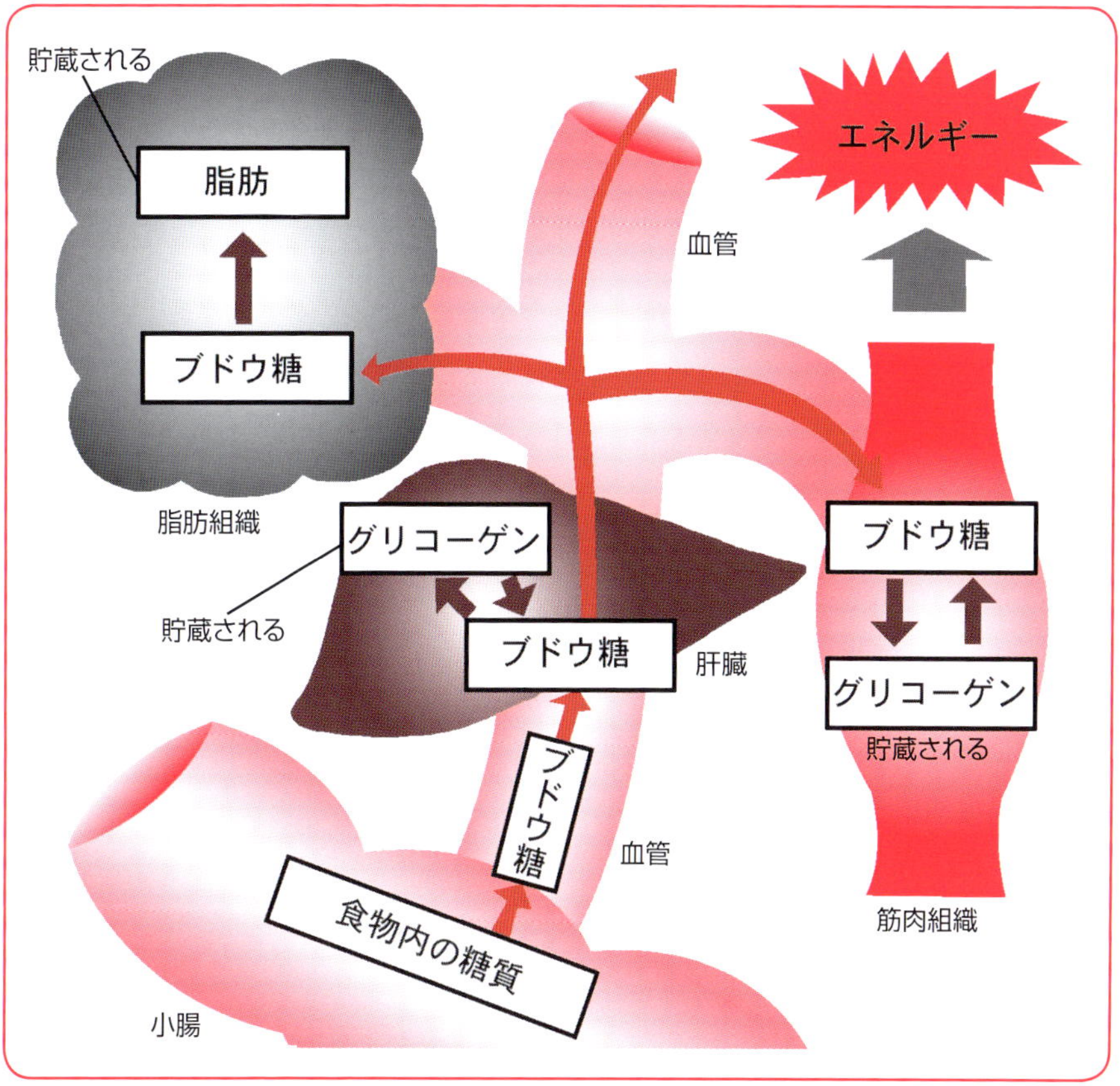

脂肪となって貯蔵されます。そしてブドウ糖が不足したときに、貯えられていたグリコーゲンが再びブドウ糖に分解され、供給されるしくみになっています。

糖代謝がうまくいかず血糖値が高くなる

以上のような、糖がエネルギーに変わるまでのプロセスを「糖代謝」といいますが、糖尿病はこのシステムが正常に働かないために起こります。くわしくは後述しますが、糖代謝で大切な役割を担っている「インスリン」というホルモンがうまく作用しないために、血液中にブドウ糖がたまってしまうのです。

血液中のブドウ糖を「血糖」といい、その濃度を「血糖値」といいますが、インスリンの作用不足のため血糖値が異常に高くなる――、これが糖尿病の正体です。

糖尿病患者は増えつづけている

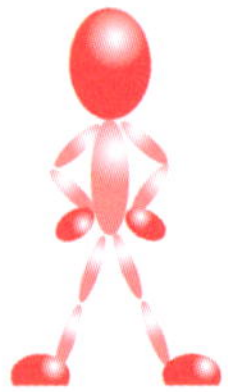

現在、国内での糖尿病患者は約1000万人、予備軍を含めると約2000万人にものぼります。糖尿病は、なぜこんなに増えたのでしょうか。

40歳以上の8人に1人は糖尿病

本書を手にとった方の中には、会社の健康診断などで糖尿病の疑いを指摘されたという方が、少なからずいらっしゃると思います。「まさか自分が……」と思われるかもしれませんが、糖尿病は決して珍しい病気ではありません。

厚生労働省の国民健康・栄養調査（平成30年）によると、わが国での糖尿病の患者は約1000万人と推計されています。これに予備軍（糖尿病の可能性を否定できない者）を含めると、約2000万人という莫大な数字になります。

同調査によると20歳以上で「糖尿病が強く疑われる者」の割合は、男性18・7％、女性9・3％という結果が出ています。また、年齢とともに発症率の高くなる糖尿病は、中高年にとってひじょうに身近な病気なのです。

過食や運動不足がもたらす現代病

糖尿病は世界的に増える傾向にあります。

日本でも、終戦直後には減少した患者数は1950年頃から急増し、いまも年々増えています。

これは私たちの生活スタイル、とくに食生活が大きく変化したことと深くかかわっています。

食糧事情がよくなったことに加え、食習慣の欧米化により肉類を中心とした高脂肪、高カロリーの食事が肥満を招き、糖尿病の大きな誘因となっているのです。

また自動車や家庭電化製品の普及など、生活が便利になったことによる運動不足も大きな要因と考えられます。実際、戦後の自動車保有台数の伸び率と呼応するかのように、糖尿病の有病率も増えています。

このように現代人をとりまく環境は糖尿病のみならず、がん、心臓病、脳卒中、高血圧など、あらゆる生活習慣病（成人病）の危険に満ちています。

糖尿病は、まさに便利で豊かな時代が招いた現代病なのです。

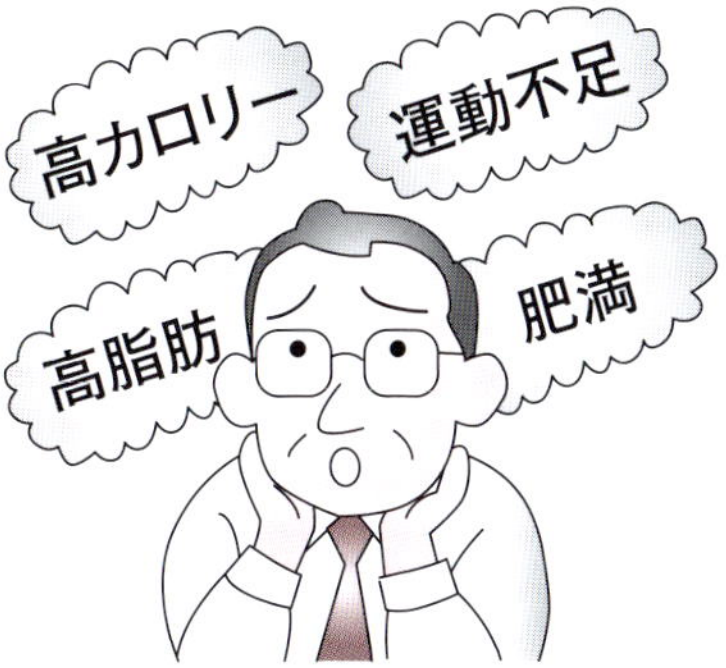

糖尿病は私たちの身近に潜んでいる

年代別に見る糖尿病の割合

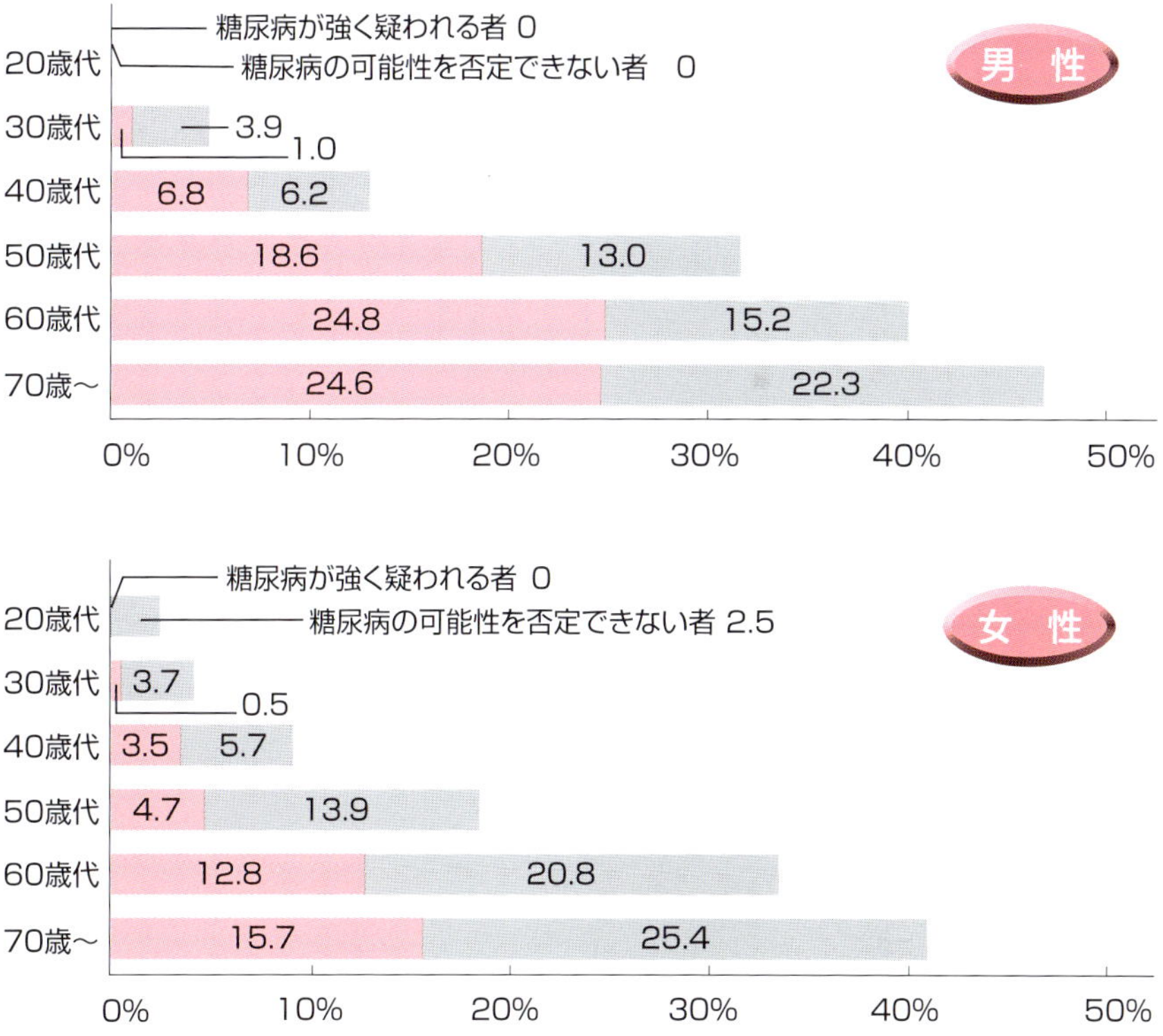

厚生労働省／国民健康・栄養調査（平成30年）より

こんな人は糖尿病になりやすい

生活習慣病として知られる糖尿病ですが、必ずしも生活習慣だけで発病するのではありません。遺伝的な体質が素因となっています。

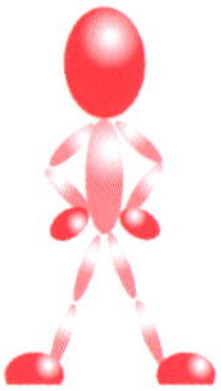

糖尿病になりやすいタイプの人がいる

40歳以上の8人に1人は糖尿病というデータからもわかるように、いまや糖尿病は、誰がなってもおかしくない病気です。

とはいえ、糖尿病は偶然に起こるわけではありません。糖尿病のほとんどは、糖尿病になりやすい体質を持っている人に、環境的な要因が加わって発病します。

体質を持っているからといって必ず糖尿病になるわけではありませんが、生まれつき危険因子を一つ抱えていることは事実です。

近親者に糖尿病の人がいる場合は要注意

糖尿病になりやすい体質は遺伝的なものです。ですから、親や兄弟、祖父母など近親者に糖尿病の人がいる場合は、とくに注意が必要です。次に紹介するような糖尿病の誘因となるものをできるだけ排除すると同時に、こまめに健康診断を受けるよう心がけましょう。

もちろん、近親者に糖尿病の人がいないからといって油断は禁物です。遺伝的な素質がないとはいいきれませんし、たとえ素質がなくても、環境的な要因が大きければ糖尿病になる可能性は高まります。

こんな要因が重なって発病する

糖尿病を誘発する環境要因としては次のようなものがあげられます。

●肥満、過食、運動不足

血糖値は、膵臓《すいぞう》から分泌されるインスリンというホルモンの働きで一定に保たれているのですが、肥満や

糖尿病を誘発する原因

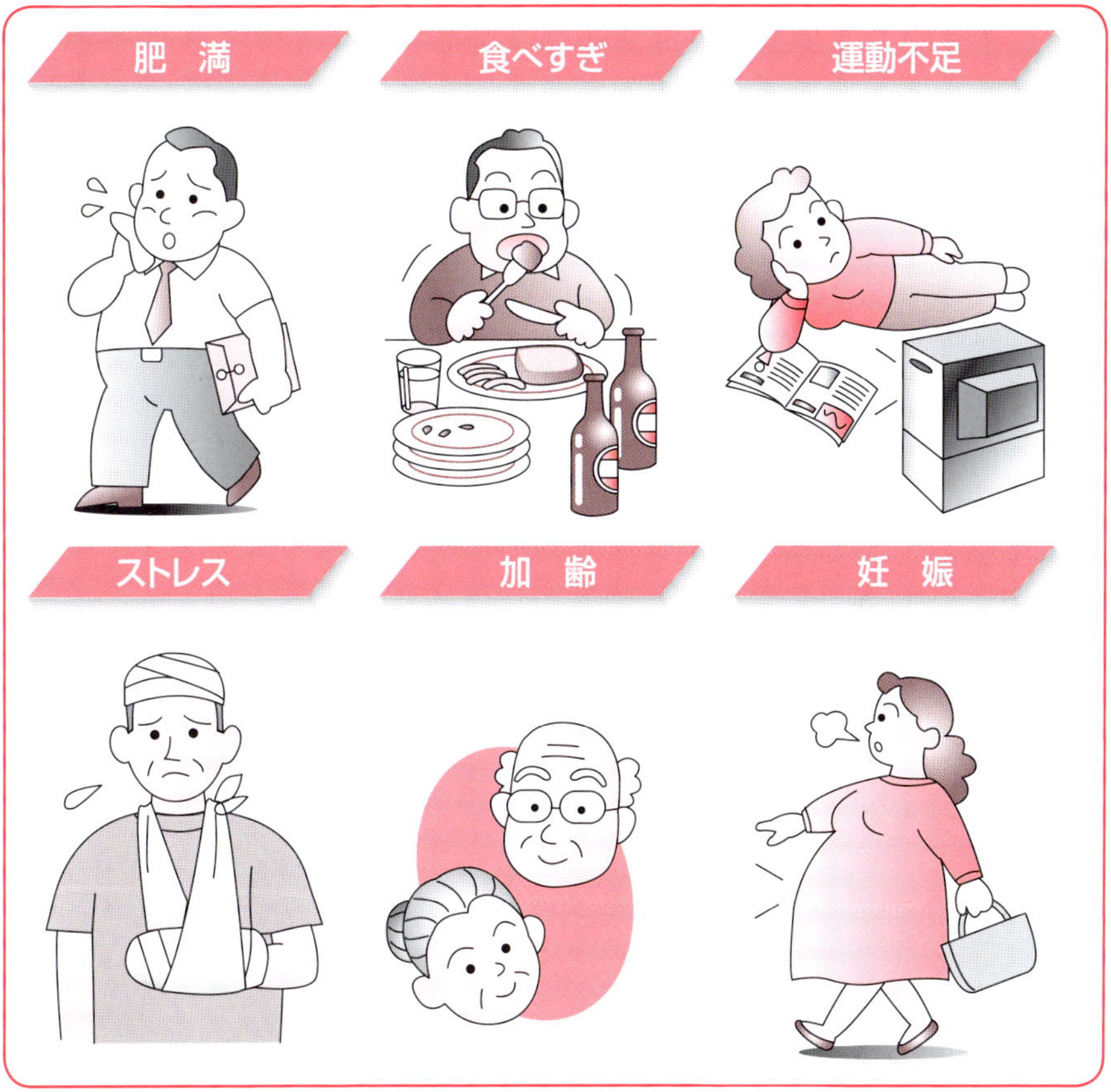

運動不足はインスリンの働きを悪くします（42ページ参照）。

また、過食は膵臓に負担をかけ、インスリンの分泌がしだいに悪くなっていきます。この結果、血糖値が上がってしまうのです。

●ストレス

ケガや手術などによる痛みといった肉体的ストレスも軽視できません。強いストレスの状態がつづくとインスリンの作用を弱めるホルモンが分泌され、血糖値の上昇を招いてしまいます。

●その他

加齢も糖尿病の誘因の一つです。高齢になるほど体全体の機能が低下し、膵臓の働きも弱くなります。

このほか、副腎皮質ホルモン剤や血圧降下剤など特定の薬の服用が糖尿病を誘発したり、妊娠が糖尿病の引き金になる場合もあります（32ページ参照）。

もっとも怖い合併症

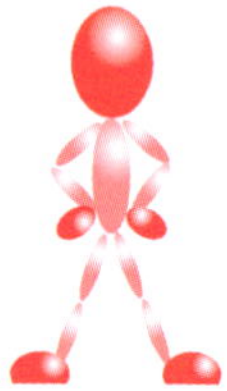

糖尿病を放置すれば、網膜症、腎症、神経障害をはじめとするさまざまな合併症を起こしたり、心筋梗塞や脳梗塞の危険性が高まります。糖尿病の怖さは、この合併症にあるのです。

命にかかわることもある糖尿病の合併症

糖尿病は、血糖値が慢性的に高くなる病気であることはすでに述べたとおりです。しかし、糖尿病を単に高血糖になる病気と捉えるのでは不十分です。糖尿病の本当の怖さは、高血糖が全身にさまざまな合併症を引き起こすことにあります。

糖尿病は自覚症状のあらわれにくい病気です。そのため発見が遅れたり、糖尿病とわかっているのに放置してしまう人が少なくありません。

しかし、適切な治療をしなければ病状は確実に進行し、いずれ合併症が起こってきます。その結果、失明や腎不全《じんふぜん》などの深刻な事態を招いたり、ときには命を落とすことさえあるのです。

合併症は全身のあらゆる部分に起こる

糖尿病の合併症は、文字どおり頭の先からつま先まで、全身のいたるところにあらわれます。それは、高血糖による血管や神経の障害が原因となっているからです。

糖尿病の3大合併症といわれる網《もう》膜症《まくしょう》、腎症《じんしょう》、神経障害は、高血糖によって細い血管が傷めつけられたり、末梢《まっしょう》神経や自律神経がおかされることで起こります。また、高血糖は動脈硬化を促進するため、心筋梗《こう》塞《そく》や脳梗塞の危険性も高まります。

このほか糖尿病になると細菌などに対する抵抗力が弱くなり、さまざまな感染症にかかりやすくなることにも注意が必要です。

糖尿病は、これらの合併症をいかにくい止めるかが、もっとも重要な課題といえます。

全身にあらわれる糖尿病の合併症

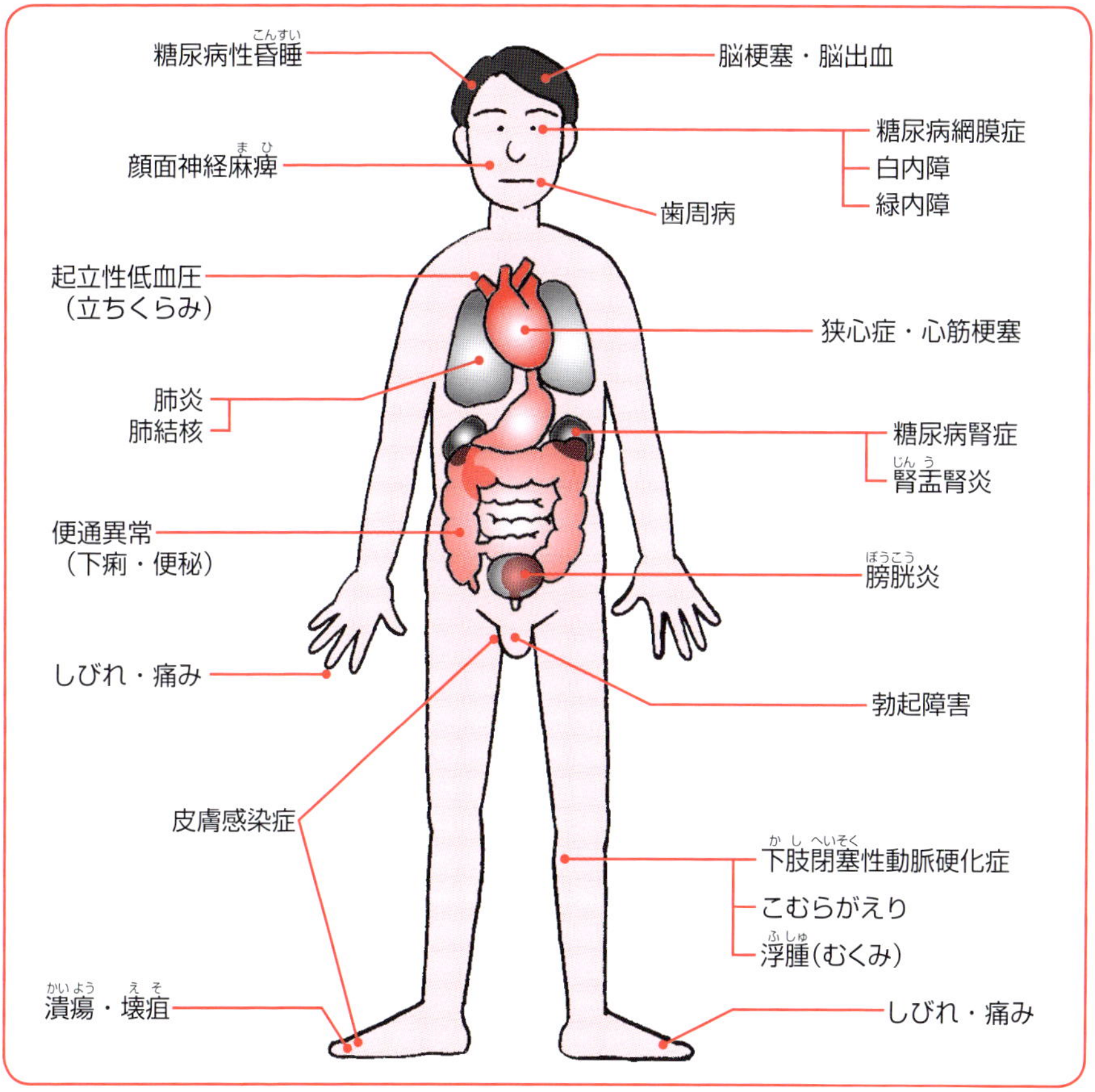

糖尿病の３大合併症

名　称	症状・特徴
糖尿病網膜症	網膜の血管がおかされて起こり、最悪の場合は失明に至る。糖尿病の発病から15年くらいで、半数以上の人が網膜症を併発する
糖尿病腎症	腎臓の血管がおかされて、腎機能が低下する。適切な治療を受けないとやがて腎不全を起こし、人工透析が必要となる
糖尿病神経障害	末梢神経や自律神経などがおかされて起こり、手足のしびれや痛み、立ちくらみなど、全身に症状が出る。進行すると感覚が消失する

糖尿病が起こるメカニズム

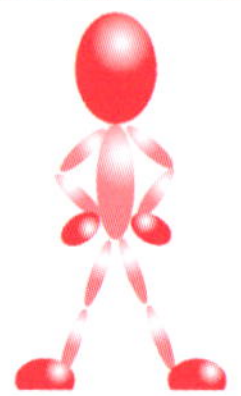

糖尿病はインスリンの作用不足が原因で起こります。インスリンが果たしている役割や、血糖値との関係について見ていきましょう。

血糖値はホルモンで調整されている

私たちの血液の中には、常にほぼ一定のブドウ糖が保たれています。これは、体の中で分泌される数種類のホルモンが、血糖値を調節しているからです。

健康な人でも、血糖値は１日のうちで多少変動しています。

たとえば空腹時には血糖値が低くなりますが、こんなときはグルカゴンやアドレナリン、コルチゾールといったホルモンが分泌され、血糖値を上げるように作用します。肝臓に貯えられていたグリコーゲンをブドウ糖に分解させ、血液中に供給するよう働くのです。

逆に、食事のあとなど血糖値が高くなったときに、血糖値を下げるように働くのがインスリンです。

インスリンは血糖値を下げる役割を担っている

インスリンは、膵《すい》臓《ぞう》の中にある「ランゲルハンス島」という細胞の集まりから分泌されます。ランゲルハンス島とは変わった呼び名ですが、膵臓の中に点々と島が浮いているように見えるため、発見者の名前をとってこう呼ばれています。

インスリンをつくり、貯蔵しているのは、このランゲルハンス島の中のＢ細胞（またはβ《ベータ》細胞）という細胞です。Ｂ細胞は血糖値が上がったことを感知すると、それに見合った量のインスリンを分泌します。

インスリンは、血液中のブドウ糖を筋肉や脂肪などの細胞へ送り込む働きをしています。また、ブドウ糖が肝臓や筋肉でグリコーゲンに合成されるのを助ける役割もあります。

インスリンを分泌する膵臓のランゲルハンス島

膵臓

胃の後ろにあり、長さ15cmほどの細長い形をしている

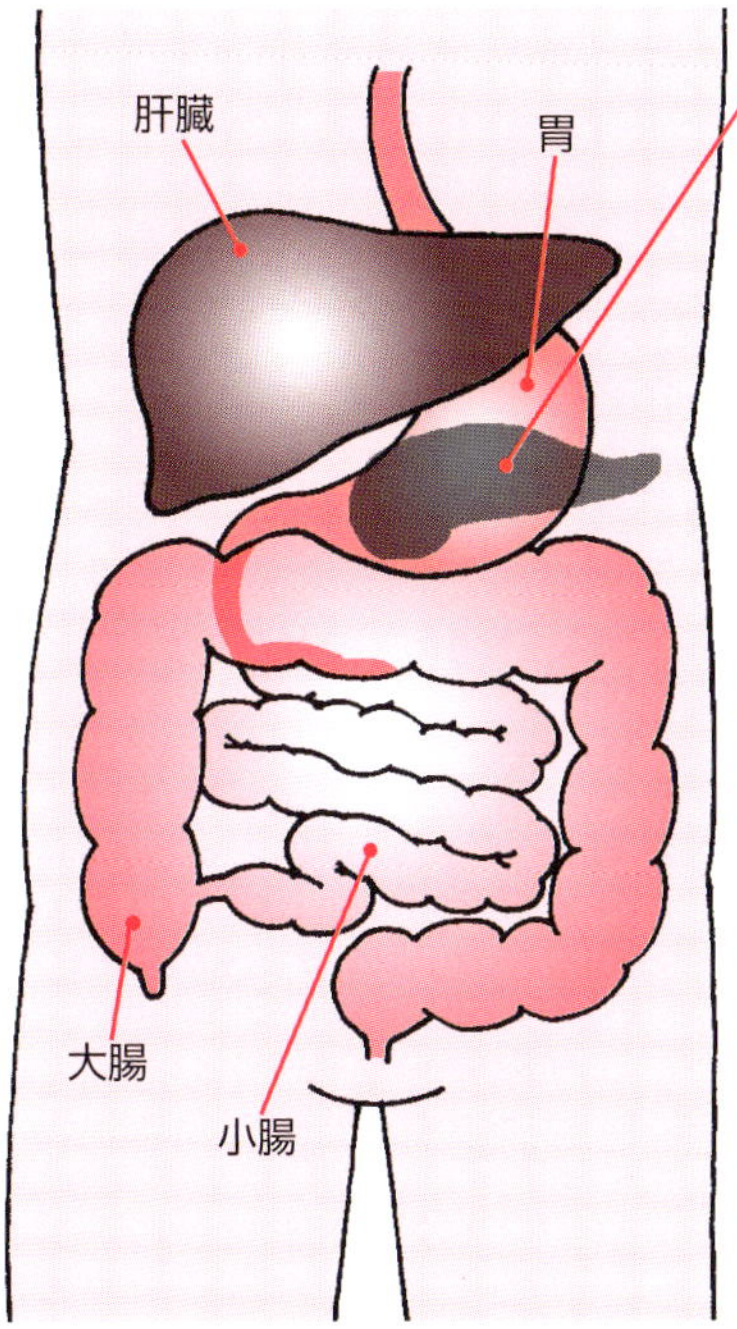

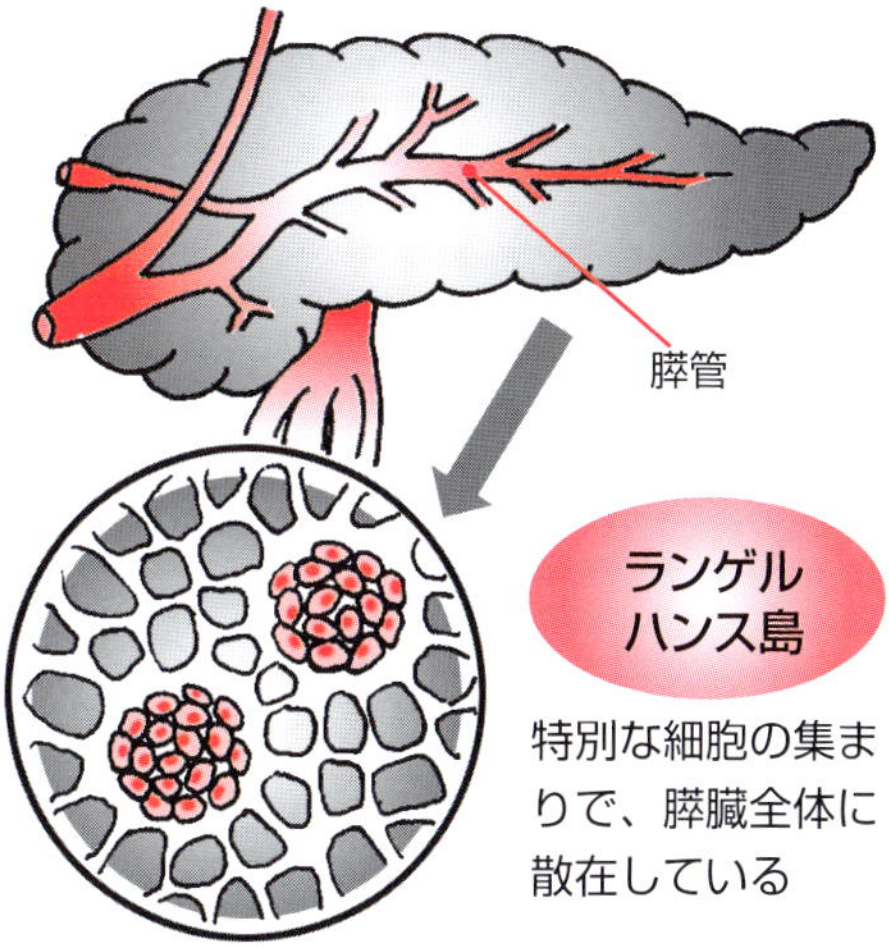

ランゲルハンス島

特別な細胞の集まりで、膵臓全体に散在している

ランゲルハンス島にはインスリンを分泌するB細胞のほか、グルカゴンを分泌するA細胞などもある

インスリンのおもな働き

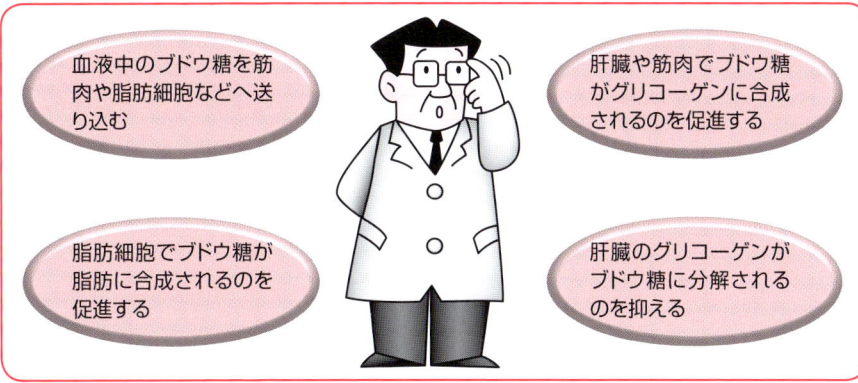

- 血液中のブドウ糖を筋肉や脂肪細胞などへ送り込む
- 肝臓や筋肉でブドウ糖がグリコーゲンに合成されるのを促進する

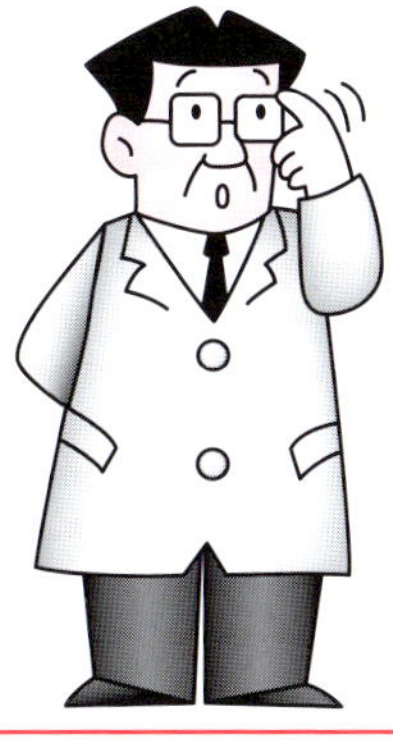

- 脂肪細胞でブドウ糖が脂肪に合成されるのを促進する
- 肝臓のグリコーゲンがブドウ糖に分解されるのを抑える

こうして、食後に一時的に高くなった血糖値は、2～3時間のうちに正常な範囲に戻されるのです。

また、インスリンには肝臓のグリコーゲンがブドウ糖に分解されるのを抑える働きもあり、血糖値が上がりすぎないように調節しています。

インスリンの作用が足りないと高血糖を招く

このように血糖値の調節にホルモンは欠かせないものです。しかし困ったことに、血糖値を上げるホルモンはいくつもあるのに対し、下げる働きをするのは唯一、インスリンしかありません。つまり、インスリンの作用不足が、そのまま高血糖につながってしまうのです。

インスリンの作用不足は、次のような理由で起こります。

①インスリンの分泌がほとんどない

膵臓のランゲルハンス島のB細胞が何らかの原因で破壊されたために、インスリンがほとんど分泌されないケースがあります。

②インスリンの量が足りない、または分泌のタイミングが遅い

インスリンは分泌されるものの、量が足りなかったりタイミングが遅いために、食後の血糖値がなかなか下がりません。

③インスリンの働きが悪い

インスリンは十分に分泌されているのに、その働きが悪いという場合があります。先の①②とは違って、インスリンを受け入れる細胞の側に問題があるケースです。このような、インスリンの効きが悪い状態を「インスリン抵抗性」といいます。

細胞側のトラブルでインスリンが働けない

③のインスリン抵抗性についてくわしく見てみましょう。

インスリンは、ブドウ糖を筋肉や脂肪などの細胞へ送り込む働きをしています。しかし、これには細胞の側に「インスリン受容体」という相棒が必要です。インスリンは受容体と結合して初めて、ブドウ糖をとり込むよう細胞に命令（情報）を送ります。そして、この情報が細胞内で伝達されていくのです。

ところが、何らかの理由で、これら一連のシステムがうまく機能しないことがあります。

原因の多くは、肥満すると脂肪細胞から分泌されるようになる「腫瘍《しゅよう》壊死《えし》因子」などが、情報伝達システムを阻害しているケースです（42ページ参照）。また、インスリン受容体や、細胞内の情報伝達経路に異常があるケースも見られます。

このため、インスリンは分泌されているのに、ブドウ糖がうまく細胞の中に入っていけないのです。

高血糖はこうして起こる

1 インスリンがほとんど分泌されない

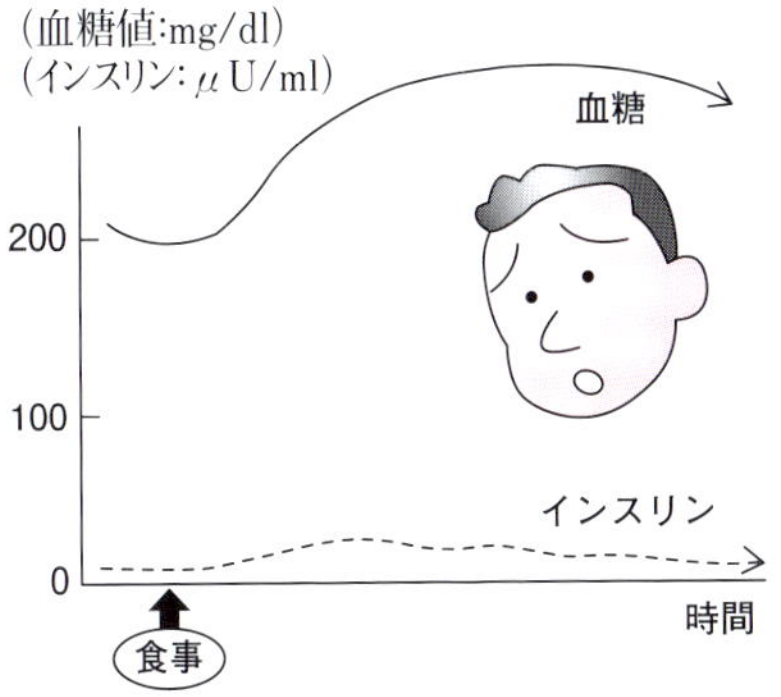

ランゲルハンス島のB細胞が何らかの原因で破壊され、インスリンがほとんど分泌されなくなる

↓

血糖値が高くなったまま下がらない

2 インスリンの量が足りない、またはタイミングが遅い

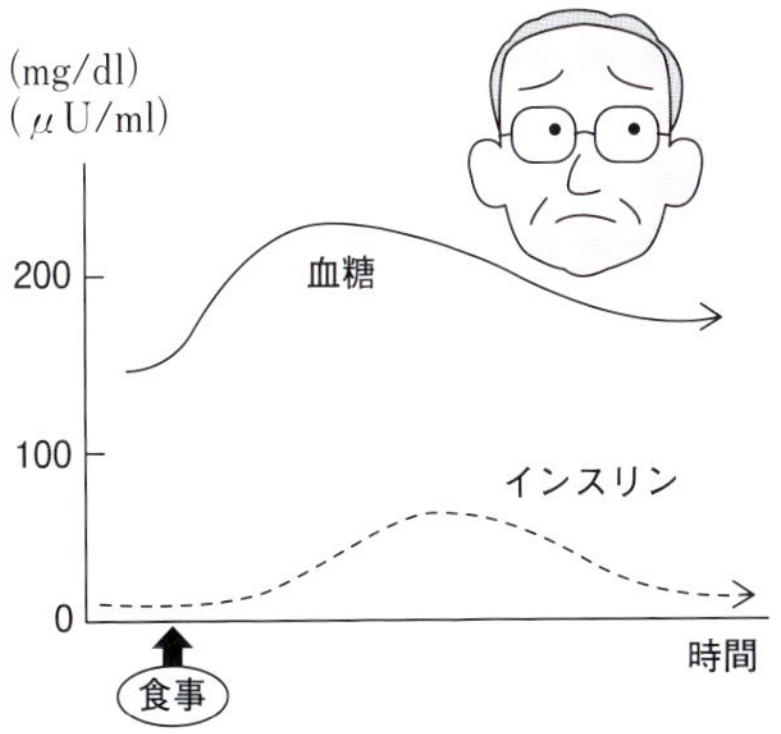

インスリンが十分に分泌されなかったり、分泌のタイミングが遅れる

↓

食後に高くなった血糖値がなかなか下がらない

3 インスリンは分泌されるが働きが悪い（インスリン抵抗性）

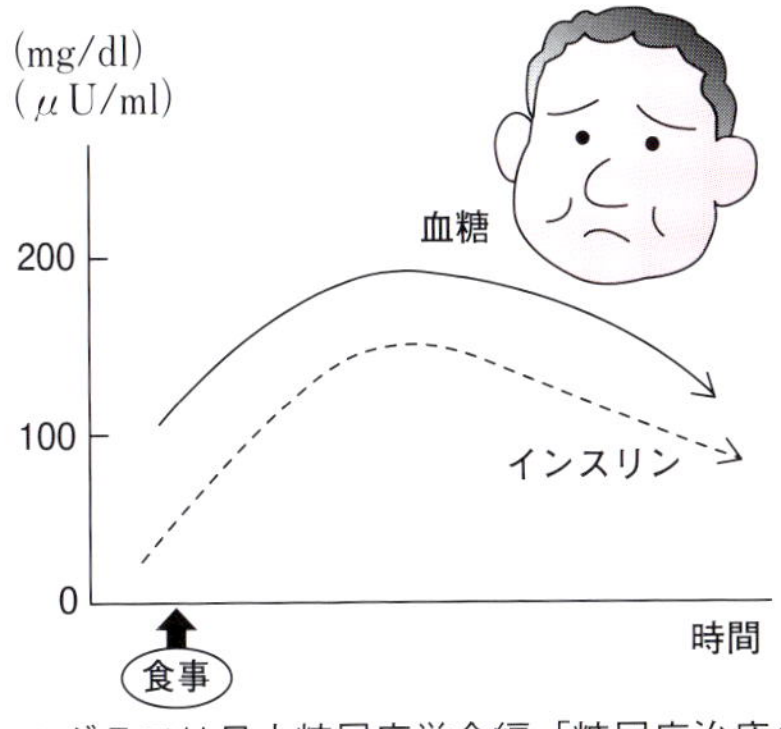

インスリンを受け入れる細胞の側にトラブルがあり、インスリンからの情報がうまく伝わらない

↓

インスリンは分泌されているのに細胞がブドウ糖をとり込めず、血糖値がなかなか下がらない

＊グラフは日本糖尿病学会編「糖尿病治療の手びき」を参考に作成

こんな症状が出たら要注意

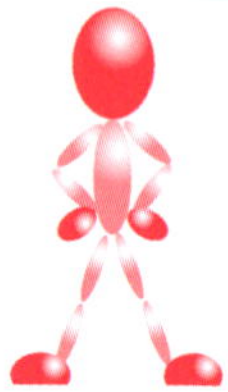

糖尿病は、体が発するわずかなサインを見逃さず、早期発見・早期治療に努めることが大切です。治療が遅れるほど、合併症の危険が高まります。

糖尿病は知らぬ間に進行する

糖尿病は「進行させないこと」が大切な病気です。そのためには、なるべく早い段階で病気を発見し、治療を始めなくてはなりません。悪化する前にきちんと血糖をコントロールできれば、合併症を防ぐことができます。

しかし、やっかいなことに、糖尿病は初期にはほとんど自覚症状がありません。これから紹介するような症状があらわれたときは、血糖値がかなり高くなっていると考えられます。ですから、少しでもおかしいと思ったら、すぐに医療機関で検査を受けるようにしてください。

糖尿病の典型的な自覚症状とは？

糖尿病の代表的な自覚症状には次のようなものがあります。

●尿の量が多くなる

尿量が増え、トイレが近くなります。これは、腎臓が多量のブドウ糖を再吸収しきれなくなり、尿と一緒に排出するためです。このときたくさんの水分が必要になるので、結果として尿の量が増えます。

また、尿に糖が含まれるため、甘ったるい匂いがすることがあります。

●のどが渇く

のどがやたらと渇き、がぶ飲みしたりします。ときには、のどの渇きで夜中に目が覚めてしまうほどです。これは、尿として多量の水分が出ていく結果であり、体が脱水症状を起こしているあらわれです。

のどの渇きは糖尿病のもっとも典型的な症状であり、のどが渇く↓大量に水分をとる↓尿が増える↓のど

糖尿病の代表的な自覚症状

尿の量が多くなる

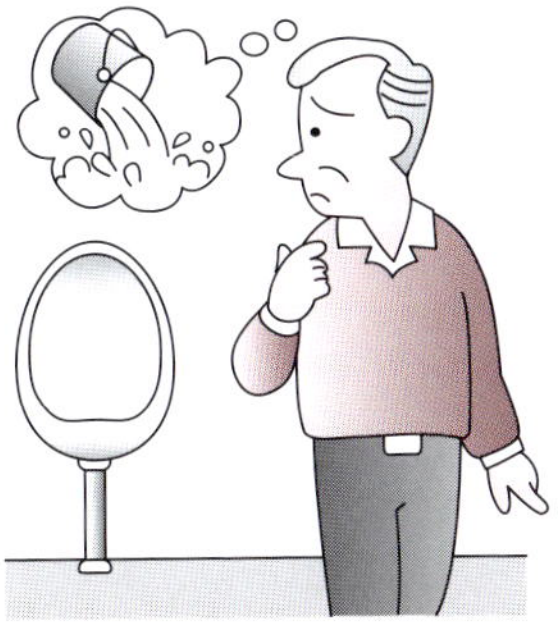

のどが渇く

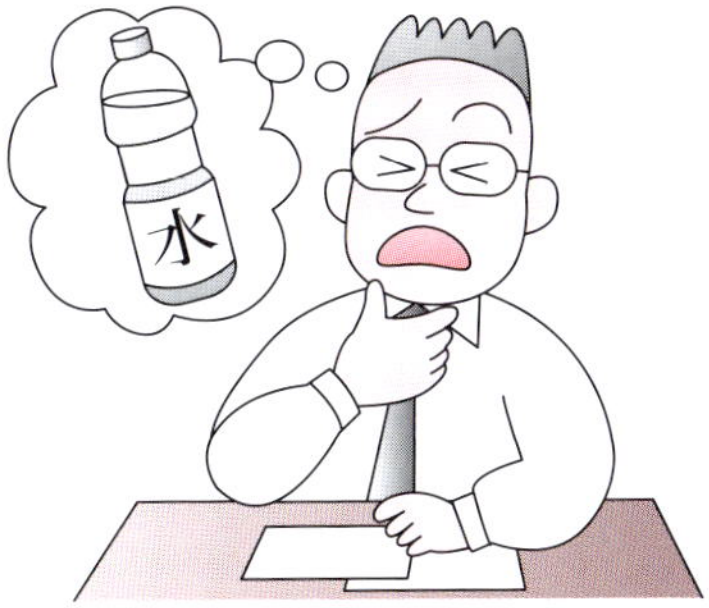

体がだるく、疲れやすい

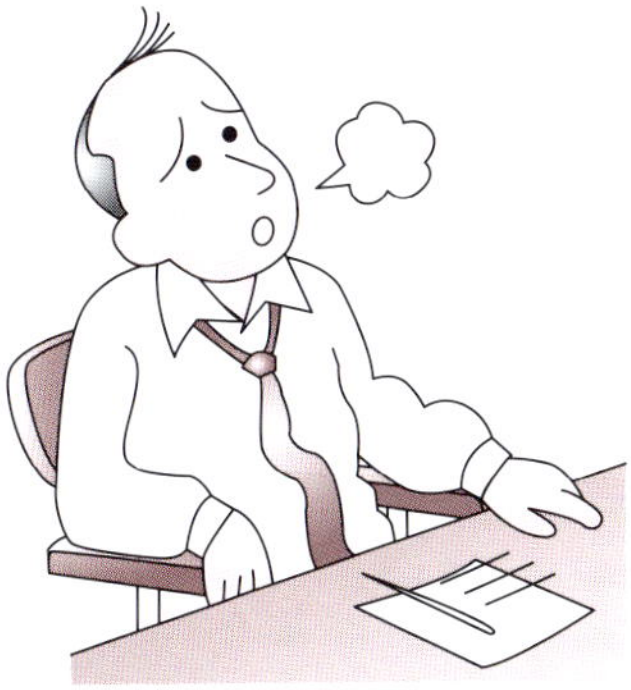

よく食べるわりに体重が減る

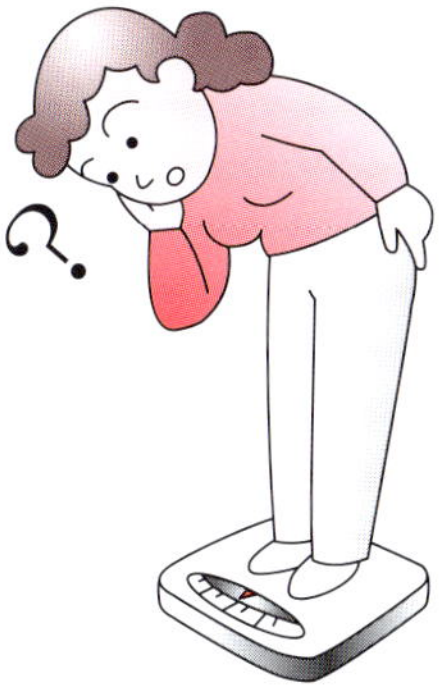

BREAK ミニ・コラム

尿に糖が出ても糖尿病とは限らない

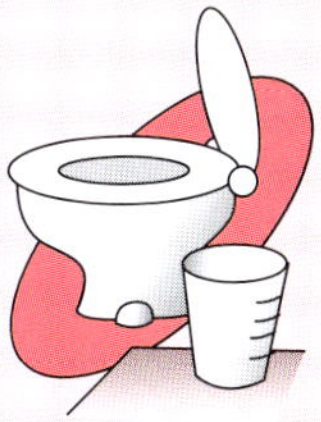

糖尿病は、その病名から「尿に糖が出る病気」と思われがちですが、これは必ずしも正確ではありません。

確かに、尿に糖が混じるのは、糖尿病の特徴的な症状の一つです。以前は「立ち小便をしたら蟻が群がってきた」などという話もあるほどです。

しかし、糖尿病であっても尿に糖が出ないことはあります。逆に、血糖値は正常でも、腎臓に問題があって尿に糖が出る人もいます。これは腎性糖尿といって、糖尿病ではありません。

糖尿病は、あくまでも「血液中の糖が増加する病気」です。尿に糖が出るのは、その結果にすぎません。

が渇く、を繰り返します。

●だるい、疲れやすい

いつも疲れがたまっているような感じがしたり、全身がだるくて何もしたくない、といった倦怠感《けんたいかん》を覚えるようになります。これはインスリンの作用不足のために、ブドウ糖をうまくエネルギーに変えることができないからです。

●よく食べるわりに体重が減る

「食べても食べてもお腹がすく」から「たくさん食べる」のに「体重が減っていく」というのも、糖尿病に多く見られる症状です。

糖尿病の患者さんは食事でとり入れた糖質を十分にエネルギーに変えることができないため、すぐに空腹を覚えてしまいます。そして、不足するエネルギーを補うために筋肉中のたんぱく質や脂肪が使われる結果、体重が減るのです。

なお、体重の減少が急激な場合は極度のインスリン不足が疑われます。放置すると昏睡《こんすい》に陥る危険（38ページ参照）がありますので、早急に検査を受けてください。

糖尿病が進むと合併症による症状も

先ほどあげた症状は血糖値が高いことによるものですが、さらに病状が進むと、左ページのような症状があらわれてきます。これらは、すでに合併症が起こっていることを意味しています。

たとえば、目がかすんだり、ものが二重に見えるなどの症状は、糖尿病網膜症《もうまくしょう》がかなり進行してから起こるものです。早急に対処しないと、失明など、とり返しのつかないことになりかねません。

もちろん、視力低下の原因が必ずしも糖尿病とは限りませんが、勝手な自己診断をせず、とにかく眼科で検査を受けることが大切です。

早期発見のために年1回の定期検査を

前述したように、糖尿病の自覚症状は血糖値がかなり高くなってからあらわれます。ですから、本来は症状が出る前に治療が始められるべきであり、そのためには定期的に検査を受けることが必要になります。

とくに近親者に糖尿病の人がいたり、肥満、運動不足、ストレスなどの危険因子を持っている人は注意が必要です。最低でも1年に1回は定期検診を受けるようにしましょう。

そして検診の結果、糖尿病の疑いを指摘された場合には、必ず精密検査を受けるようにしてください。なかには、たいした自覚症状もないからと放置する人がいますが、これは、これからの健康的な生活を自ら放棄しているようなものです。

合併症によるおもな自覚症状

目がかすむ、視力が落ちる

目が疲れやすい、かすむ、急激な視力の低下など。眼鏡をかけてもよく見えないときは、糖尿病による網膜症の疑いがある

化膿しやすい、傷が治りにくい

糖尿病が進むと体の抵抗力が低下するため、皮膚にできものができやすくなったり、傷が化膿しやすくなる

手足がしびれる、痛い

手足の先がジンジンしたり、ピリピリ痛むといった症状で、知覚神経の障害によって起こる

立ちくらみがする

自律神経がおかされると立ちくらみを起こしやすくなる。このほか異常に汗をかく、ほてり・冷え、便秘・下痢などの症状も

陰部のかゆみがひどい

陰部（とくに女性）にカンジダというカビが繁殖しやすく、激しいかゆみを訴える

足がむくむ

糖尿病腎症が進行すると、足のむくみ、血圧上昇などの症状があらわれてくる

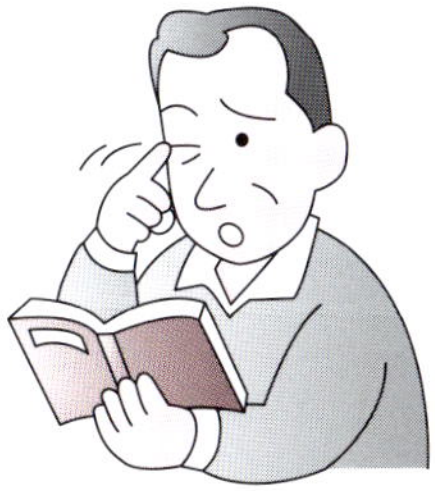

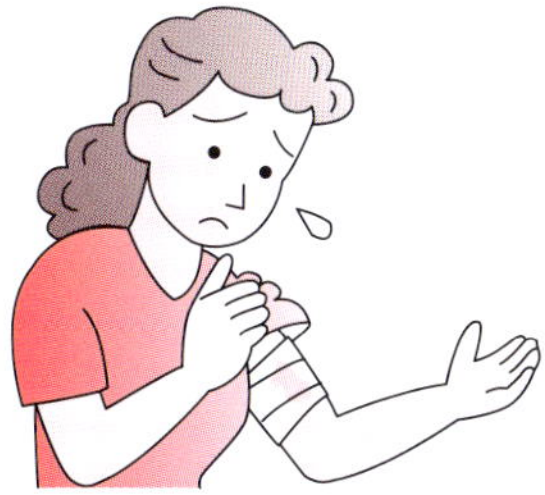

BREAK ミニ・コラム

糖尿病とがん

糖尿病は、多くの病気と関連しているという報告があります。さまざまな部位のがんの罹患リスクが増加し、なかでも肝臓がん、膵臓がん、大腸がんの発症率は健康な人の約２倍です。予防のためにも日々の食事療法、運動療法、体重管理、禁酒、禁煙、血糖コントロールの改善などが大切です。

また、がんを見逃さないためにも、お住いの地域でのがん検診も活用してください。年齢や性別に応じて定期的に検診を受け、早期発見に努めましょう。

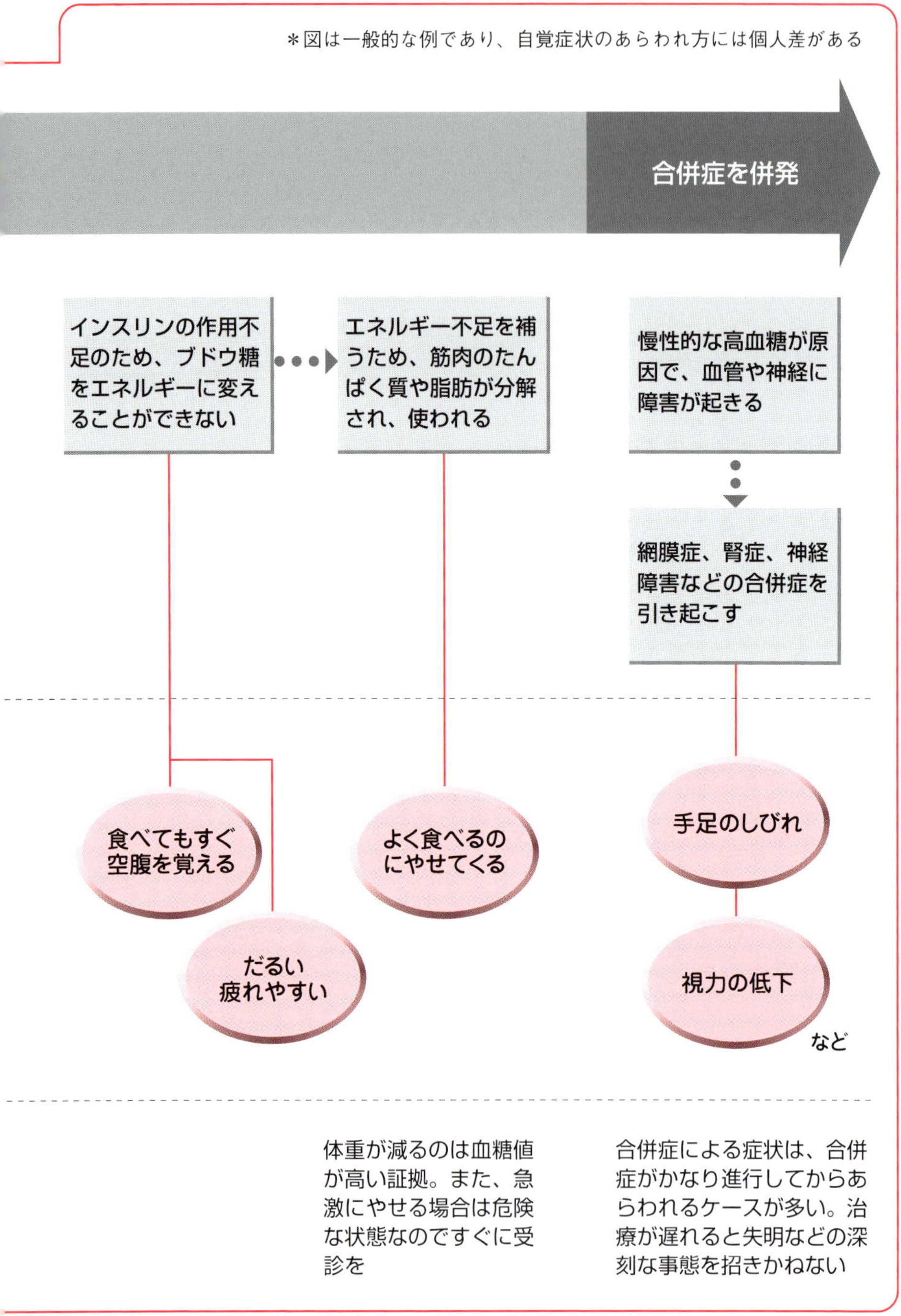
＊図は一般的な例であり、自覚症状のあらわれ方には個人差がある
合併症を併発
インスリンの作用不足のため、ブドウ糖をエネルギーに変えることができない
エネルギー不足を補うため、筋肉のたんぱく質や脂肪が分解され、使われる
慢性的な高血糖が原因で、血管や神経に障害が起きる
網膜症、腎症、神経障害などの合併症を引き起こす
食べてもすぐ空腹を覚える
だるい 疲れやすい
よく食べるのにやせてくる
手足のしびれ
視力の低下
など
体重が減るのは血糖値が高い証拠。また、急激にやせる場合は危険な状態なのですぐに受診を
合併症による症状は、合併症がかなり進行してからあらわれるケースが多い。治療が遅れると失明などの深刻な事態を招きかねない

自覚症状のあらわれ方

糖尿病の発病　初　期

体の中の状態

高血糖の状態がつづいている

腎臓がブドウ糖を吸収しきれず、多量の水分とともに尿として排出しようとする

尿として多量の水分が失われるので、細胞が脱水状態になる

自覚症状

初期の段階ではほとんど自覚症状がない

尿量が増える → のどが渇く → がぶ飲みする → 尿量が増える

注意点

自覚症状のない早期に発見するには、定期的な健康診断が不可欠。治療は早ければ早いほどよい

一般に自覚症状があらわれるのは高血糖のまま5～10年もたってから。また症状の出方には個人差があり、これらの症状が一気にあらわれる人もいれば、倦怠感だけが唯一の症状という人もいる

糖尿病にもいろいろなタイプがある

糖尿病は、その成因によって大きく4タイプに分類されており、それぞれ病状の経過や症状のあらわれ方、治療方法などが異なっています。

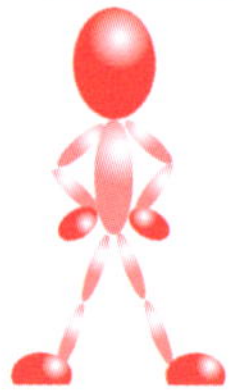

糖尿病は大きく4つに分類される

ひと口に糖尿病といっても、じつはいろいろなタイプがあります。現在は「なぜ糖尿病になったか」という成因によって、次の4種類に大別されています。

①1型糖尿病

インスリンがほとんど分泌されないために高血糖になるものです。注射によって外からインスリンを補わなくてはならないため、以前の分類では「インスリン依存型糖尿病」と呼ばれていました。子どもや若い人に多いのが特徴です。

②2型糖尿病

日本人ではこのタイプが圧倒的に多く、糖尿病全体の90％以上を占めています。インスリンの量が不足したり、働きが悪いことが原因で起こります。インスリン注射を行わなくても命にかかわることがほとんどないため、以前は「インスリン非依存型糖尿病」と呼ばれていました。

③特定の原因によるその他の糖尿病

遺伝子異常による糖尿病や二次性糖尿病などがこの型に分類されます。

二次性糖尿病とは、膵炎《すいえん》や膵臓《すいぞう》がんなど、ほかの病気が原因で起こる糖尿病をいいます。また、副腎皮質ホルモン剤（ステロイド剤）などの薬物の使用によって糖尿病が発症する場合もあります。

④妊娠糖尿病

妊娠をきっかけに発見された軽い糖代謝異常です。妊娠中は、胎盤からインスリンの作用を弱めるホルモンが分泌されることから起こります。多くは一時的で出産後は正常に戻りますが、なかには数年後に本格的な糖尿病になる場合もあります。

成因による糖尿病の分類

糖尿病

1型糖尿病	膵臓のランゲルハンス島のB細胞が破壊されたために、インスリンの分泌量が絶対的に不足することで起こる糖尿病	34ページ参照
2型糖尿病	インスリンの分泌量の不足、タイミングの遅れ、インスリン抵抗性による作用の低下が原因。これらが複合して起こるケースも多い	36ページ参照
特定の原因によるその他の糖尿病	ほかの病気が原因で起こる二次性糖尿病のほか、遺伝子異常による糖尿病が含まれる	下図参照
妊娠糖尿病	妊娠をきっかけに発見された軽い糖代謝異常。多くは一時的なものだが、数年後に本格的な糖尿病になるケースもある	

※日本糖尿病学会による糖尿病の分類が1999年に新しくなり、さらに2010年に改訂されました。「1型」は以前の「インスリン依存型」、「2型」は「インスリン非依存型」にほぼ相当します。

二次性糖尿病の原因となるおもな疾患・病態

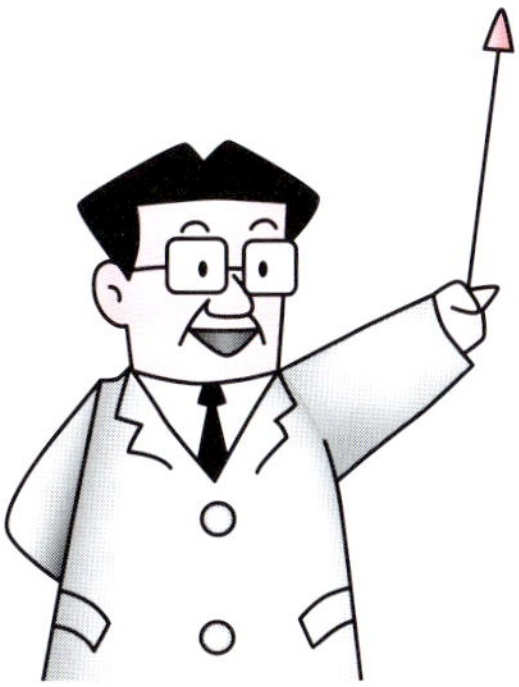

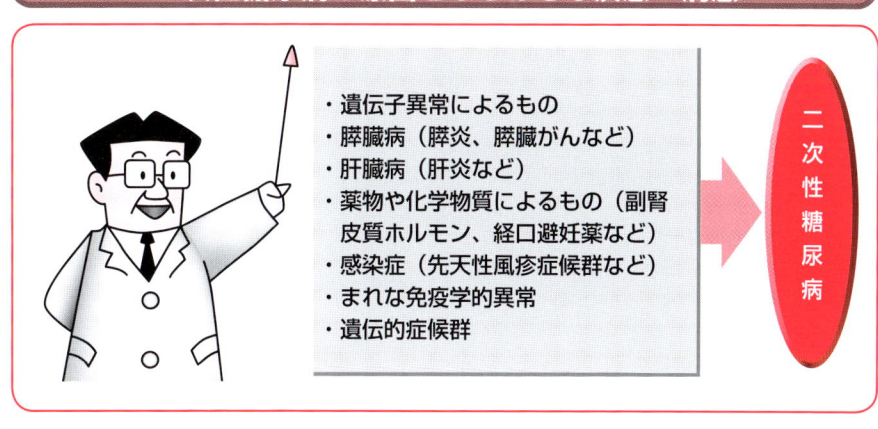

・遺伝子異常によるもの
・膵臓病（膵炎、膵臓がんなど）
・肝臓病（肝炎など）
・薬物や化学物質によるもの（副腎皮質ホルモン、経口避妊薬など）
・感染症（先天性風疹症候群など）
・まれな免疫学的異常
・遺伝的症候群

→ 二次性糖尿病

1型糖尿病とは？

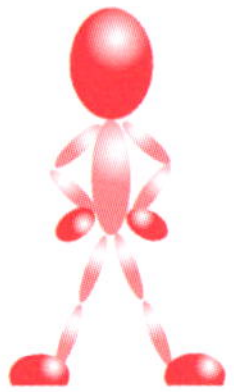

膵臓のB細胞が何らかの理由で破壊され、インスリンがほとんど分泌されなくなるのが1型糖尿病です。子どもや若い人に多く、突然に発症するのが特徴です。

子どもや若い人に多いが糖尿病全体では少数

1型糖尿病は、インスリンの分泌量がまったく足りないために起こる糖尿病です。インスリンを体の外から補給しないと生命を維持することができないため、治療には毎日のインスリン注射が欠かせません。

このタイプは日本人には少なく、糖尿病全体の3～5％程度です。若い人、とくに子どもに多く、3～4歳頃と9～10歳頃に発病のピークがあります。しかし、まれに中年以降に起こる場合もあります。

突然に発症し、病状が急速に悪化する

このタイプの糖尿病は、多くは突発的に発症し、急速に悪化するのが特徴です。

かぜと似た症状に始まり、その後、のどが渇く、尿が多くなる、急激にやせるなど、糖尿病の特徴的な症状があらわれてきます。

放置すると短期間のうちに糖尿病性昏睡（38ページ参照）に陥る危険がありますので、早急に治療を開始する必要があります。

ランゲルハンス島のB細胞が破壊される

1型糖尿病は、インスリンを分泌する膵臓《すいぞう》のランゲルハンス島のB細胞が破壊されることで起こります。なぜB細胞が破壊されるのかはまだ解明されていませんが、「自己免疫反応」とのかかわりが指摘されています。

自己免疫反応とは、本来は体外から侵入した異物を排除しようと働く免疫機構に異常が起こり、自分自身

１型糖尿病と２型糖尿病の比較

	１型糖尿病	2型糖尿病
発症年齢	若年層（20歳以下）に多い	中高年（40歳以降）に多い
肥満度	肥満とは関係がない	肥満または肥満の既往が多い
比　率	糖尿病患者の3～5%	糖尿病患者の90～95%
症状のあらわれ方と進行	突発的に発症し、糖尿病の特徴的な症状が比較的早くあらわれる。病状は急速に悪化する	自覚症状があらわれにくく、発病の時期を特定することが難しい。病状はゆっくりと進行する
発症の原因	自己免疫反応により、B細胞が破壊されることによる	遺伝的資質に、肥満、運動不足、ストレスなどの環境要因が加わることによる
治療方法	インスリン注射が不可欠	食事療法と運動療法が基本。病態によって経口薬（飲み薬）やインスリン注射を併用
急性の合併症	糖尿病性昏睡（38ページ参照）に陥りやすい。インスリン治療にともなう低血糖昏睡（152ページ参照）にも注意が必要	重症でなければ糖尿病性昏睡の危険は比較的少ない。経口薬やインスリン注射を用いている人は、低血糖昏睡に注意が必要

の組織を攻撃してしまう状態のことです。このような素因を持った人に何らかの要因が加わったときに、免疫機構が自らのB細胞を破壊してしまうと考えられています。

なお、その要因の一つにウイルス感染があげられていますが、いまのところ証明できる例はごく一部です。

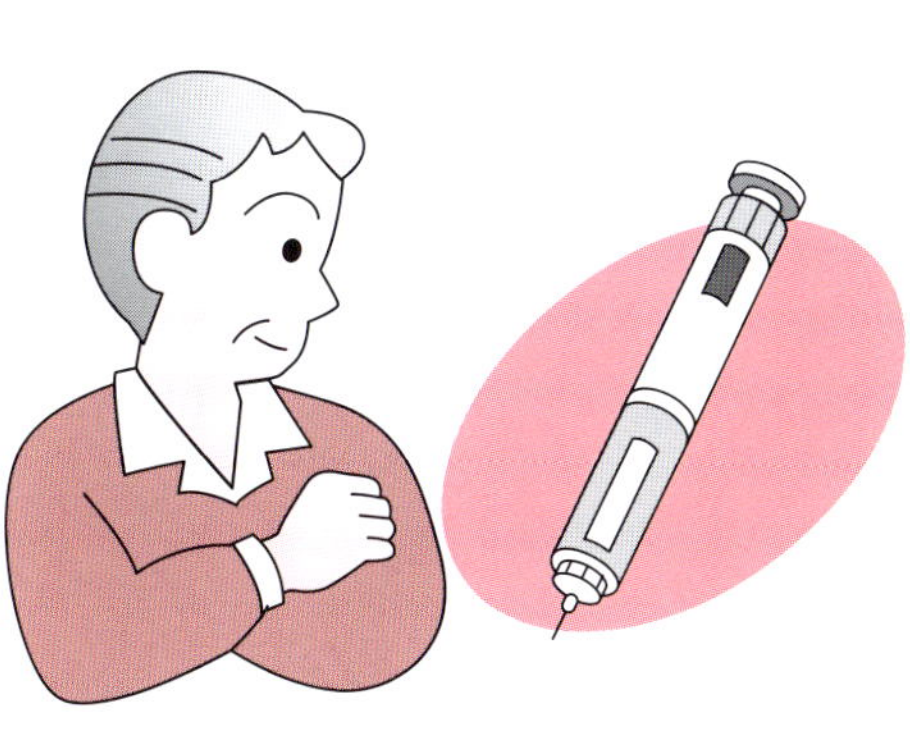

１型糖尿病の治療にはインスリン注射が不可欠

2型糖尿病とは？

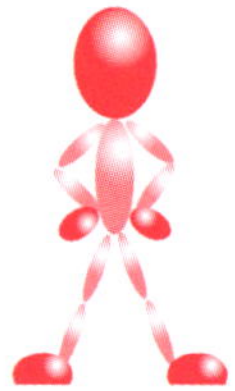

いわゆる生活習慣病としての糖尿病がこの2型糖尿病で、日本人の糖尿病のほとんどを占めています。単に糖尿病といえば、通常はこのタイプを指しています。

日本人の糖尿病のほとんどがこのタイプ

2型糖尿病は、インスリンの分泌量が足りなかったり、分泌のタイミングが遅いために起こります。また、インスリンの量は十分なのに、効き方が弱いというケース（インスリン抵抗性）も、このタイプに分類されます。

成人になってから発症するのはほとんどがこの型で、日本人の糖尿病の90％以上を占めています。

私たちが糖尿病と聞いて思い浮かべる「中高年で肥満の人に多い」というのが、まさにこのタイプの糖尿病です。

遺伝的素因に環境要因が重なって発症する

2型糖尿病は、もともと糖尿病になりやすい体質を持っている人に、肥満、過食、運動不足、ストレスなどの環境要因が加わって発症します。親がこのタイプの糖尿病をわずらっている場合に子どもも高い確率で発症することから、遺伝的な影響が大きいことがわかっています。

しかし、ここ30年ほどの患者数の増加を考えると、問題は遺伝的素因より、むしろ環境要因の側にあるといえるでしょう。

とくに最近は、糖分が多く含まれる清涼飲料水のとりすぎなどが原因で、以前はこのタイプにはあまり見られなかった子どもの患者が増えてきており、大きな問題となっています。

自覚症状もないまま ゆっくり進行する

2型糖尿病は、いつ発病したのか

もわからないまま、ゆっくりと進行していきます。

　自覚症状だけで早期に発見することは難しく、会社の定期健康診断や、ほかの病気で医師にかかったときに偶然発見されるといったケースがよく見られます。

　治療は、食事療法と運動療法による血糖のコントロールが中心となりますが、患者さんの状態によっては、飲み薬やインスリン注射などの薬物療法がプラスされます。

2型糖尿病の発症のしくみ

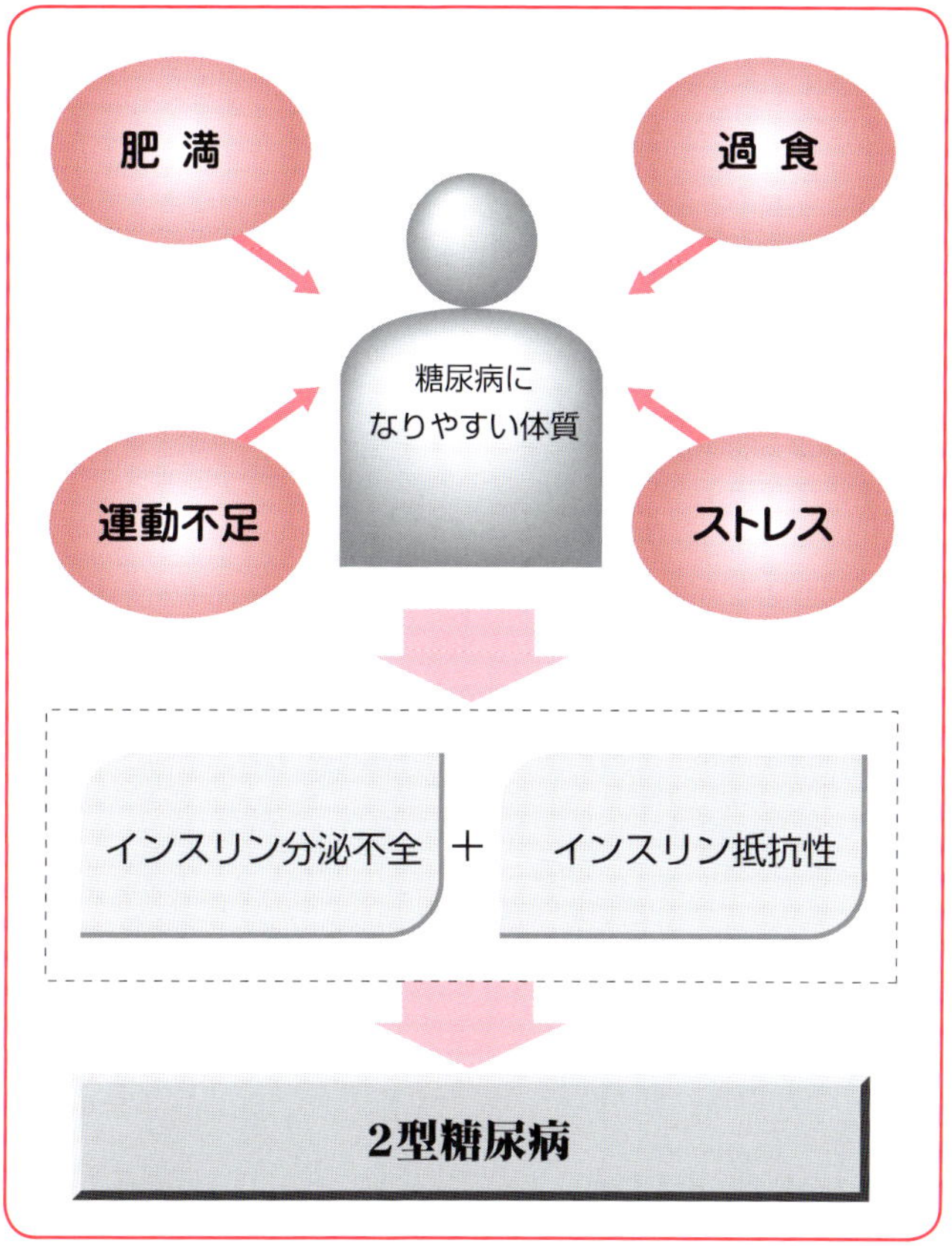

BREAK ミニ・コラム

日本人と糖尿病

　２型糖尿病の発病のベースとなっている「糖尿病になりやすい体質」というのは、決して特殊なものではありません。

　とくに日本人にはこの体質を持つ人が多く、人口の約３割が該当するといわれています。

　もともと糖尿病になりやすい体質の日本人の食卓に、欧米型の高脂肪・高カロリーの食スタイルが持ち込まれたわけですから、戦後からの患者数の激増も当然の結果といえます。

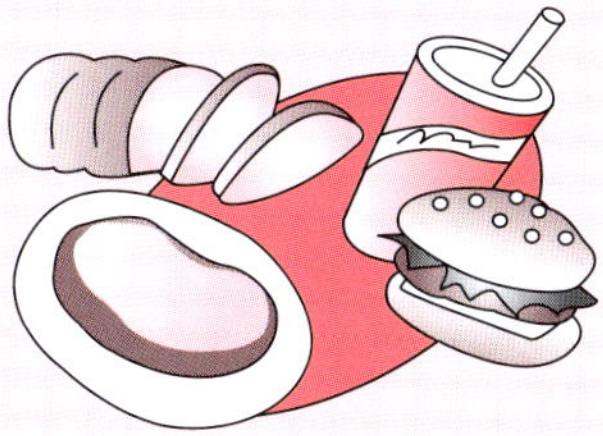

昏睡を起こすことがある

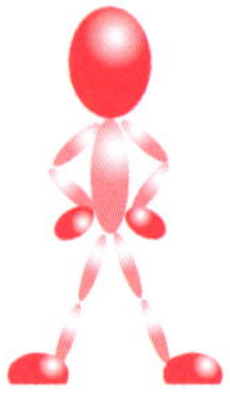

適切な治療が行われずに糖尿病が重症化すると、まれに昏睡状態に陥ることがあります。糖尿病性昏睡といい、極端なインスリン不足が原因です。

対応が遅れると危険な急性の合併症

糖尿病が進行すると、血管障害や神経障害などを原因とするさまざまな合併症が起こってくることはお話ししましたが、これとは別に、インスリンの不足自体が原因となり、急激に症状があらわれる急性の合併症があります。「糖尿病性昏睡《こんすい》」というもので、早急に対処しないと命にかかわるたいへん危険な状態です。

糖尿病性昏睡が起きるのはまれですが、万一のときに適切に対応できるよう、患者さんと家族がしっかり理解しておくことが大切です。

脳の働きが低下して昏睡状態になる

糖尿病性昏睡は、インスリンが極端に不足したときに起こります。

インスリンが不足してブドウ糖の利用がうまくいかないと、それに代わるエネルギー源として脂肪が分解されるようになります。このとき副産物としてケトン体と呼ばれる酸性の物質ができるのですが、これが血液中に増えると、血液が酸性になります。この状態を「ケトアシドーシス」といいます。

ケトアシドーシスになると体のさまざまな器官の働きが低下し、その影響が脳にまで及ぶと、ついには昏睡に陥ってしまうのです。

このようにケトン体が増えて起こる糖尿病性昏睡を、とくに「ケトン性昏睡」と呼んでいます。

こんなときに起こりやすくなる

ケトン性昏睡に陥ってしまうケースとして多いのが、ふだんインスリン注射を行っている患者さんが、自分の勝手な判断で注射を中止したり、注射の量を減らしてしまった場合です。あるいは、1型糖尿病を発症したことに気づかず放置した場合も、急激に極度のインスリン不足となり危険です。

また、2型糖尿病の患者さんでも、肺炎などの重い感染症にかかるとインスリンの効きが悪くなり、ケトアシドーシスになる場合があります。このほか、過労やストレス、暴飲暴

昏睡に至るまでの症状

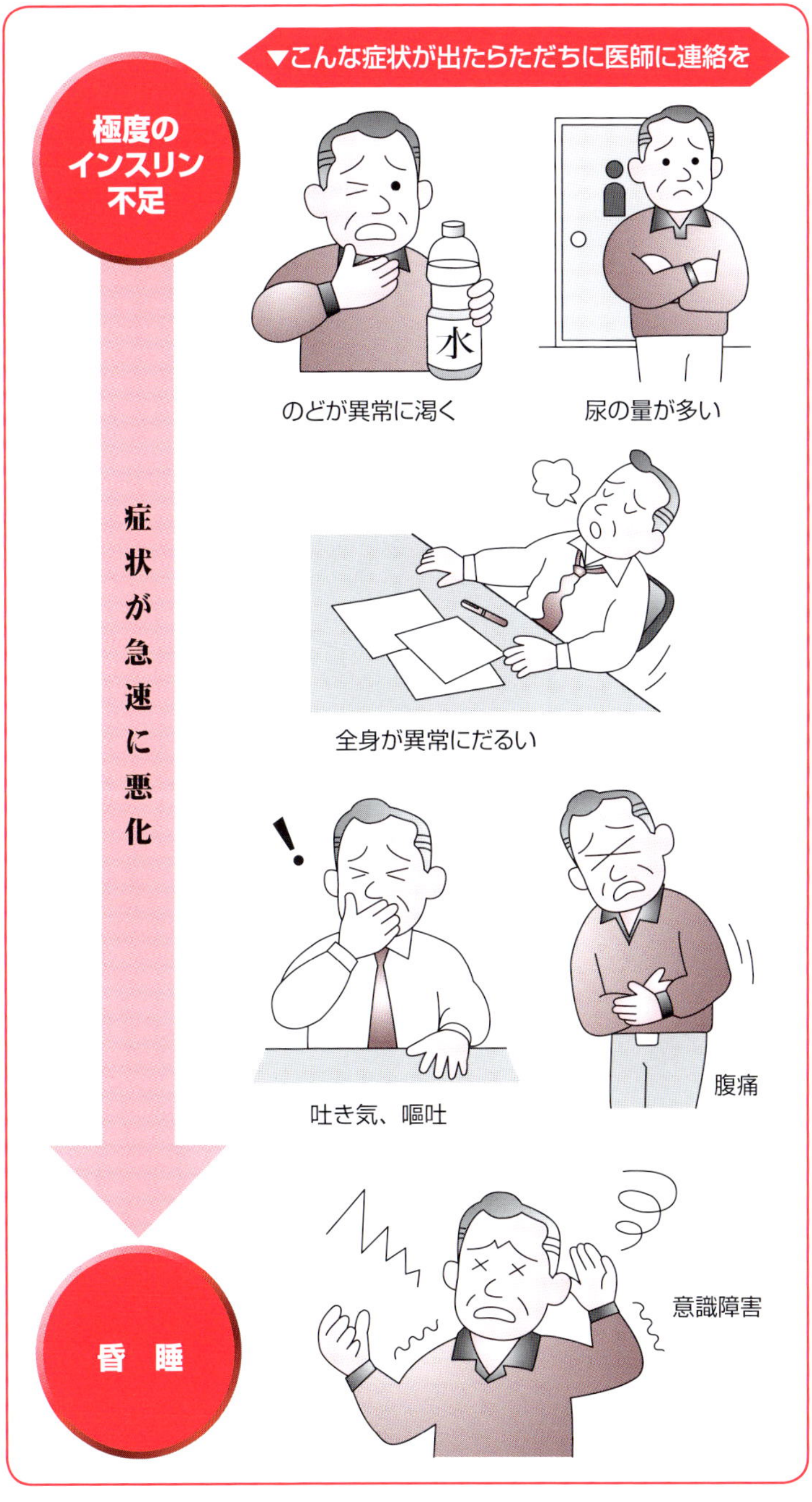
▼こんな症状が出たらただちに医師に連絡を
極度のインスリン不足
症状が急速に悪化
昏睡
水
のどが異常に渇く
尿の量が多い
全身が異常にだるい
吐き気、嘔吐
腹痛
意識障害

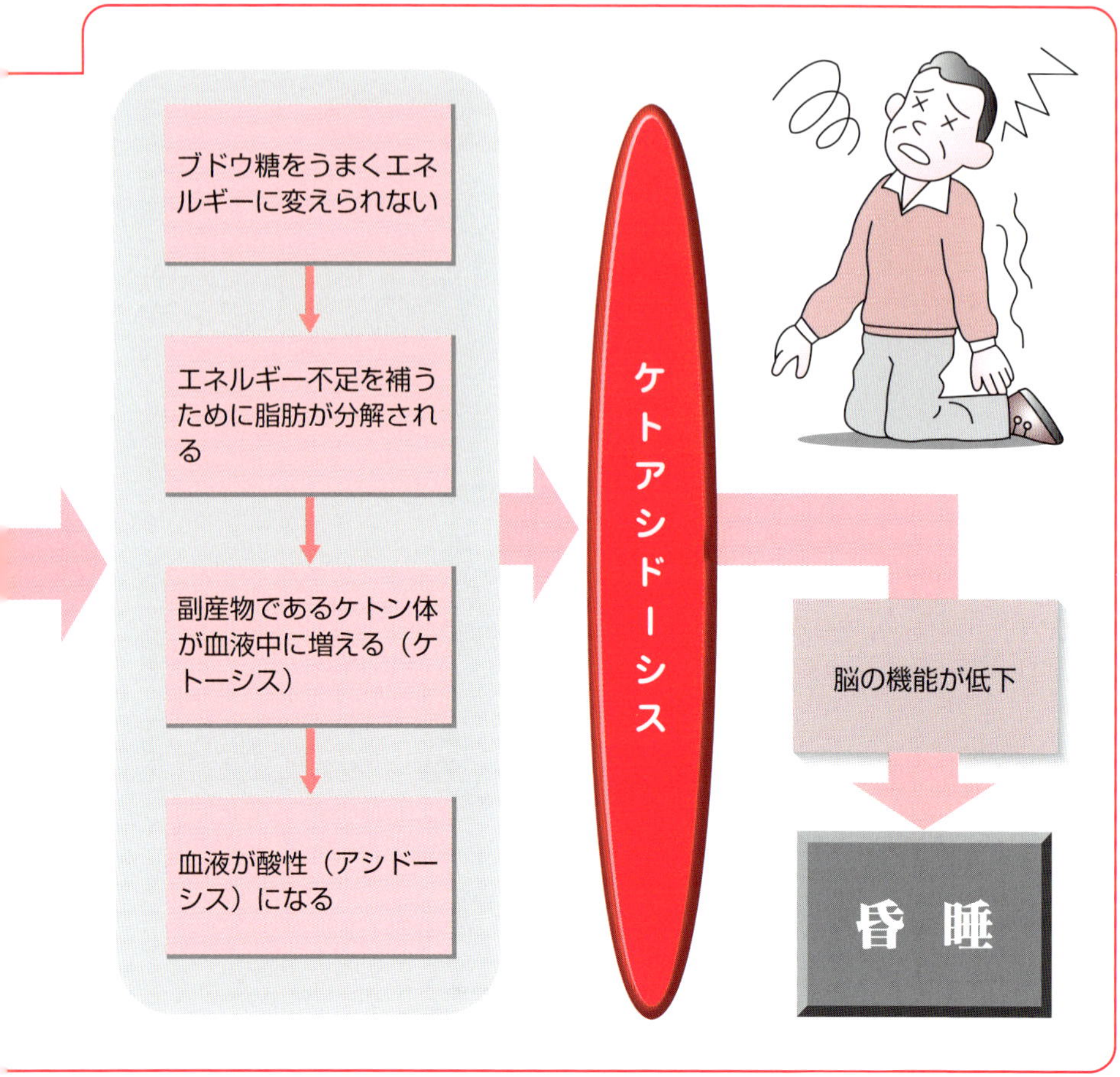
ブドウ糖をうまくエネルギーに変えられない
エネルギー不足を補うために脂肪が分解される
副産物であるケトン体が血液中に増える（ケトーシス）
血液が酸性（アシドーシス）になる
ケトアシドーシス
脳の機能が低下
昏睡

食などで急激に血糖値が上がったときも注意が必要です。

こんな症状が出たらただちに医師へ連絡を

昏睡に至る前には、異常なのどの渇きや多尿などの症状があらわれ、全身がとてもだるくなります。そのうち吐き気を催したり、水を飲んでも吐いてしまうようになり、人によっては激しい腹痛をともないます。そして、しだいに意識がもうろうとしてきて、最終的には昏睡状態となります。

これら糖尿病性昏睡の疑われる症状が少しでも見られるときは、ただちに主治医に連絡し、指示を仰いでください。

とくに患者さんが意識を失ったときは一刻をあらそいますので、すぐに救急車を呼び、病院へ運ぶことが大切です。

昏睡を起こすことがある

糖尿病性昏睡（ケトン性昏睡）が起こるしくみ

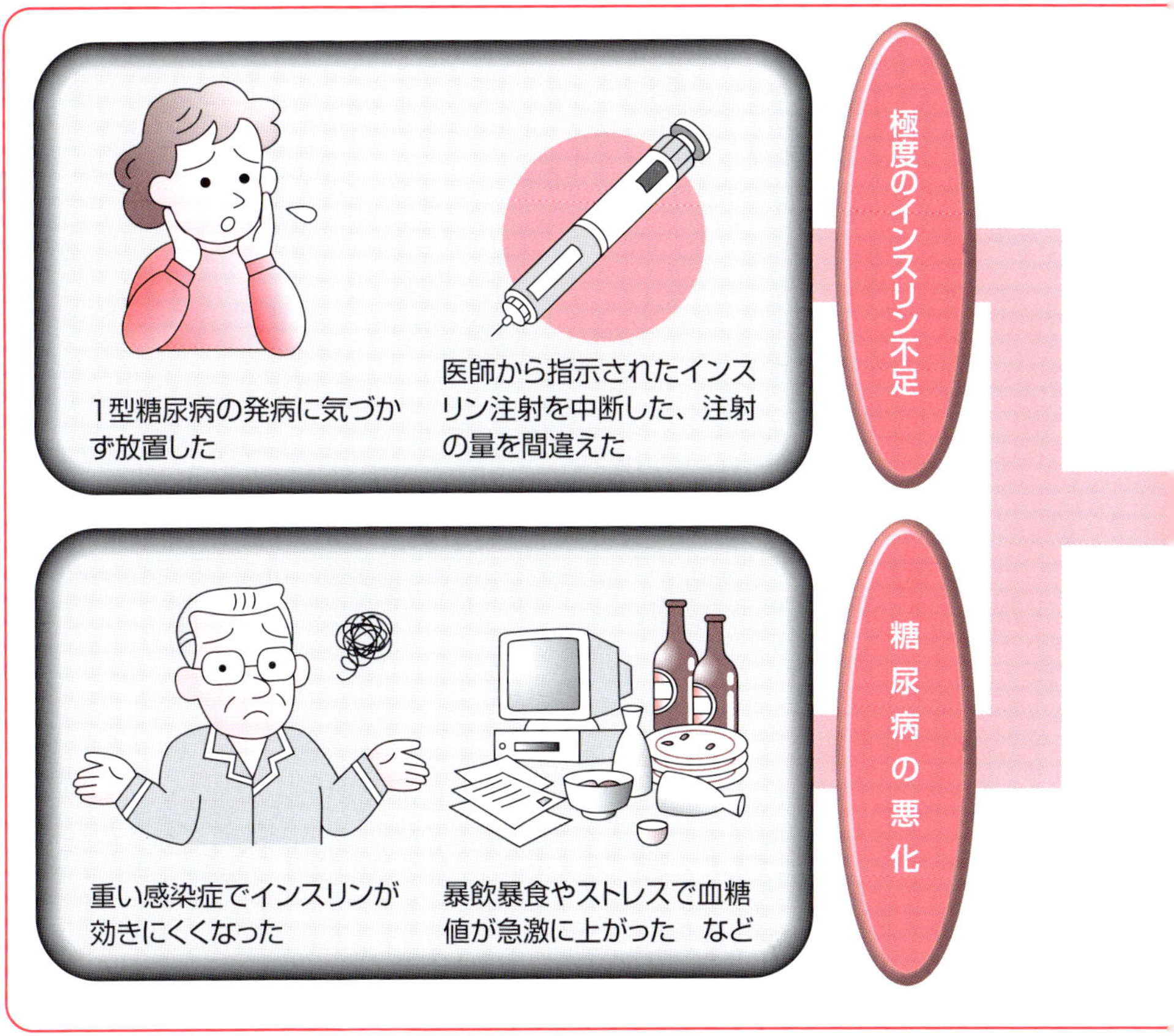
1型糖尿病の発病に気づかず放置した
医師から指示されたインスリン注射を中断した、注射の量を間違えた
極度のインスリン不足
重い感染症でインスリンが効きにくくなった
暴飲暴食やストレスで血糖値が急激に上がった　など
糖尿病の悪化

高齢者に多い 高血糖高浸透圧症候群とは？

糖尿病性昏睡には、ケトアシドーシスにならずに起きる非ケトン性の「高血糖高浸透圧症候群」もあります。著しい高血糖と脱水状態によるもので、2型糖尿病の高齢者に多いのが特徴です。

お年寄りに多いのは、高血糖で多尿になっても、高齢のためにのどの渇きに気づかず、脱水症状になりやすいからです。腎不全《じんふぜん》や脳卒中などの合併症を起こしている人は、とくに注意してください。

高血糖高浸透圧症候群は死亡率が高く、早急な治療が必要です。お年寄りはあまり症状を訴えませんので、家族が注意してあげましょう。いつもよりだるそうにしていたり、様子がおかしそうだったら、すぐに病院へ連れて行ってください。

肥満は糖尿病の大敵

●インスリンの働きが悪くなる

糖尿病を引き起こす誘因にはいろいろなものがありますが、なかでも肥満が糖尿病に及ぼす影響は重大です。以前に厚生労働省が行った「糖尿病実態調査」でも、糖尿病が強く疑われる人の約半数が過去に肥満だったことがあると報告しています。

では、なぜ肥満の人は糖尿病になりやすいのでしょうか。

糖尿病の成因の一つに、インスリンはたくさん分泌されているのに、それを受け入れる細胞の側に問題があって、インスリンがうまく働かないという「インスリン抵抗性」があります。肥満は、このインスリン抵抗性と深くかかわっています。

肥満、つまり脂肪細胞にたくさんの中性脂肪がたまった状態になると、細胞のインスリン受容体の数が減り、インスリンの効きが悪くなってしまうのです。また、肥満になると脂肪細胞から「腫瘍《しゅよう》壊《え》死《し》因子」や「遊離脂肪酸」などが分泌され、これがインスリンの働きを邪魔することもわかっています。

このようなインスリン抵抗性があると、その作用不足を補おうと、膵臓はより多くのインスリンを分泌するようになります。そして、この状態が長くつづくと膵臓が疲れてしまい、最後にはあまりインスリンを分泌しなくなってしまうのです。

●狭心症や心筋梗塞の危険度がアップ

肥満が糖尿病に及ぼす影響はこれだけにとどまりません。たとえば、肥満は高脂血症や高血圧の原因にもなりますが、もともと動脈硬化が進みやすい糖尿病の人にこれらの疾病が合併すると、狭心症や心筋梗塞の危険がより高くなります。また、糖尿病腎症を持っている人は、肥満による高血圧が病状を進行させてしまいます。

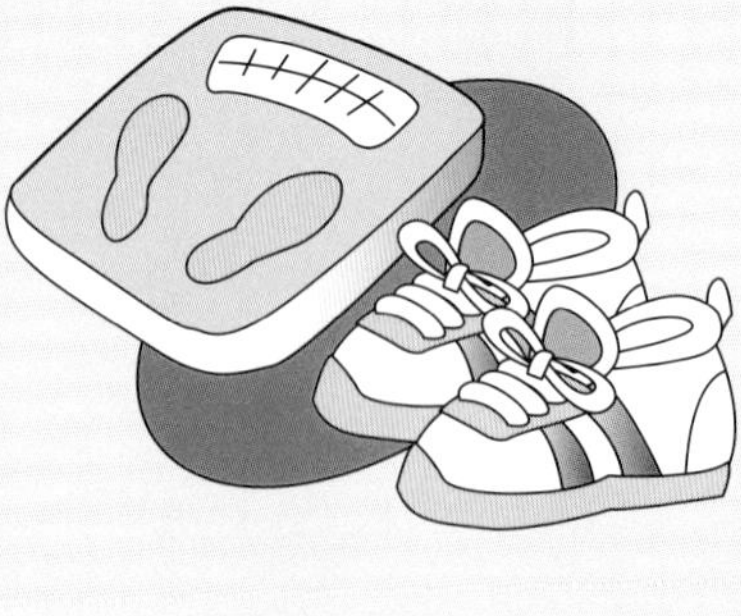

このように、肥満は糖尿病の誘因であるばかりか、糖尿病を進行させ、さらには重篤な合併症を招く元凶となっています。糖尿病の人はもちろん、生活習慣病の予防のためにも、肥満の解消に努めることが大切です。

第2章

糖尿病と診断されたら

糖尿病の診断と治療

糖尿病と診断される基準値は？

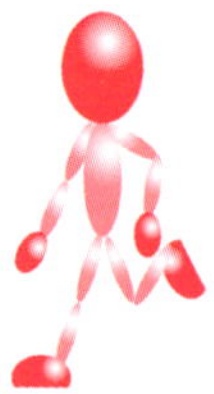

糖尿病であるかどうかは血糖値が基準となります。血糖値がどの程度になると糖尿病と診断されるのか、まず、その基準値を押さえておきましょう。

血糖値が診断の基本となる

糖尿病は慢性的に血糖値が高くなる病気ですから、糖尿病かどうかの診断は、当然ながら血糖値の測定が基本となります。

血糖値とは血液中に含まれるブドウ糖の濃度のことで、単位はmg／dℓで表します。たとえば90mg／dℓなら、１dℓの血液中に90mgのブドウ糖が含まれている、という意味です。

血糖値は１日のうちで変動し、食前などの空腹時には低く、食後には高くなります（左ページ上図参照）。

血糖値による糖尿病の診断には、空腹時血糖値、負荷後２時間血糖値、随時血糖値の３つのアプローチがあります（くわしくは48ページ参照）。

日本糖尿病学会の診断基準では、①早朝空腹時血糖値１２６mg／dℓ以上、②負荷後２時間血糖値２００mg／dℓ以上、③随時血糖値２００mg／dℓ以上のうち、いずれかがあてはまる場合を「糖尿病型」と定めています。糖尿病型とは、検査時の血糖が高い状態にあることを示し、この場合は糖尿病が強く疑われます。

また、空腹時血糖値１１０mg／dℓ未満、負荷後２時間血糖値１４０mg／dℓ未満のいずれも満たす場合を「正常型」といいます。

「境界型」の人も油断は禁物

左ページ下の図は、前述した糖尿病の診断基準を表したものですが、正常型と糖尿病型の間に「境界型」というものがあることがおわかりいただけると思います。

境界型は、糖尿病型に進行する場

合と境界型にとどまる場合、さらに正常型に戻る場合がありますが、乱れた生活をつづければ、それだけ糖尿病型に進む危険度が高くなることはいうまでもありません。境界型の人も油断をせず、食事や運動などの生活改善に努めることが大切です。

なお、日本糖尿病学会の診断基準値の中で、正常型の範囲にあっても、空腹時血糖値が100~109mg/dlの場合は「正常高値」と呼びます。

1日の血糖値の変化（例）

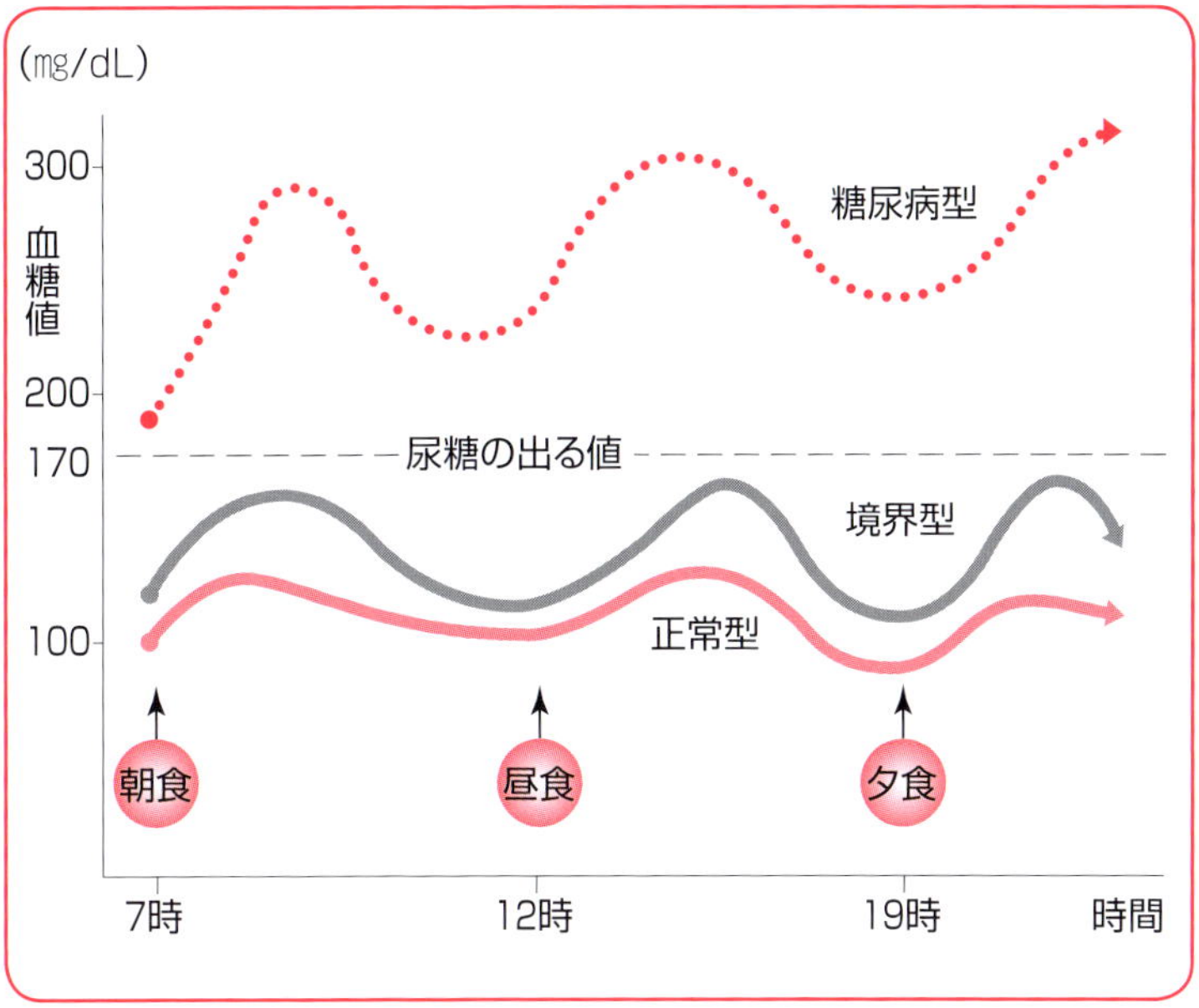

糖尿病の診断基準

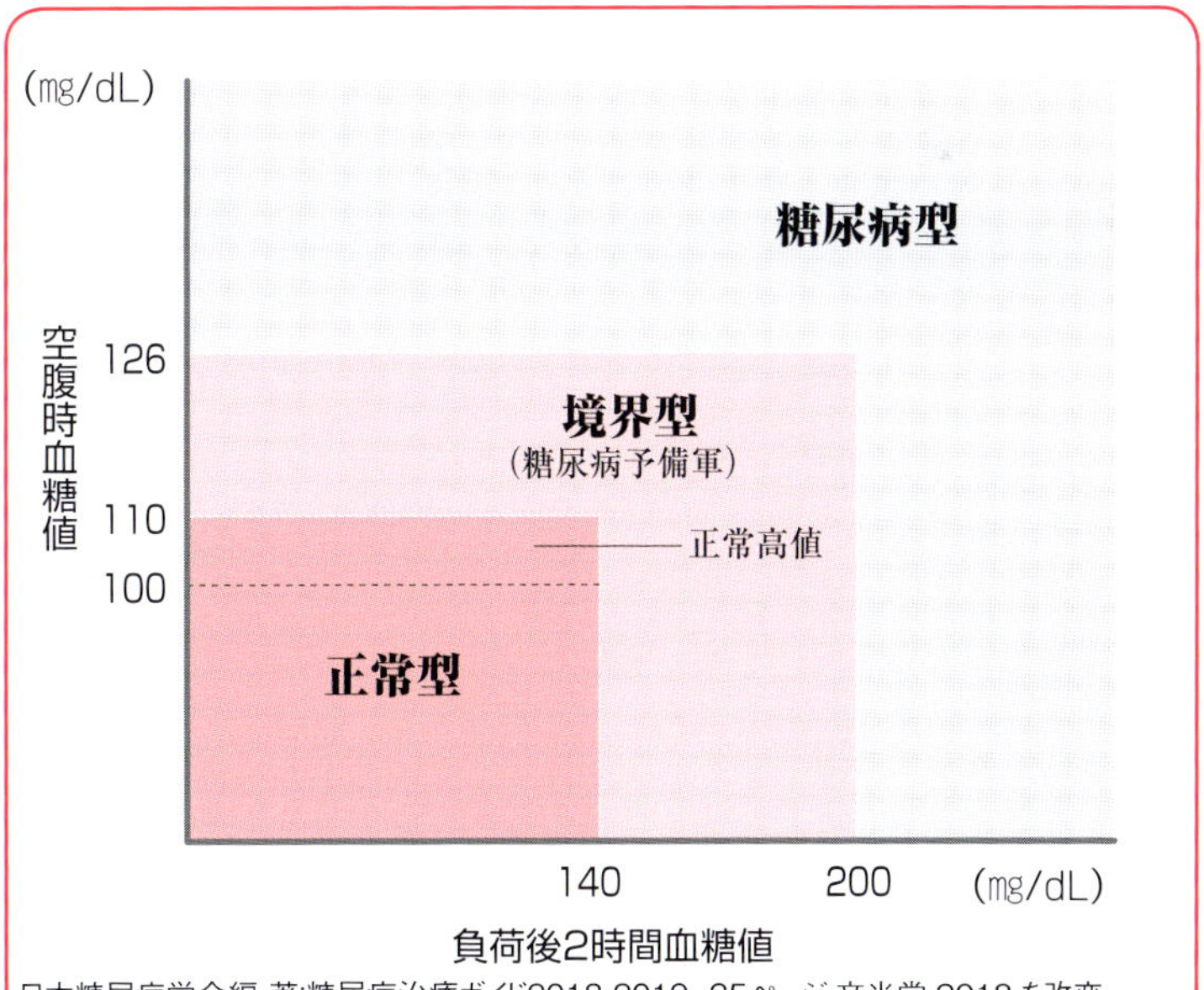

日本糖尿病学会編・著:糖尿病治療ガイド2018-2019　25ページ,文光堂,2018.を改変

検査はどのように行う？

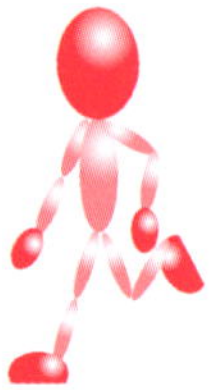

糖尿病の検査にはさまざまな種類がありますが、目的により、①糖尿病を診断するための検査、②状態を調べるための検査、③合併症を調べるための検査、の3つに大別できます。

糖尿病の診断と治療にはさまざまな検査が必要

糖尿病の症状が見られたり、会社の健康診断などで糖尿病の疑いを指摘された場合には、病院でくわしい検査を受けることになります。

検査はまず問診に始まって、一般には尿糖検査、血糖検査、グリコヘモグロビン検査などを行います。これらの結果を総合的に判断し、糖尿病かどうかが診断されるわけです。

糖尿病と診断された場合には、引きつづいて病気のタイプや状態を調べるための検査や、合併症の有無や程度を調べるためのさまざまな検査が行われます。そして、これらの検査結果をもとに、今後の治療方針が決められます。

何のための検査なのかよく理解しよう

血糖検査をはじめとするこれらの検査は、治療開始後も定期的に必要となります。自覚症状の少ない糖尿病では、血糖コントロールがうまくいっているかということを、常に数値でチェックする必要があるからです。

また、糖尿病でいちばん怖いのが合併症ですが、合併症も初期にはほとんど自覚症状がありません。進行してからでは治療が難しくなりますから、定期的に検査を受けて、早期発見に努めることが第一です。

このように、糖尿病は多岐にわたる検査を繰り返し受けることが必要です。根気のいることですが、長生きのためのお守りと思って、必ず受けるようにしましょう。それぞれの検査の目的を、患者さんがきちんと理解することが大切です。

目的別に見た糖尿病の検査

糖尿病の診断のための検査

尿糖検査

尿中のブドウ糖の有無や量を調べる

血糖検査

空腹時血糖値や随時血糖値を測定する

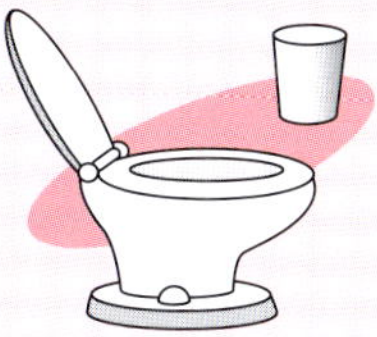

ブドウ糖負荷試験

75gのブドウ糖液を飲んで血糖値を測定する

グリコヘモグロビン検査

過去1～2カ月の血糖の状態がわかる

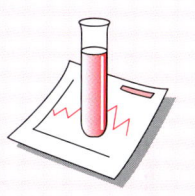

＊このほか、糖尿病網膜症を調べるための眼底検査もある

⇨くわしくは48ページ参照

糖尿病と診断

糖尿病の状態を調べるための検査

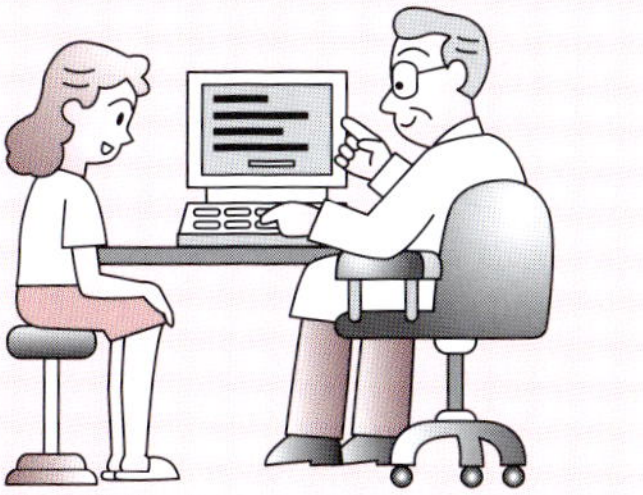

血糖コントロールの状態やインスリンの分泌能力などを定期的に調べ、現在の状態を見る

⇨くわしくは50ページ参照

合併症を調べるための検査

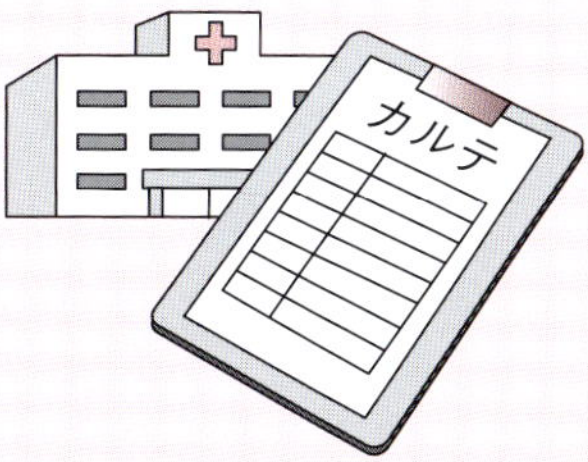

合併症を起こしていないかを定期的に調べる。合併症がある場合は、症状に応じた検査が追加される

⇨くわしくは52ページ参照

糖尿病の診断のための検査

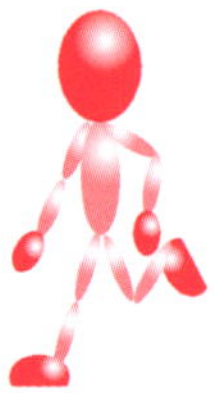

糖尿病かどうかは、尿糖検査、血糖検査、ブドウ糖負荷試験、グリコヘモグロビン検査、問診などの結果を総合的に見て診断されます。

糖尿病の可能性を見る尿糖検査

糖尿病の診断の手がかりとして行われるのが、尿糖検査です。高血糖の状態がつづくと尿に糖が出るようになることから、尿の中のブドウ糖の有無や量を調べます。

しかし、尿に糖が出るのは一般に血糖値が１６０～１８０mg／dℓ以上になってからですから、尿糖検査ではすべての患者さんを拾い上げることができません。また、尿糖が出たからといって必ずしも糖尿病とは限らない（27ページ・コラム参照）、ので糖尿病の診断には、次に述べる血糖検査が不可欠となります。

血糖検査と症状などから総合的に診断される

44ページでふれたように、糖尿病の診断のための血糖検査では、空腹時血糖値、負荷後2時間血糖値、随時血糖値が用いられます。

空腹時血糖値とは、前日の夕食をとったあと何も食べず、翌朝検査した血糖値をいいます。これに対し、随時血糖値は、食事の影響を考えずに測定した血糖値をいいます。ブドウ糖負荷試験は、最低でも10時間絶食した空腹の状態でまず採血し、次に75gのブドウ糖液を飲み、その２時間後に再び採血して血糖値を測定します。以上の検査値のうち、空腹時血糖値１２６mg／dℓ以上、負荷後2時間血糖値２００mg／dℓ以上、随時血糖値２００mg／dℓ以上のいずれかに該当すれば、糖尿病型と診断されます。また、２０１０年には糖尿病の診断基準が11年ぶりに改定され、ヘモグロビンA1cが6.5%以上であれば糖尿病型と判定することになり

糖尿病の診断の手順

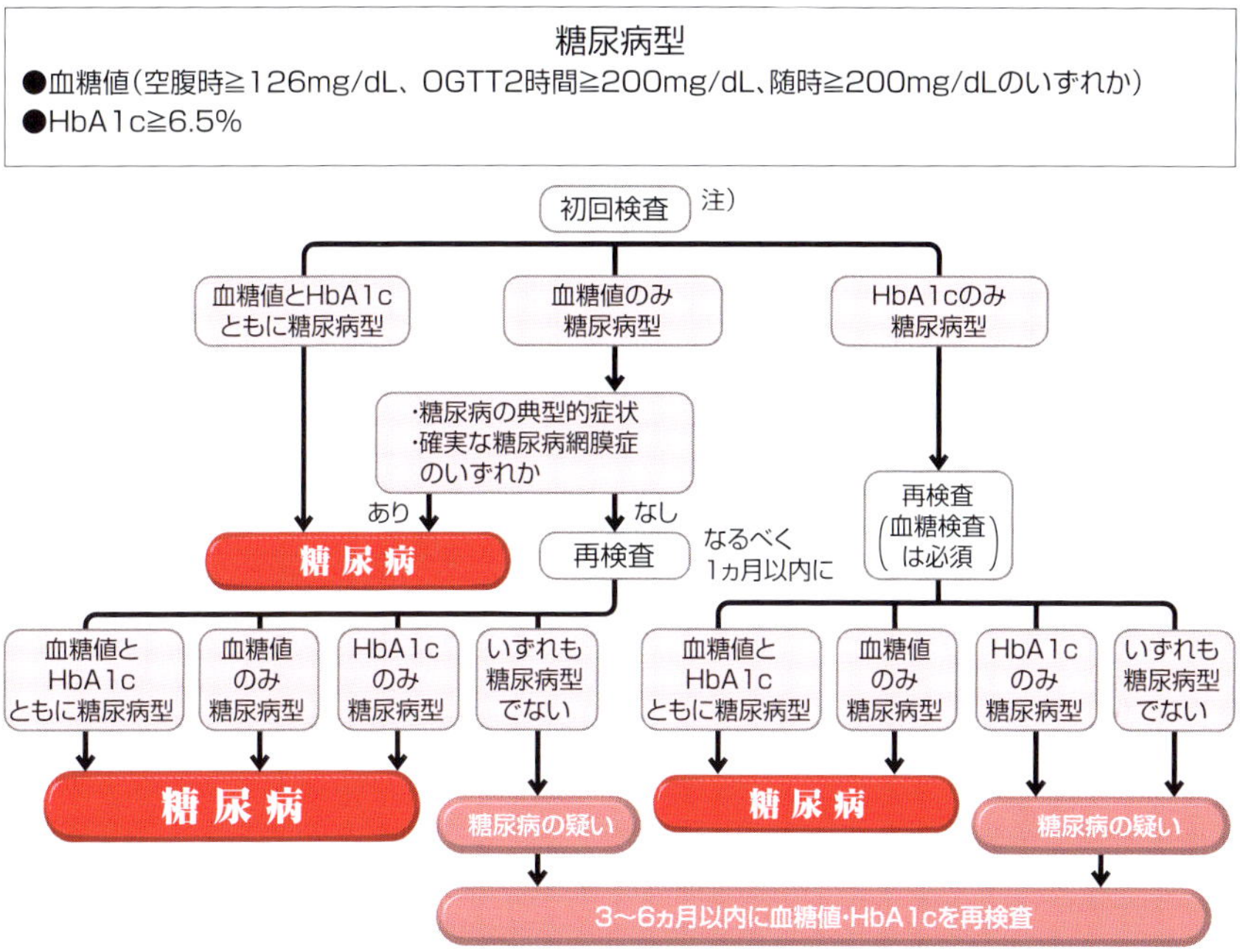

注）糖尿病が疑われる場合は、血糖値と同時にHbA1cを測定する。同日に血糖値とHbA1cが糖尿病型を示した場合には、初回検査だけで糖尿病と診断する。

日本糖尿病学会編・著：糖尿病治療ガイド2018-2019　23ページ,文光堂,2018.より

ました。

しかし、血糖やヘモグロビンA1cの検査結果が糖尿病型に該当しても、そのまま「糖尿病」と診断されるわけではありません。血糖値は前夜の食事や飲酒、さらには一過性のストレスなどの影響を受けるため、1回の血糖検査で即座に診断を下すのは、不確かな面があるからです。

そこで診断では、さらに糖尿病の症状の有無などを調べ、糖尿病型の人が次のいずれかに該当する場合に、糖尿病と診断されることになっています。

①糖尿病の症状（のどの渇き、多飲、多尿、体重減少など）がある

②糖尿病網膜症《もうまくしょう》がある

以上のいずれにもあてはまらないときは、日を改めてもう一度血糖検査を行い、再度糖尿病型に該当した場合は、糖尿病と診断されます。

糖尿病の状態を調べるための検査

糖尿病とわかったら、病気のタイプや状態を調べるために、さらにいろいろな検査を行います。治療開始後も病状の経過を見るために、定期的な検査が必要です。

過去の状態もわかる グリコヘモグロビン検査

糖尿病の患者さんは定期的に血糖検査を行いますが、血糖検査では、その時点の血糖値しかわかりません。そこで、ふだんの血糖コントロールの状態を見るために有効なのが、グリコヘモグロビン（HbA1c＝ヘモグロビンエーワンシー）検査です。

グリコヘモグロビンは、血液中の赤血球にあるヘモグロビンに、ブドウ糖が結合したものです。血糖値が高いほど両者は多く結びつき、また、一度結合すると赤血球の寿命（約120日）までそのままという性質があります。このことから、血液中に含まれるグリコヘモグロビンの割合を調べれば、過去1～2カ月の血糖値の平均を知ることができます。

つまり、たとえ検査日の血糖値が良好でも、グリコヘモグロビンの検査値が高ければ、その人の過去1～2カ月の血糖コントロールの状態は悪かったと判定されるのです。

インスリンの分泌量を知る C-ペプチド検査

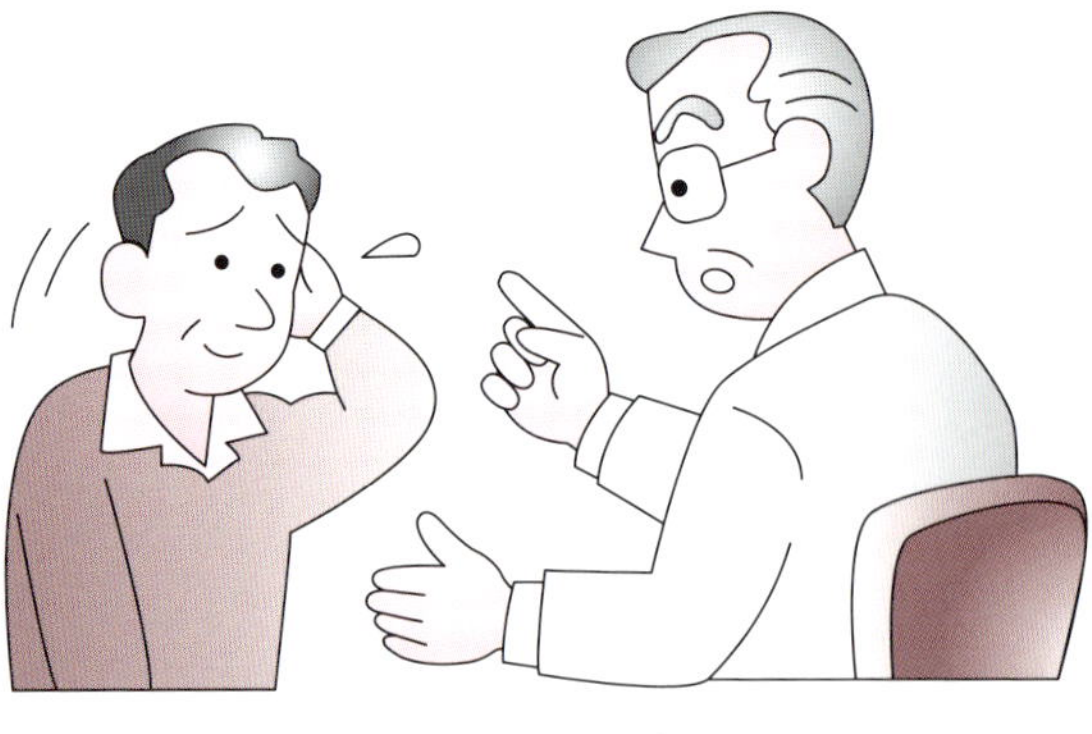

検査日の前だけ“にわかコントロール”をしても、ふだんの状態はグリコヘモグロビン検査で一目瞭然

C-ペプチド検査によっても膵臓《すいぞう》のインスリンを分泌する能力を調べることができ、糖尿病のタイプ（病型）の診断にも用いられます。C-ペプチドは、膵臓でインスリンがつくられる過程で生じる物質です。このうちの一定部分が尿に排出されるため、尿に含まれるC-ペプチドの量を調べれば、インスリンがどのくらい分泌されたのかを推測することができます。C-ペプチドの測定は、血液検査や1日分の尿をためて行います。C-ペプチドの値が大きい場合は、インスリンを分泌する膵臓の能力が多く残っているということです。逆に値が小さい場合は、膵臓がインスリンをあまり分泌していないことがわかります。

このほか、病状の経過を見るために行う検査としては、グリコアルブミン検査や尿ケトン体検査などがあります（下表参照）。

糖尿病の状態を調べるためのおもな検査

種　類	内　容	基準値
グリコヘモグロビン（HbA1c）検査	血液中のヘモグロビンA1c（グリコヘモグロビンの一種）の値を調べる。過去1～2カ月の血糖コントロールの良否を知ることができる（くわしくは本文参照）	4.6～6.2%
グリコアルブミン検査	血液中のグリコアルブミンの値は過去約2週間の平均血糖値を反映する。グリコアルブミンは、血液中のアルブミンとブドウ糖が結合したもので、高血糖の状態がつづくほど量が増える	11～16%
C-ペプチド検査	尿中のC-ペプチドの量を測ることで、膵臓からどのくらいインスリンが分泌されたかを推測できる（くわしくは本文参照）	1日あたり 50～100μg
尿ケトン体検査	尿中のケトン体を調べ、検出された場合はインスリンの作用が不足していることがわかる。ケトン体は脂肪が分解されるときに生じる物質。インスリンの作用不足でブドウ糖をエネルギーとして利用できないと、代わりに脂肪が分解されるようになる	陰性（－）

＊基準値は医療機関によって異なる場合がある

合併症を調べるための検査

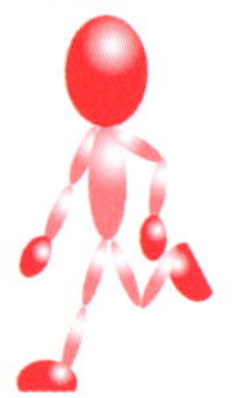

糖尿病でいちばん怖いのは合併症です。自覚症状もなく進行する合併症をくい止めるには、きちんと定期検査を受けて、早期発見・早期治療に努める以外ありません。

３大合併症を調べるための検査は

糖尿病とわかると真っ先に行うのが、３大合併症の一つ、糖尿病網《もう》膜症《まくしょう》を調べるための眼底検査です。細い血管が集まる網膜は、高血糖による障害を起こしやすい場所です。そのため、定期的に眼底検査を受け、網膜の血管に異常がないかを調べる必要があります。

同じく細い血管が障害されて起こる糖尿病腎症《じんしょう》にも、十分な警戒が必要です。腎症を見つける検査の一つに尿たんぱく検査がありますが、尿たんぱくは腎症がある程度進んでからでないと出てきません。

そこで、初期の腎症の発見に有効な尿中アルブミン検査（左ページ表参照）を、半年～1年に1回は受けることが大切です。

なお、神経障害を調べる検査には、腱《けん》反射テストや振動覚検査、知覚検査などがあります（表参照）。

動脈硬化や狭心症などの検査も不可欠

３大合併症のほかにも、動脈硬化による狭心症や心筋梗塞《こうそく》などにも十分な注意が必要です。心電図や胸部X《エックス》線撮影で心臓の状態を調べるほか、血圧や血中の脂質（コレステロールや中性脂肪）を測定し、動脈硬化の程度をチェックします。

また、糖尿病の患者さんが合併しやすい肝臓病や、肺炎などを調べる検査も必要となります。

このように糖尿病の合併症は全身に及ぶため、検査の種類もひじょうに多くなります。主治医に検査内容や目的についてよく説明してもらい、必ず受けるようにしましょう。

合併症を調べるためのおもな検査

目的となる疾病	検査の種類	検査の内容・目的など
糖尿病網膜症	眼底検査	眼底カメラで眼底を観察し、血管に異常が起きていないかを調べる
糖尿病腎症	尿たんぱく検査	腎症が進行すると尿に多量のたんぱくが出ることから、尿たんぱくの量を調べる 正常値：定性検査　陰性（－） 定量検査　1日あたり100 mg以下
	尿中アルブミン検査	尿中に排出されるアルブミンというたんぱく質を検出することで、腎症を早期に発見することができる 正常値：1日あたり30mg以下
糖尿病神経障害	腱反射テスト	ゴム製のハンマーでひざ小僧の下やアキレス腱を軽くたたき、反射を見る
	振動覚検査	振動させた音叉を足の内くるぶしなどにあてて、振動を感じている時間を計る。神経障害が進行すると振動を感じている時間が短くなる
	知覚検査	針などで皮膚をつついて、痛みを感じるかどうか調べる
	心拍変動測定	心電図をとりながら心臓の拍動の変化を調べる。心拍は自律神経によって息を吸うと速く、吐くと遅くなるよう調整されており、自律神経が障害されるとこの変動が少なくなる
狭心症・心筋梗塞など	胸部X線	心臓の肥大（心肥大）、動脈硬化がないか調べる。また肺炎、肺結核など肺の異常も発見できる
	心電図検査	心臓が拍動する際に生じる微量な電流を感知・記録し、狭心症、心筋梗塞など心臓の異常を調べる
その他	・心筋梗塞や脳血管障害を予防するための定期的な血圧測定 ・動脈硬化の原因となる血液中のコレステロールや中性脂肪を測定する血中脂質検査 ・頸動脈超音波検査（エコー）による動脈壁の肥厚の測定 ・肝臓の機能を調べるための血液検査 ・肝臓、膵臓、腎臓などの異常を調べる腹部超音波検査（エコー）　など	

治療はどのように行う？

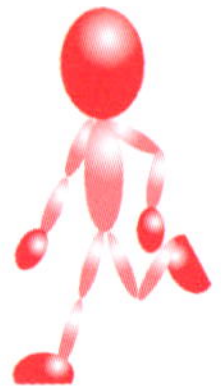

糖尿病の治療法は、食事療法、運動療法、薬物療法が3本柱となっています。この中から患者さんの病態に適した方法を組み合わせて、治療を行っていきます。

患者が主体となり病気をコントロールする

糖尿病と診断されたら、たとえ自覚症状がなくてもただちに治療を開始します。何度もお話しするように、糖尿病は放っておけば確実に進行するのです。

ところで、糖尿病の治療とはいったい何でしょう？

薬を飲んで安静にしていればよいわけではなく、手術で悪いところをとり除くようなわけにもいきません。糖尿病の治療とは、主治医らの指導のもとに、患者さん自身が食事に気をつけたり、適度な運動を行うなどして、血糖値をできるだけ正常な範囲に戻していくことです。

そして、その良好な状態を生涯にわたって維持し、合併症をくい止め、糖尿病にふり回されずに暮らせるように病気をコントロールしていくことが治療の目的となります。

糖尿病の治療には3つの方法がある

それでは、実際にどのような方法で治療を行うのか、おおまかに見ていきましょう。

糖尿病の治療法は、食事療法、運動療法、そして薬物療法の3つが柱となっています。

この3つの中でもとくに重要で、すべての患者さんの治療の基本となるのが食事療法です。

そもそも糖尿病は、食事でとり入れた糖質をうまく代謝できないために起こる病気です。食事療法では糖代謝の負担を減らすよう、食事のエネルギー摂取量を必要最小限に抑えていきます。

運動療法も、食事療法と並んで治

糖尿病の治療の目的

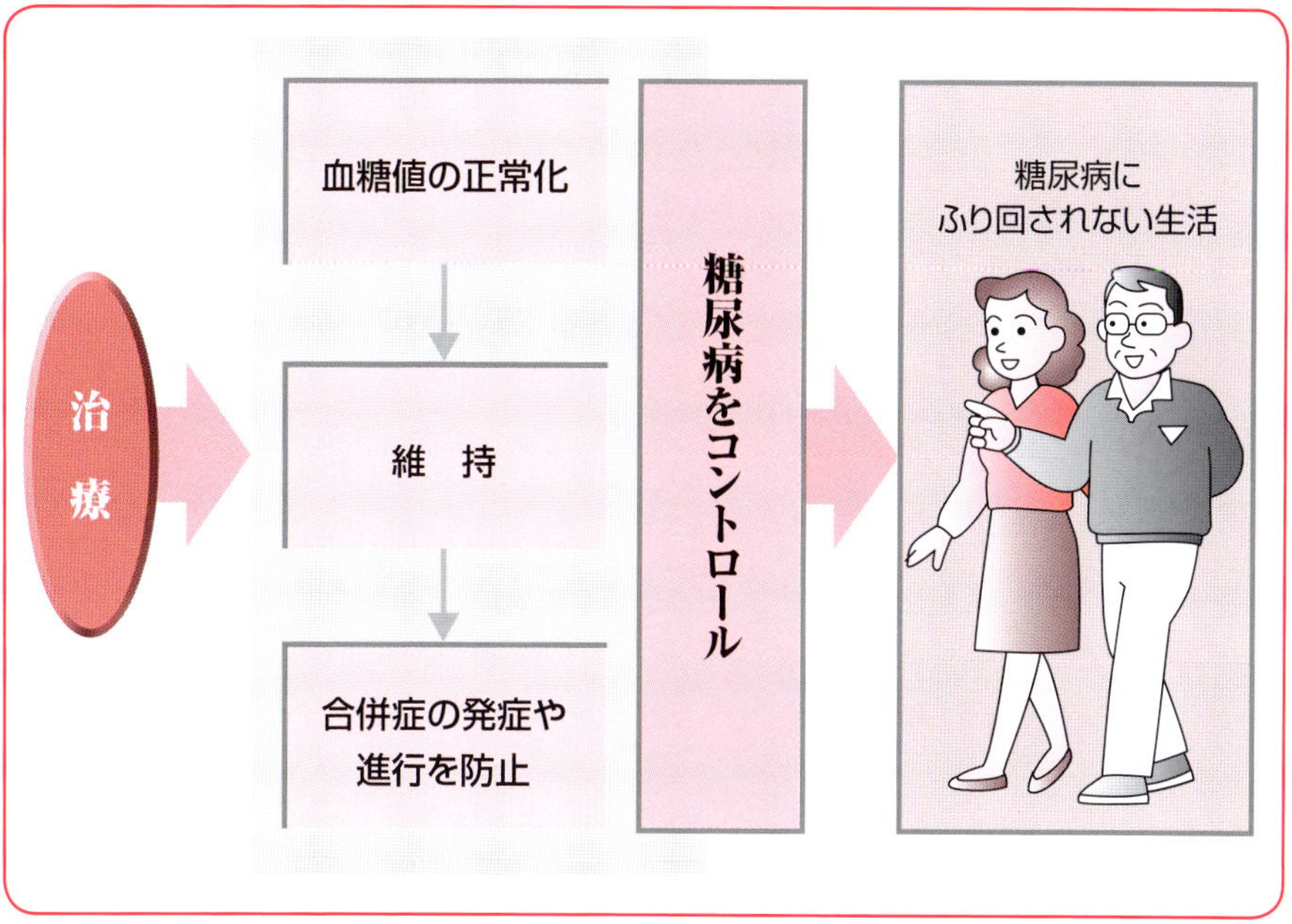

治療法の3本柱

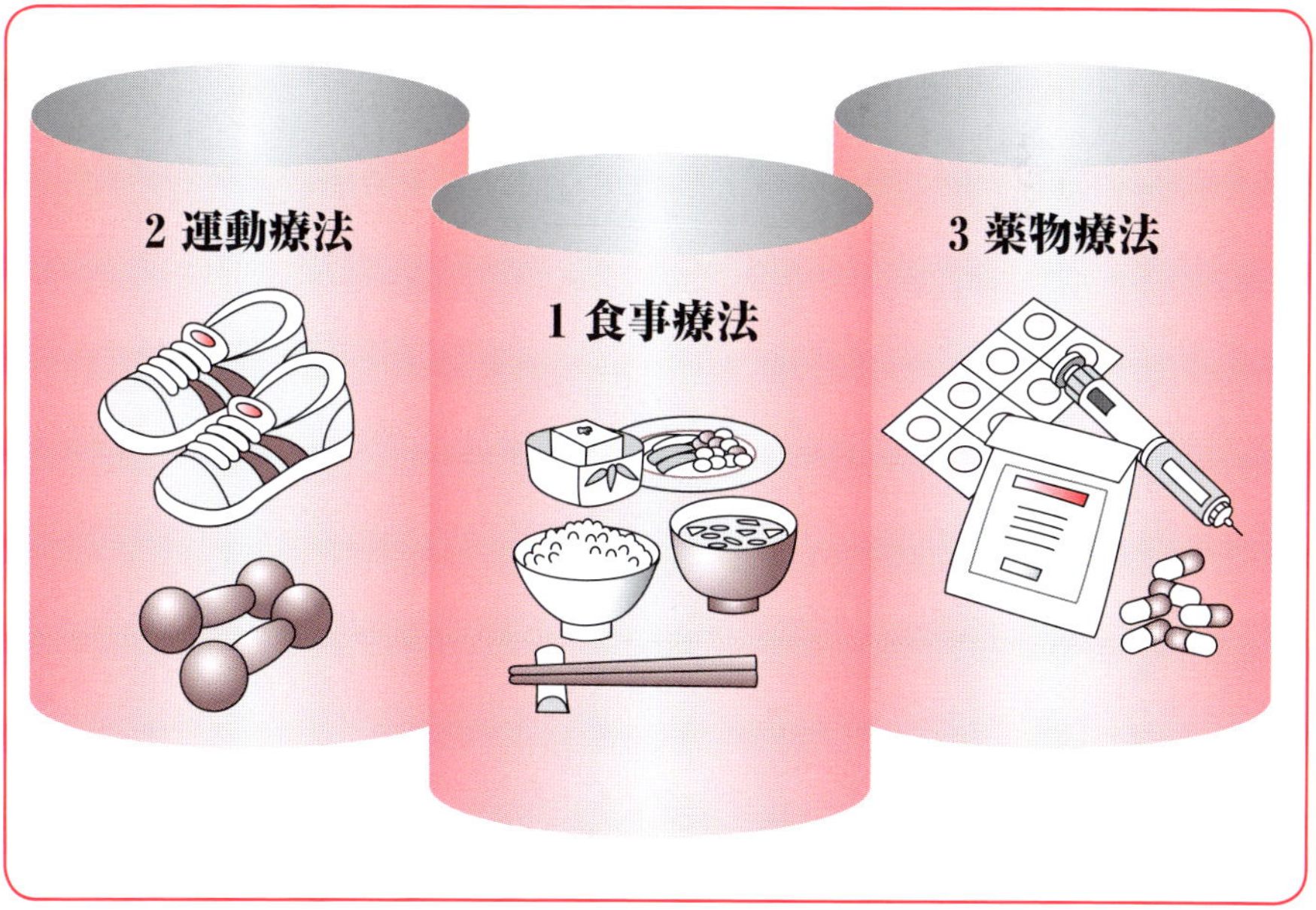

療の基本となります。運動は肥満の解消に役立つばかりでなく、ブドウ糖の消費を高めたり、インスリンの働きをよくするなど、総合的な効果で血糖値を下げます。

1型糖尿病の治療

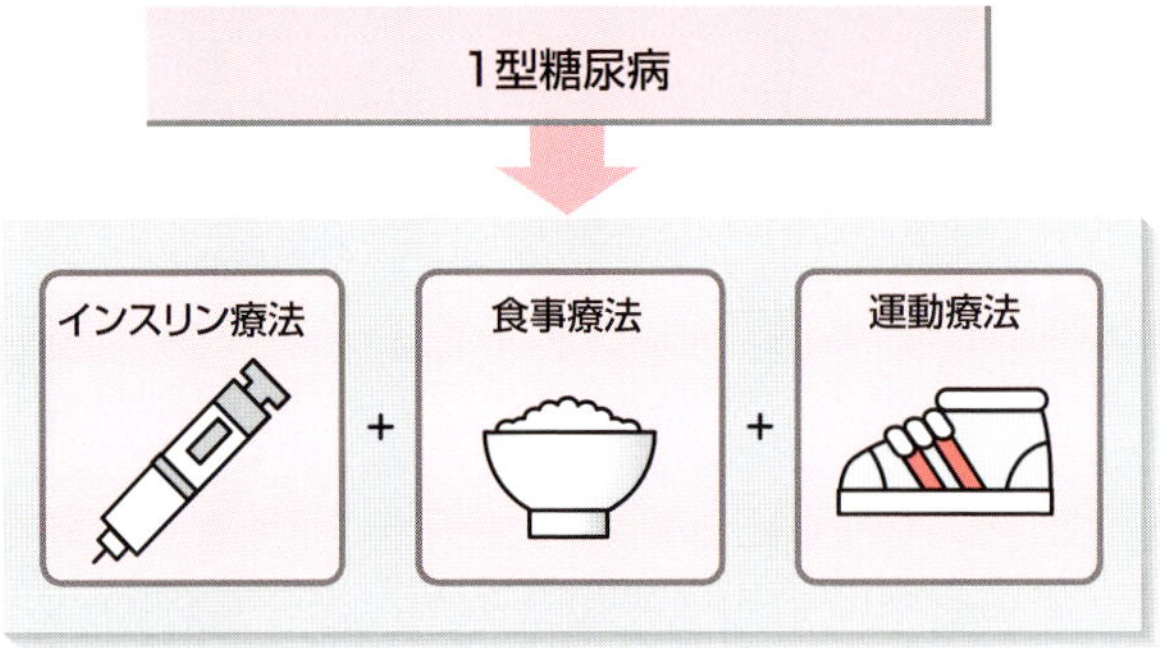

＊合併症を起こしているときなど、運動療法が制限される場合がある

　最後に薬物療法ですが、大きく分けて経口血糖降下薬による治療と、インスリンを中心とした注射療法の2つがあります。前者は飲み薬によって血糖値を下げる方法、後者は主に不足するインスリンを注射によって補う方法です。

病態に応じた治療法の組み合わせ

　以上の治療法の中から、糖尿病のタイプや患者さんの状態に応じて、適切なものを組み合わせて治療を行っていきます。

　日本人の糖尿病のほとんどを占める2型糖尿病の場合は、食事療法と運動療法が基本です。軽症なら、この2つだけで、おおむね血糖値を良好な状態にもっていくことができます。

　経口血糖降下薬は、食事療法と運動療法を行っても十分な効果が得られない場合に、初めて使用します。

　そして、それでもなお効果がないときには、インスリン療法に切り替えます。最近、インスリンではありませんがインスリン分泌を高めるGLP-1受容体作動薬の注射も用いられています。

　また、肝臓や腎臓に障害がある場合や妊娠中などは経口血糖降下薬を使えないので、このような場合もインスリン療法への切替えが必要となります。

　一方、1型糖尿病では、インスリン療法が絶対に欠かせません。経口血糖降下薬やGLP-1受容体作動薬は、インスリンの分泌がほとんどない1型糖尿病の患者さんには、効果がないので使用しません。

　各療法についての詳細は、このあとの章で紹介していますので参照してください。

2型糖尿病の治療

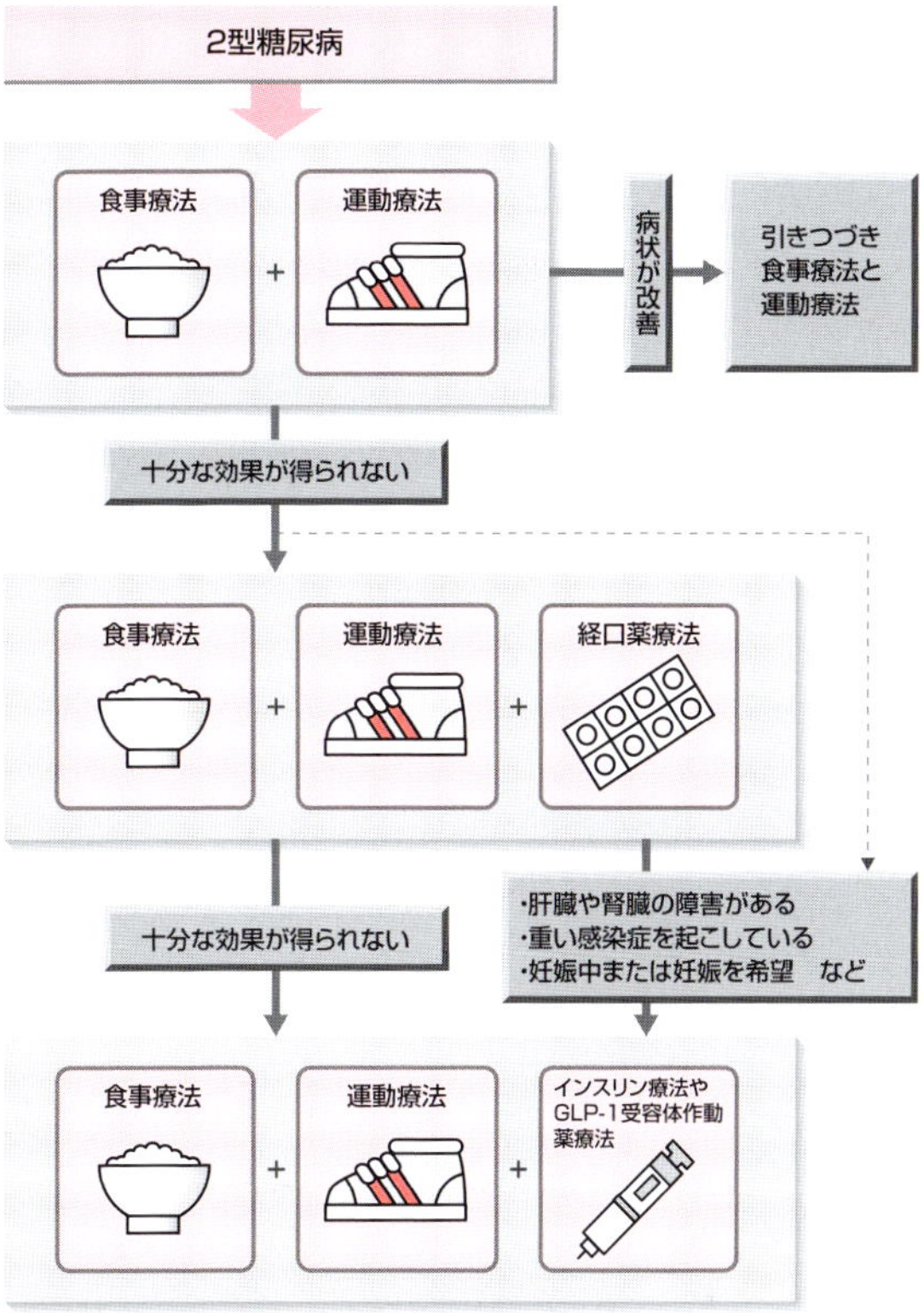

＊合併症を起こしているときなど、運動療法が制限される場合がある

＊ふだんは食事療法と運動療法だけの人でも、重い感染症にかかったとき、手術を受けるとき、妊娠したときなどに一時的にインスリン療法が必要になる場合がある

BREAK ミニ・コラム

血糖コントロールの指標

日本糖尿病学会は、合併症予防と治療の向上を目指し、血糖コントロールの新たな目標値を「HbA1cを7.0%未満」とすることを発表した（第56回日本糖尿病学会年次学術集会「熊本宣言2013」）。

これまでは5段階だった目標値は、3段階（HbA1c値の6.0%、7.0%、8.0%）に集約され、治療目標は年齢や罹病期間、臓器障害、低血糖の危険性、サポート体制などを考慮して個別に設定する（目標値は成人対象、妊娠期間は除く）。

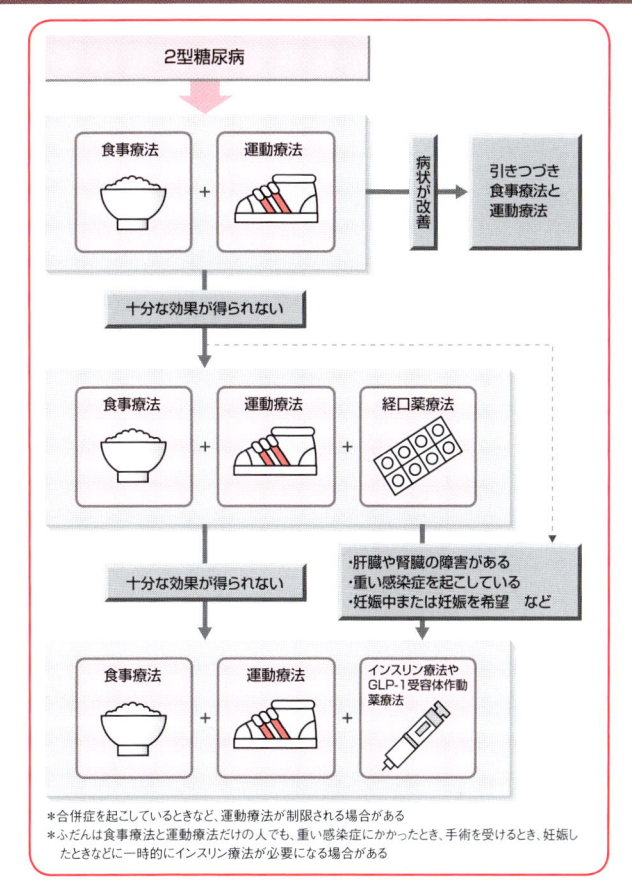

●血糖正常化を目指す…HbA1c6.0%未満
●合併症予防のため…HbA1c7.0%未満
●治療強化が困難…HbA1c8.0%未満

糖尿病でも妊娠・出産ができる

●妊娠は計画的に

かつては、糖尿病の患者さんの妊娠・出産は難しいのが現実でしたが、現在は糖尿病の女性でも、安全に、元気な赤ちゃんを出産することが可能です。ただし、そのためには糖尿病が胎児や妊婦に及ぼす影響をしっかり理解したうえで、万全の態勢で臨むことが不可欠です。

まず知っておかなければならないのは、血糖値が高い状態での妊娠は、奇形児の生まれる確率を高めるということです。奇形を防ぐには妊娠初期（4～9週）の血糖を良好にしておく必要があります。ですから、妊娠がわかってから血糖コントロールをするのでは遅く、計画的な妊娠が大前提となります。妊娠前に網膜症や腎症の有無を調べておくことも大切です。

また、経口血糖降下薬を使っている人は、インスリン注射に切り替えます。これは、薬剤が胎盤を通じて胎児に影響し、出産時に胎児が低血糖を起こす危険があるからです。インスリンは胎盤を通過できないので、このような心配はありません。

●より厳格な血糖コントロールが必要

母体への影響としては、妊娠中はインスリンの働きが悪くなるために糖尿病が悪化しやすく、合併症が発病したり進行する危険があります。そのため、より厳格な血糖コントロールが求められます。食事療法だけで血糖値を良好に保つことができない場合は、インスリン療法が必要となるケースもあります。インスリンを妊娠前から使っているときには、妊娠中期以後、インスリン必要量は多くなります。血糖コントロールが悪いと胎児が大きくなりすぎたり、生まれてから低血糖になることもあります。

また、糖尿病の女性は妊娠中毒症（妊婦高血圧症候群）を起こしやすいので、必要以上に太らないよう体重を管理することも大切です。

いずれにしても、糖尿病の患者さんが妊娠・出産を希望する場合には、主治医とよく相談して、計画的に行うことが重要です。

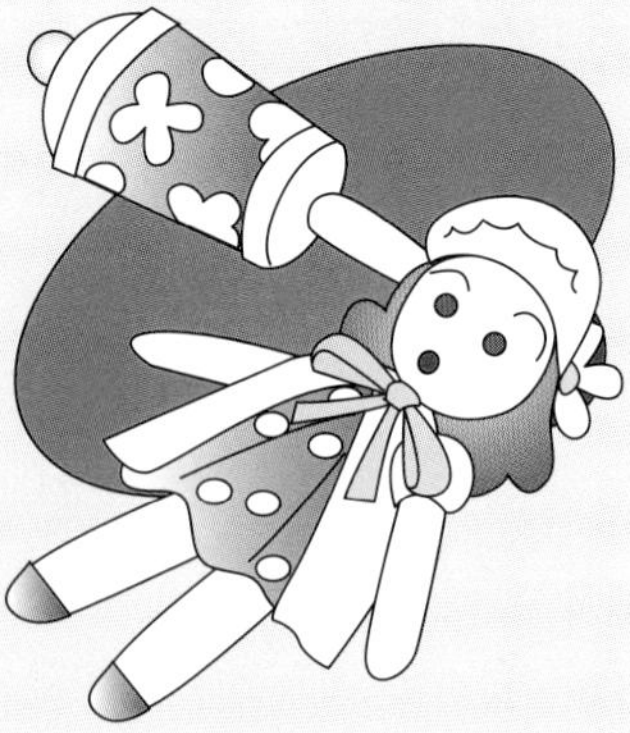

第3章

糖尿病と上手につきあう

糖尿病でも通常の生活ができる！

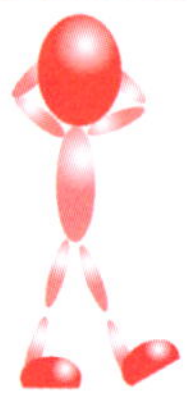

糖尿病は、完治させることのできない病気です。しかし上手に病気をコントロールしていれば、糖尿病にふり回されない生活を送ることができます。

完治はしないがコントロールできる

この章では、患者さんが実際に治療を行っていくうえでの心得や具体的な方法についてお話ししていきます。

まず、最初に心に留めておいていただきたいことがあります。それは、糖尿病は完治することのない病気、ということです。

治療によって血糖が良好にコントロールされていても、それは糖尿病が治ったのではありません。糖尿病とは一生のつきあいになります。

しかし、きちんと治療をつづけて糖尿病をコントロールしていれば、糖尿病という病気にふり回されない生活ができます。ほとんどの仕事は問題なくつづけられますし、結婚や出産もできます。もちろん海外旅行を楽しむことも問題ありません。

一生の病気だからといって、決して悲嘆することはありません。

自己管理がものをいう病気

糖尿病の治療の主役は、患者さん本人です。

もちろん主治医をはじめとする医療スタッフの指導や協力はありますが、食事療法や運動療法といった治療の根本は、あくまで患者さんの日常生活の中にあります。実際にどれだけの治療効果を上げられるかは、患者さんの自己管理にかかっているのです。

血糖値が安定してくると、つい油断をして、大食いをしたり運動をさぼったりしがちです。こんなときは初心に帰って、高血糖が行き着く先を思い起こしましょう。

あるいは、思うように血糖コントロールができず、苛立ちや不安を覚えることがあるかもしれません。こんなときは一人で悩まず、主治医に相談しましょう。糖尿病とは長いつきあいになりますから、根気よくあせらず、前向きな気持ちで治療をつづけていきましょう。

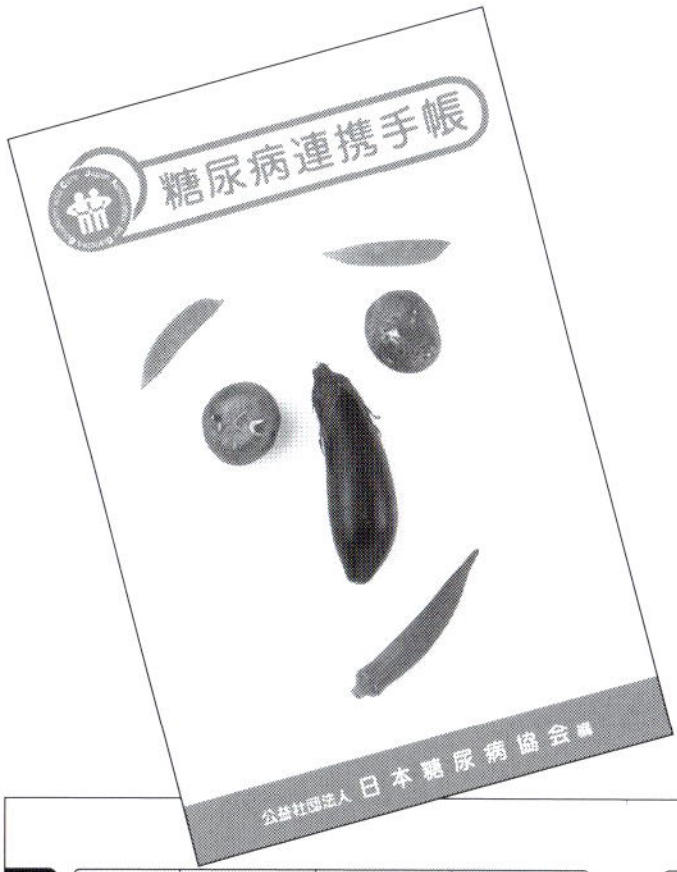

検査結果

検査日	/ /	/ /	/ /
施設			
体重(kg)			
血圧(mmHg)	/	/	/
血糖値(mg/dL)	空腹時・食後　分	空腹時・食後　分	空腹時・食後　分
HbA1c(%)			
TC/LDL-C	/	/	/
TG/HDL-C	/	/	/
AST/ALT/γ-GTP	/ /	/ /	/ /
Cr/eGFR/UA	/ /	/ /	/ /
尿アルブミン指数	mg/gCr	mg/gCr	mg/gCr
尿蛋白 定量	g/gCr	g/gCr	g/gCr
尿蛋白 定性	－・±・1+・2+・3+	－・±・1+・2+・3+	－・±・1+・2+・3+
治療のポイント			

●治療方針により該当項目を記入し、治療に役立ててください。

8

検査日	/ /	/ /	/ /
施設			
体重(kg)			
血圧(mmHg)	/	/	/
血糖値(mg/dL)	空腹時・食後　分	空腹時・食後　分	空腹時・食後　分
HbA1c(%)			
TC/LDL-C	/	/	/
TG/HDL-C	/	/	/
AST/ALT/γ-GTP	/ /	/ /	/ /
Cr/eGFR/UA	/ /	/ /	/ /
尿アルブミン指数	mg/gCr	mg/gCr	mg/gCr
尿蛋白 定量	g/gCr	g/gCr	g/gCr
尿蛋白 定性	－・±・1+・2+・3+	－・±・1+・2+・3+	－・±・1+・2+・3+
治療のポイント			

検査結果

9

●糖尿病連携手帳
日本糖尿病協会が発行しており、緊急時の連絡先や検査値の記録などを書き込めるようになっている。「糖尿病連携手帳」は医療機関などで無料で配布されているほか、日本糖尿病協会へ申し込めば郵送してもらえる（送料のみ負担。日本糖尿病協会の連絡先は213ページ参照）

BREAK ミニ・コラム

仕事の制限は基本的にないけれど…

糖尿病だからといって、とくに制限される職業はありません。

ただし、薬物療法とくにインスリン注射を行っている人に限っては低血糖（152ページ参照）により意識を失うおそれがありますので、タクシーやバス、電車など交通機関の運転は、できれば避けるほうがよいでしょう。

また、重機などの操作や、高いところで行う仕事などにも十分な注意が必要です。

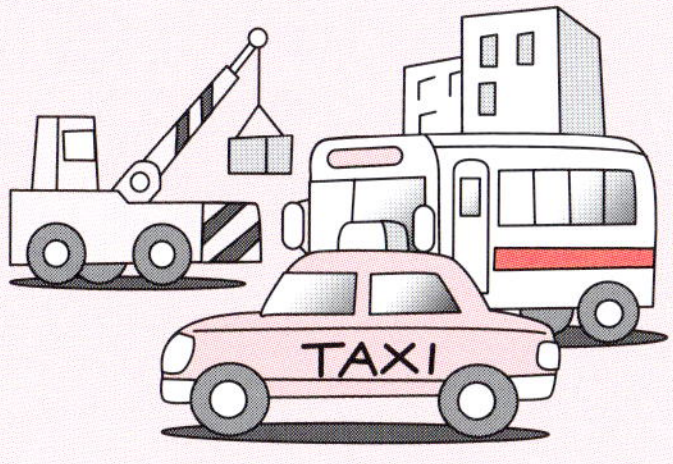

主治医との上手なつきあい方

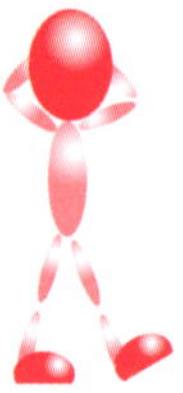

**治療を継続していくには、主治医との信頼関係を築くことが大切です。
そのためには、治療方針に積極的に参加しましょう。**

信頼できる主治医を持つ

糖尿病とは一生のつきあいになりますので、継続して診てもらえる主治医を持ちましょう。

患者さんは定期的に病院へ通ってコントロールの状態を見てもらい、主治医はその状態に応じて治療計画を立て直したり、患者さんに治療上の指導や協力をお願いします。

また患者さんを励まし、ときには叱ったりして、精神的にも応援していきます。

ところが、患者さんの中には主治医のちょっとした言動に腹を立てて、病院へ行くのをやめてしまう人がいます。あるいは血糖コントロールが悪いことを指摘されるのが嫌で、検査の前だけ食事を控えたり、問診に正直に答えない人もいます。

そうなると治療がうまくいきにくくなります。

もし、主治医の治療方針や説明に疑問があるときは、遠慮せずに質問し、納得がいくまで説明を受けてください。主治医との信頼関係を築くことは、長い治療をつづけていくうえでとても大切なことです。信頼関係を築くことのできる主治医を探すことも必要になります。

専門スタッフによるチーム医療

糖尿病の治療は主治医のほか、看護師や栄養士、検査技師、薬剤師、合併症がある場合には各科の専門医が一丸となって、患者さんをバックアップしていきます。

それぞれの専門スタッフによる指導や説明がありますので、わからないことや困ったことがあったら、気

主治医とのつきあい方のポイント

1
治療方針や内容に疑問や不明な点があれば、納得できるまで十分に説明してもらう

2
指導どおりの治療を実践できていないときは正直に話す。嘘や隠しごとは治療方針を立てるうえで妨げとなる

3
主治医とのコミュニケーションをうまくとれない場合は、信頼関係を築くことのできる医師を探すことも必要になる

軽に相談しましょう。

とくにインスリン療法が必要な人は、自分で注射を打つことに不安や抵抗があると思いますが、不安や抵抗があることを看護師や先生に話してみましょう。注射の打ち方やコツは、看護師が親切に教えてくれます。

また、合併症がある人などは運動の仕方に注意しなければならないことがありますので、医師や指導員の説明をよく聞きましょう。

自分の勝手な判断で禁止されていることを行ったりすると、病状を悪化させてしまいます。それまでの治療が無駄になるばかりでなく、たいへん危険です。

そのほか、目に重篤な合併症があるときは、旅行に出かける前に眼科の先生に話しておきましょう。

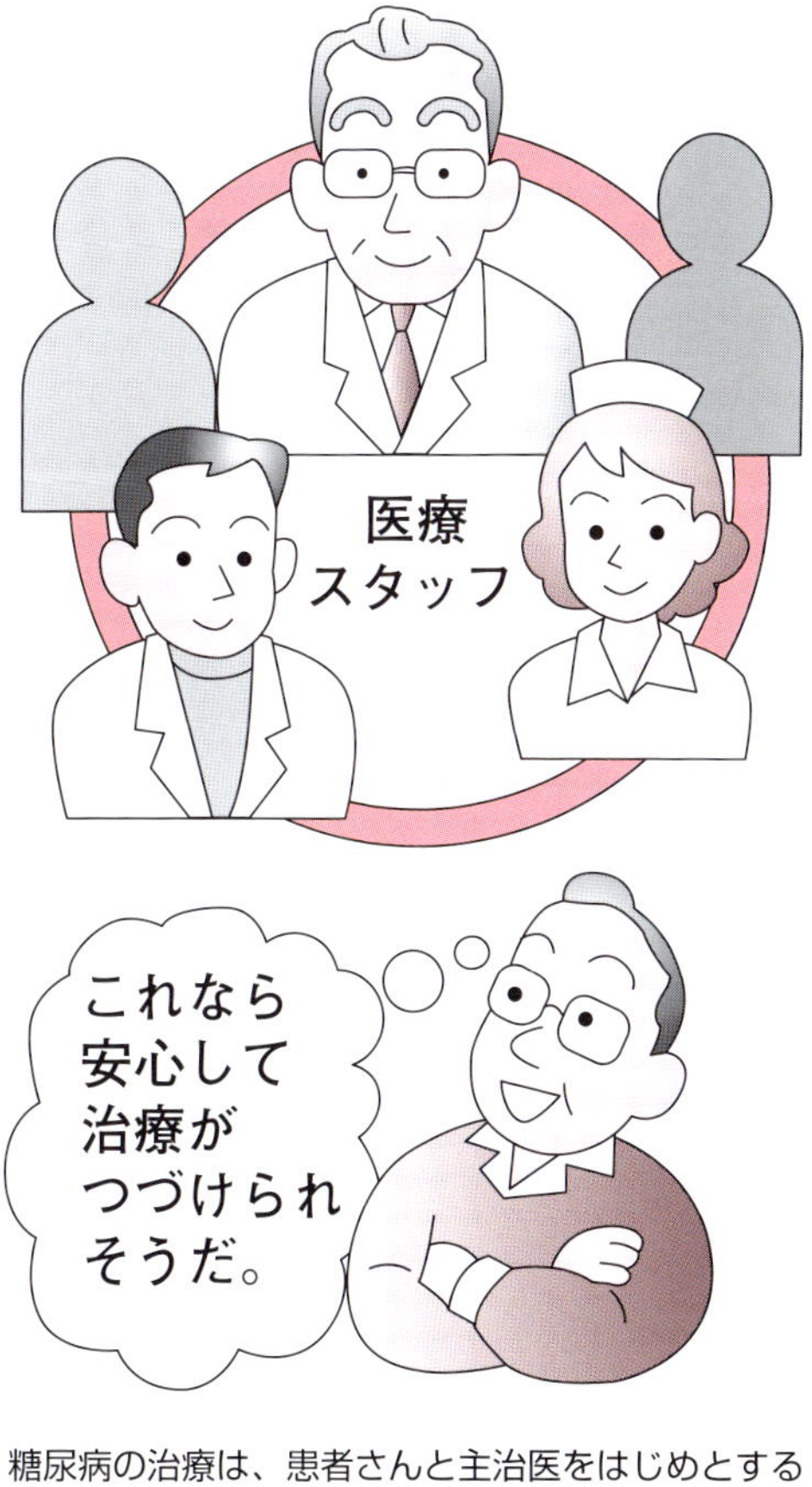
医療
スタッフ
これなら安心して治療がつづけられそうだ。

糖尿病の治療は、患者さんと主治医をはじめとする医療スタッフがともに進めていく共同作業

治療には家族の協力も大切

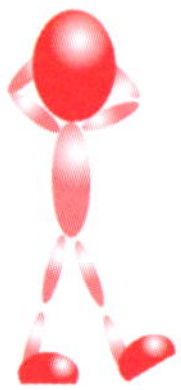

病気をコントロールするのはあくまで患者さん本人ですが、家族の協力があれば治療はよりスムーズに進み、患者さんの心の支えにもなります。

家族の理解と協力が治療効果を上げる

糖尿病は自己管理が大切ですが、家族の協力があれば、治療はよりスムーズに進みます。

たとえば、治療のベースとなる食事療法では、毎日の献立づくりにカロリー計算が必要です。

夫が糖尿病という場合、現実的に料理をつくるのは奥さんという家庭が多いでしょうから、治療に対する奥さんの理解と協力がどうしても必要となってきます。

健康的な生活を家族みんなで楽しむ

糖尿病の治療は、食事療法にしても運動療法にしても、病人向けの特別なメニューではありません。ですから、家族の中に糖尿病の方が見つかったら、家族みんなで実践してみてはいかがでしょうか。

糖尿病の食事は栄養バランスに優れ、健康な人が食べても生活習慣病の予防になる健康食です。家族で食べれば別に献立をつくる手間も省けますし、患者さん自身も「食事を制限されている」といった圧迫感や物足りなさが自然に薄れると思います。

また運動も、ときには家族でサイクリングしたり、地域のスポーツクラブに通うなどレジャー感覚で楽しめば、コミュニケーションにも役立ちます。ふだんなかなか夫婦の時間がとれない人などは、一緒にウォーキングするのもよいでしょう。

このように、食事も運動も「治療」と思わず、家族との生活の中に自然に組み込んでいけば、無理なくつづけることができますし、何より患者さんの大きな励みになるのです。

糖尿病の子どもに必要な心のケア

糖尿病の患者さんにとって家族の協力は大きな支えとなりますが、患者さんが子どもや高齢者の場合は、周囲のサポートがより重要です。

子どもの治療で大切なのは、まず本人に病気をよく理解してもらうことです。自分だけ注射をしたり、お菓子を自由に食べられないといったことに、子どもは疑問や不満を抱くでしょう。そういう治療がなぜ必要か、よく話してあげてください。

また、学校へは糖尿病であることを知らせておく必要があります。主治医からも一報してもらうようにしましょう。集団生活の中で子どもが孤立しないよう、本人の気持ちを尊重し、気配りをすることを主治医からもお願いしてもらいましょう。

なお、子どもに対する食事療法では、成長に必要なカロリーと栄養をしっかりとることが優先されます。

子どもの糖尿病といえば以前は1型がほとんどでしたが、最近は2型の子どもも増えています。肥満がある場合は、その解消に努めることが大切です。

子どもが思春期を迎えたら

高校生くらいから青年期にかけての糖尿病を、とくに「ヤング糖尿病」と呼んでいます。

この時期はもっとも食欲が旺盛になり、またインスリンの必要量も増大します。カロリーの過剰摂取による病状の悪化や合併症の危険が高まる時期だけに、治療効果を注意深く見守っていく必要があります。

思春期に入る頃から精神面で反抗的になり、治療方針をきちんと守らなくなることがあります。食事や生活を親が管理するわけにはいきませんので、本人の治療に対する意識を高めるよう、うまく導いていくことが大切です。無理な押付けや過剰な干渉は逆効果ですので、一定の距離を保ちながら見守っていきましょう。

お年寄りの場合は合併症にとくに注意する

高齢になると膵臓《すいぞう》の機能が低下することなどから、お年寄りが糖尿病になるケースは多く見られます。

また、若いときに発症した患者さんの場合は、罹病《りびょう》期間が長い分、どうしても合併症が多くなります。しかも、高齢者の糖尿病の特徴として尿糖が出にくいことや、お年寄りは症状をあまり訴えないことなどから、知らぬ間に合併症が進行してしまうことが多いようです。

ですから、極力家族が気をつけて、合併症の症状を見逃さないようにしてください。

また、お年寄りの患者さんの治療では、生活の質に配慮することも大切です。治療のためとはいえ、厳しい食事制限などで楽しみを奪ってしまっては、治療に対する意欲が低下してしまいます。

たとえば、3時のお茶とお菓子、毎日の晩酌など、長年習慣としてきたことは、治療に支障のない程度に制限を緩めることも、ときには必要です。

認知症が疑われる場合は ご家族や周囲のサポートが重要

高齢の糖尿病患者さんの認知症リスクは、糖尿病がない人の約2倍。糖尿病患者さんは高血糖や極度の低血糖があると合併症で脳血管障害を起こしやすいと考えられています。

また、一見「うつ」の症状のようで実は認知症の症状が進行していることもあります。物忘れや薬の飲み忘れ、飲み違い、着衣の乱れ、意欲の低下などの様子がないか認知症の早期発見のためにも周囲の人の気づきが重要です。

糖尿病の人が認知症になると問題なのは、理解の難しさから生じる糖尿病治療への影響です。食事療法や服薬管理が適切に行えないと合併症を引き起こしたり悪化させたりする可能性も高まります。

ですから、高齢の患者さんの場合は、食事や服薬を極力シンプルにすることで、患者さん本人も周囲の人でもわかりやすく、安全にケアができるようにしましょう。認知症が進行した場合には、家族や周囲の人が服薬管理をした方が安全です。医師に相談し、薬の種類や服薬回数の調整、内服薬を1回分ずつまとめる「一包化《いっぽうか》」などの工夫をしてもよいでしょう。

長期にわたる療養生活を安全に送るには、適切な支援を得ることも大切です。本人はもちろん、家族で抱え込んで疲れてしまわないよう、社会的サービス（介護保険など）を利用する方法もあります。医師や看護師、市区町村へ相談しましょう。

高齢糖尿病患者の 血糖コントロール目標

高齢糖尿病患者さんの診療で注意するのは、認知機能と日常生活動作（ADL）と低血糖です。血糖コントロールの目標値は健康状態と治療薬の種類で変わり、3つのカテゴリーに分類されています。また、ヘモグロビンA1cの上限値（7.0〜8.5％）、加齢による低血糖のリスクに対応するため下限値（6.5〜7.5％）も設定されています。

子どもと高齢者の糖尿病の特徴とポイント

	子どもの場合		高齢者の場合
区分	幼稚園〜中学生 	高校生〜青年期 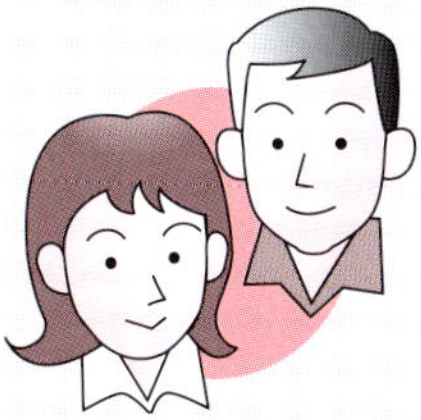	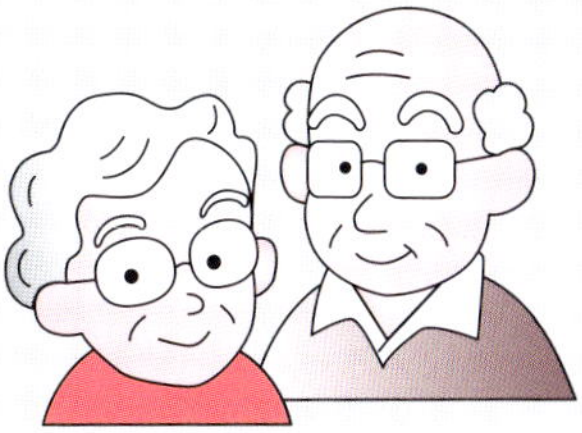
特徴・問題点	・自分だけ友だちと違うといった孤独感やコンプレックスを抱いてしまいがち	・思春期には精神面で反抗的になる傾向があり、治療方針に従わなくなったりすることがある	・症状をあまり訴えない ・尿糖が出にくい ・罹病年数が長いために合併症が多くなる ・糖尿病に対する認識や治療への意欲の低い人が見られる
対策・周囲のケア	・本人によく理解してもらう ・学校へ糖尿病であることを知らせ、関係者の理解を求める ・いじめなどの対象にならないよう、担任教師との連絡を密にする	・本人の治療に対する意識を高めるよう、周囲がうまく導く ・親とは一定の距離を置きたくなる時期だけに、主治医との信頼関係がより重要になる	・合併症の症状を見逃さないよう家族が気を配る。目のかすみ、手足のしびれなどがあっても、本人は高齢のためだと放置してしまうことがある ・治療への意欲が失われないよう、本人の長年の習慣などをできるだけ尊重する
治療のポイント	・食事療法では、成長過程に応じて必要なエネルギーと栄養をしっかりとる ・肥満児の場合は肥満の解消に努める	・食欲が旺盛になるこの時期は、カロリーの過剰摂取による病状の悪化や合併症の危険が高まる時期でもある。患者とはつかず離れず見守る。無理な押付けは逆効果	・食事療法など、高齢者には難解な面もあるので、家族も一緒に指導を受ける ・運動療法では転倒による骨折などに十分注意し、あまり無理をしない ・薬物療法を行っている場合は、薬の量や服用回数を間違えないよう注意する
その他	・主治医から幼稚園や学校へ、一度は連絡しておくことが大切	・男子の勃起不全、女子の生理不順に気を配り、必要に応じて専門医に相談する	・高血糖高浸透圧症候群（41ページ参照）を起こすことがあるので注意する

これだけは守りたい日常の心得

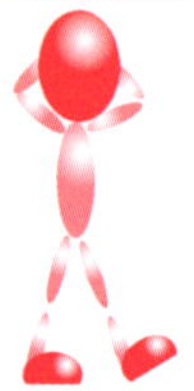

患者さんの日常生活の様子は、治療成果や病状に、そのままはね返ってきます。糖尿病と上手につきあっていくための日常の心得を紹介しましょう。

糖尿病患者の日常の心得10カ条

糖尿病の患者さんが注意すべきことはいろいろありますが、最低限押さえておきたい日常生活でのポイントは次のとおりです。

❶バランスよく、きちんと食べる

糖尿病治療の基本は食生活の改善にありますが、やみくもに食事の量を減らせばよいわけではありません。適切なエネルギー量と栄養を確保して、3食きちんと食べることが大切です。第4章を参考に、正しい食事療法をマスターしましょう。

❷外食をする場合は注意して

外食メニューは一般に高カロリーで、栄養バランスもあまりよくありません。このことを理解したうえで、外食を上手にとりましょう（１０８ページ参照）。

❸生活の中の運動を見つける

運動というと何やら構えてしまいますが、日常生活の中で手軽に行えることはいくらでもあります。たとえば、エスカレーターは使わずに階段で行く、自宅から駅までバスをやめて歩く、などです。これなら忙しくて時間をなかなかとれないという人も、無理なくつづけられます。

❹ストレスをため込まない

ストレスはインスリンの働きを悪くし、病状を悪化させることがあります。現代社会の中でストレスを完全に排除することは困難ですから、自分なりのストレス解消法を見つけることです。

❺お酒はほどほどに

基本的には節酒が望ましいのですが、血糖コントロールがうまくいっているのであれば、適量の飲酒が許されることもあります。

ビールならコップ2杯、日本酒なら1合弱までにとどめ、休肝日も必ず設けましょう。

⑥タバコはきっぱりやめる

タバコに含まれるニコチンは血管を収縮させ、血流を悪くします。そのため、糖尿病に合併しやすい高血圧や、動脈硬化などの危険をいっそう高めます。

⑦規則正しい生活を

血糖コントロールがよくないと体の抵抗力が弱くなり、さまざまな感染症にかかりやすくなります。

抵抗力を高めるためには、栄養バランスのとれた食事と適度な運動を心がけ、規則正しい生活を送ることです。睡眠や休息も十分にとりましょう。

⑧歯をよく磨く

血糖コントロールの悪い糖尿病の患者さんは歯周病にかかりやすく、重症化しやすいので要注意です。毎食後すぐと、就寝前、起床後に、正しい方法でしっかり歯を磨きましょう。

⑨足のケアを欠かさない

血糖コントロールがうまくいっていないと足に壊疽《えそ》（細菌感染により細胞が死滅して腐る病気、１８４ページ参照）を起こしやすく、ひどい場合は足を切断することもあります。

壊疽を予防するためには足を清潔に保ち、傷ややけど、水虫などの異常がないか毎日チェックすることが大切です。

⑩かぜをひかない

健康な人にとっては「たかがかぜ」ですが、血糖コントロールがうまくいっていない糖尿病の患者さんの場合は重症化しやすく、気管支炎や肺炎にもつながる手強い相手です。また、かぜで食欲がなくなると、食事療法やインスリン注射などの治療に影響してきます。

BREAK ミニ・コラム

民間療法は効果あり？

「○○を飲んで糖尿病が治った」などというチラシを見ると、つい心引かれてしまいます。しかし、糖尿病への効果が実証された民間の薬や健康食品などはありません。不確かな民間療法に頼って本来の治療を中断したり、不摂生をしたりしては本末転倒です。

どうしても試してみたいものがある場合は、必ず主治医に相談しましょう。

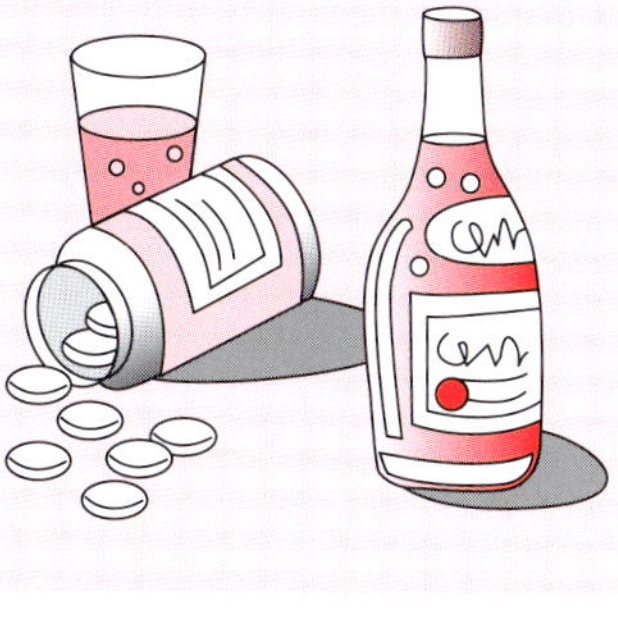

6 タバコをやめる

タバコを吸うと血管が収縮するため、高血圧や動脈硬化、血流障害による壊疽などの合併症の危険が高まる

7 睡眠を十分とり、規則正しい生活を送る

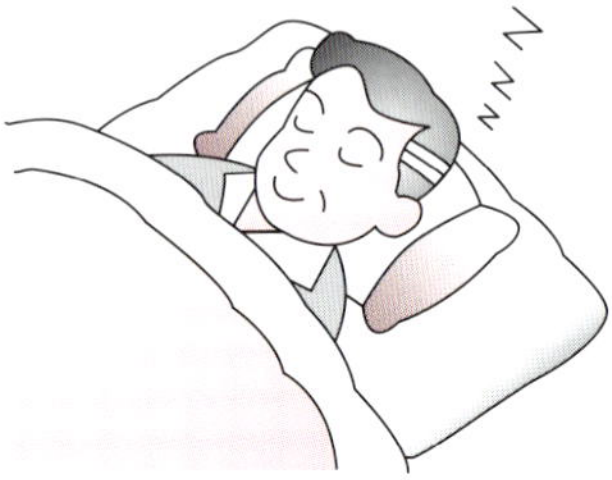

感染症を予防するためには、体の抵抗力を高めることが何より。睡眠や休息をたっぷりとり、規則正しい生活を心がける

8 歯をよく磨く

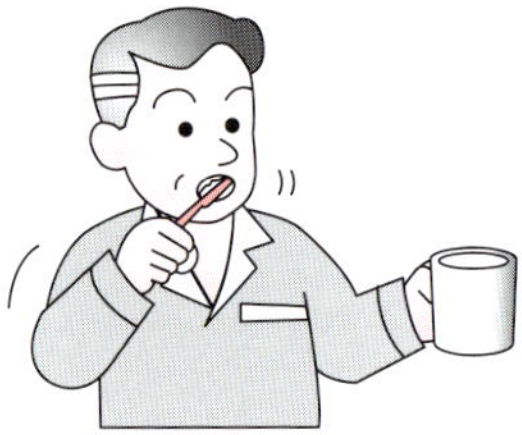

血糖コントロールが悪いと歯周病にかかりやすくなるため、歯の衛生に十分気をつける。食べたらすぐ歯を磨く習慣をつける

9 足のケアを欠かさない

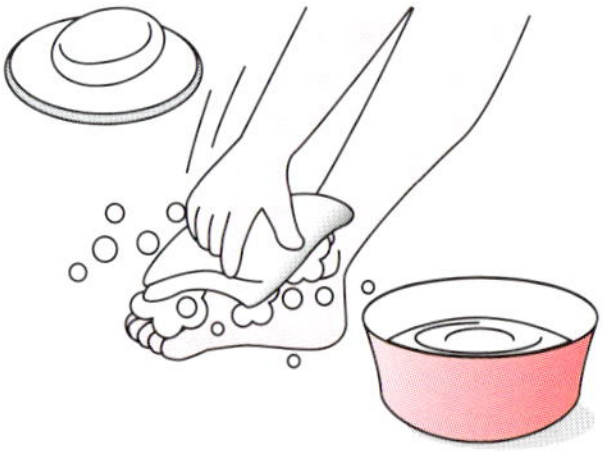

血糖コントロールが悪いと、足の傷ややけど、水虫などが悪化して、潰瘍や壊疽を起こしやすい。毎日石鹸できれいに洗い、傷などの異常がないか観察する

10 かぜをひかない

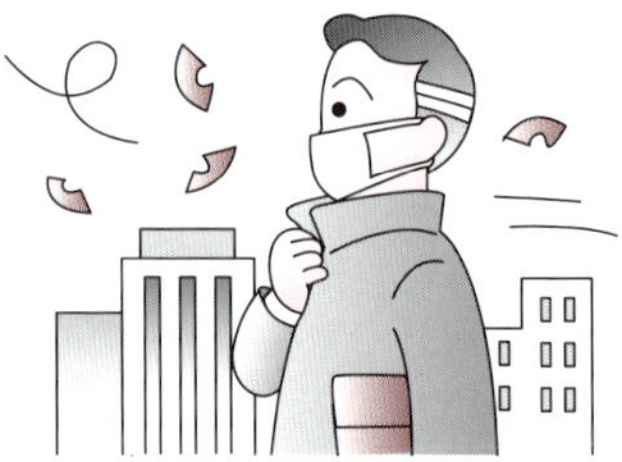

血糖コントロールが悪いと、かぜなどの感染症にかかりやすくなり、また重症化しやすいので注意

日常生活の心得10カ条

1 バランスよく、3食きちんと食べる

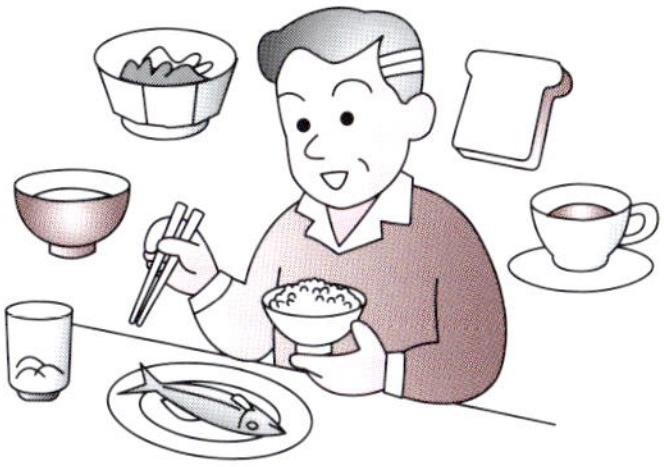

適正エネルギーと栄養を確保して、3食きちんと食べる。1日1食しか食べなかったり、食材が偏った間違ったダイエットはダメ

2 外食は注意のうえで

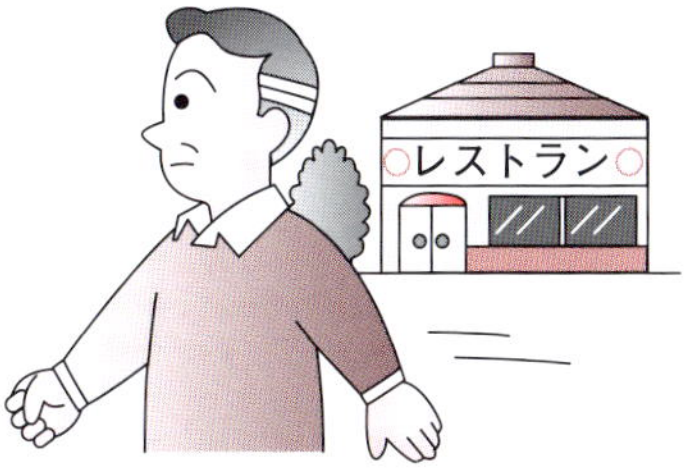

外食メニューは、どんな栄養素がどれだけ入っているかわからないため、食事療法の障害になる。外食メニューカロリーブックでチェックしておくのもコツ

3 生活の中で運動のチャンスを探す

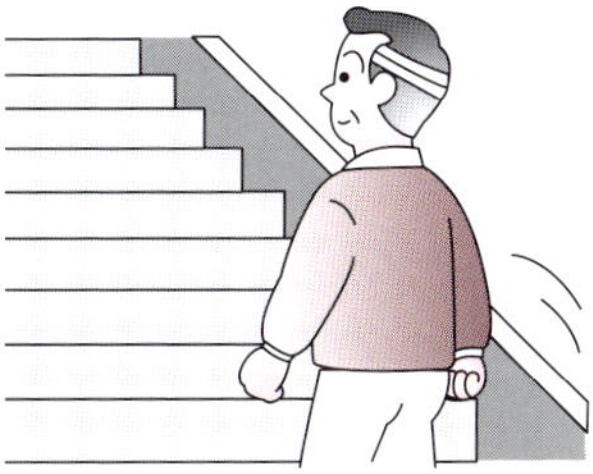

エスカレーターでなく階段を使う、通勤時に1駅前で降りて歩くなど、ちょっとしたことでも運動不足の解消になる

4 ストレスをため込まない

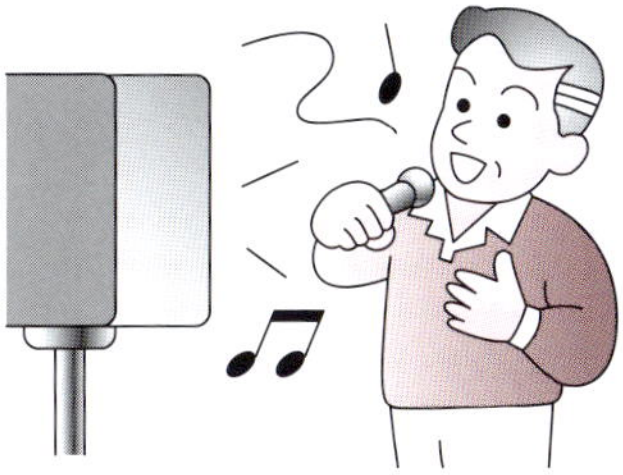

ストレスはインスリンの働きを悪くすることがある。スポーツやカラオケ、趣味など、自分が楽しめることを見つけてストレス解消を

5 お酒はほどほどに

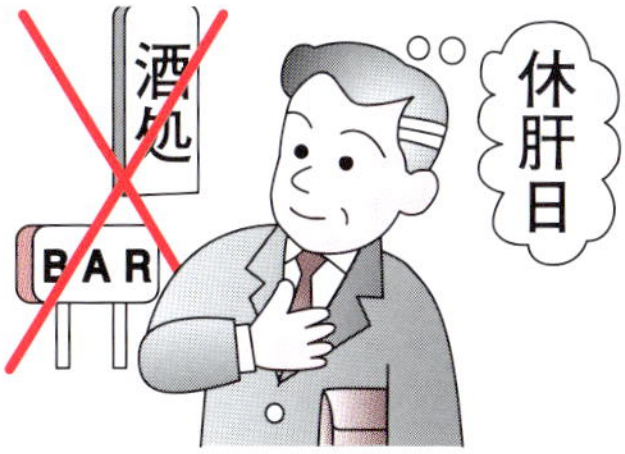

主治医の許可をもらったうえで。ビールならコップ2杯、日本酒なら1合弱までにとどめ、休肝日を必ず設ける

自分でできる簡単なチェック法

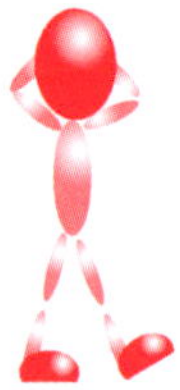

糖尿病は自己管理が大切ですので、血糖コントロールの状態を把握するための自己チェックをつづけてみましょう。家庭でできる簡単なチェック法を紹介します。

家庭でも簡単に検査ができる

糖尿病は、血糖コントロールの状態を常に把握しておくことが大切です。そのために病院での定期検査は欠かせませんが、治療は自己管理が中心となるだけに、患者さん自身が行う日常的なチェックがとても大事になってきます。

自分でできる検査としては、体重測定、尿糖検査、血糖自己測定、血圧測定があります（左ページ上表参照）。

どれも家庭で手軽にでき、時間もそれほどかかりません。継続的に行うことが大切ですので、ぜひ、ふだんの生活の中で習慣づけるようにしましょう。

自己チェックの基本は毎日の体重測定

自分でできる検査の中でも、もっとも身近で簡単なのが、毎日の体重測定です。

毎日の体重測定は、糖尿病の大敵である肥満を解消し、適正体重を維持していくうえで大切です。

また、体重のチェックは血糖コントロールの良否を見る材料にもなります。食事療法をきちんと行っていないのに体重が急激に減るようなときは危険信号です。

体重は1日のうちでも多少変動しますから、測定は毎日決まった時間帯に行うようにします。都合のよい時間で構いませんが、朝起きて、トイレに行ったあとに測るよう習慣づけるとよいでしょう。

測定した数値は継続的に記録し、目標体重を維持できるように努めましょう。

自分でできるおもな検査

種　類	内　容
体重測定	毎日の体重を測定・記録し、適正な体重の維持に努める。とくに肥満の人は体重管理が重要
尿糖検査	市販の試験紙を尿に浸し、尿糖が出ていないかを調べる。血糖コントロールの状態を見るための目安となる
血糖自己測定	市販の測定器を使って自分で簡単に血糖値を測ることができる。日常的に血糖値を測ることで、きめ細かな治療を実践できる
血圧測定	高血圧を合併している人は毎日の血圧測定も大切。血圧のコントロールは糖尿病腎症や動脈硬化の進行を抑えるのに役立つ

※血糖自己測定の実施については主治医の指示に従ってください。

体重の測定と管理のポイント

毎日決まった時間帯に測る

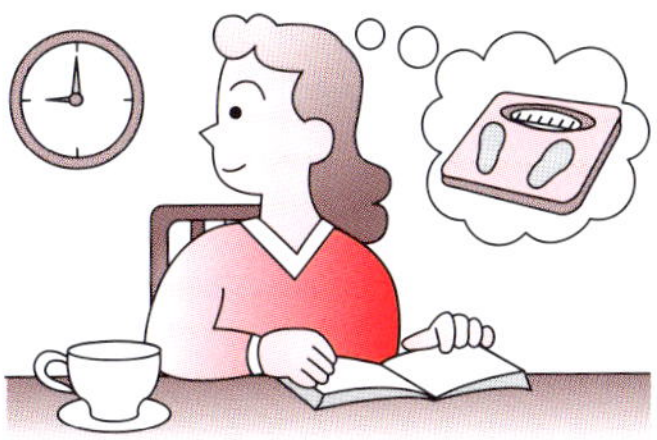

毎日一定ならば都合のよい時間でいいが、一般に朝が最適といわれている

記録を付ける

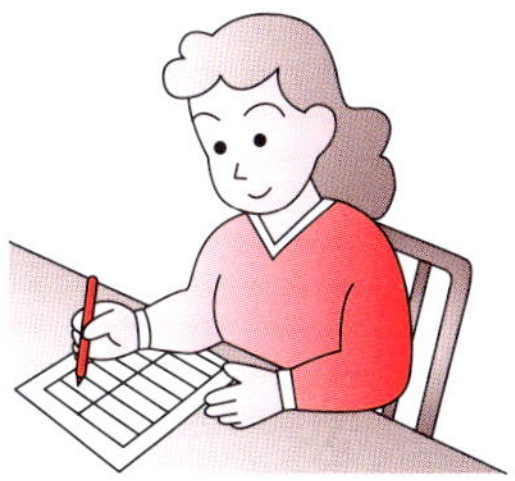

長期間の体重の変化を把握でき、血糖コントロールの良否を見るためにも役立つ

目標体重をキープする

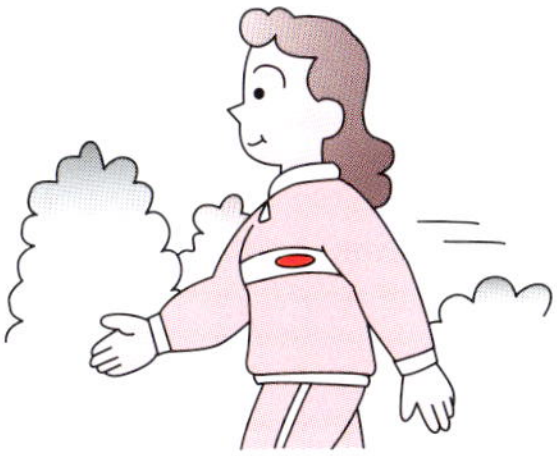

医師から指導された目標体重をキープできるよう、食事療法や運動療法に励む

急激にやせたときは注意

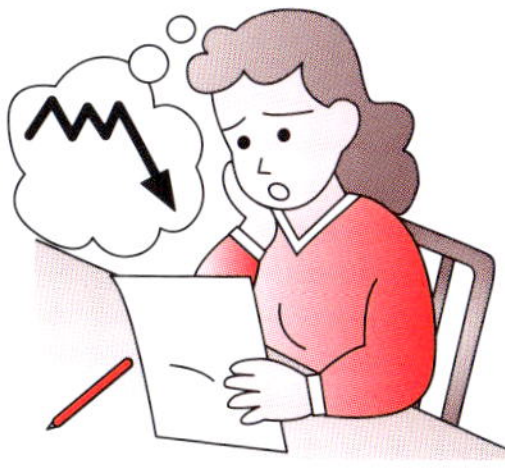

糖の利用が悪いために急激に体重が減ることがある。病状が悪化している証拠

毎日の尿糖検査は病状判断の目安になる

尿糖は、薬局などで市販されている尿糖検査用の試験紙を使って調べることができます。方法はいたって簡単で、試験紙の先端をコップにとった尿に浸し、試験紙の色の変化で尿糖の有無や量を見ます。試験紙に直接尿をかけても構いません。

継続的に検査を行ってデータの変動を見ていけば、血糖コントロールの状態をチェックするうえでの目安になります。検査方法が簡単で、無理なくつづけられるという点でもおすすめできます。

すでにお話ししたとおり、患者さんによって、血糖値が高くても尿糖が出にくい場合がありますので、どれくらいの血糖値を超えると尿糖が（＋）になるのかを主治医に調べてもらいましょう。

検査は、食前または食後2時間の尿をとって行います。食前の検査値が陰性（－）、食後は（－）～（±）であれば、おおむねコントロール良好と見てよいでしょう。もちろん、食後も（－）であればいうことはありません。

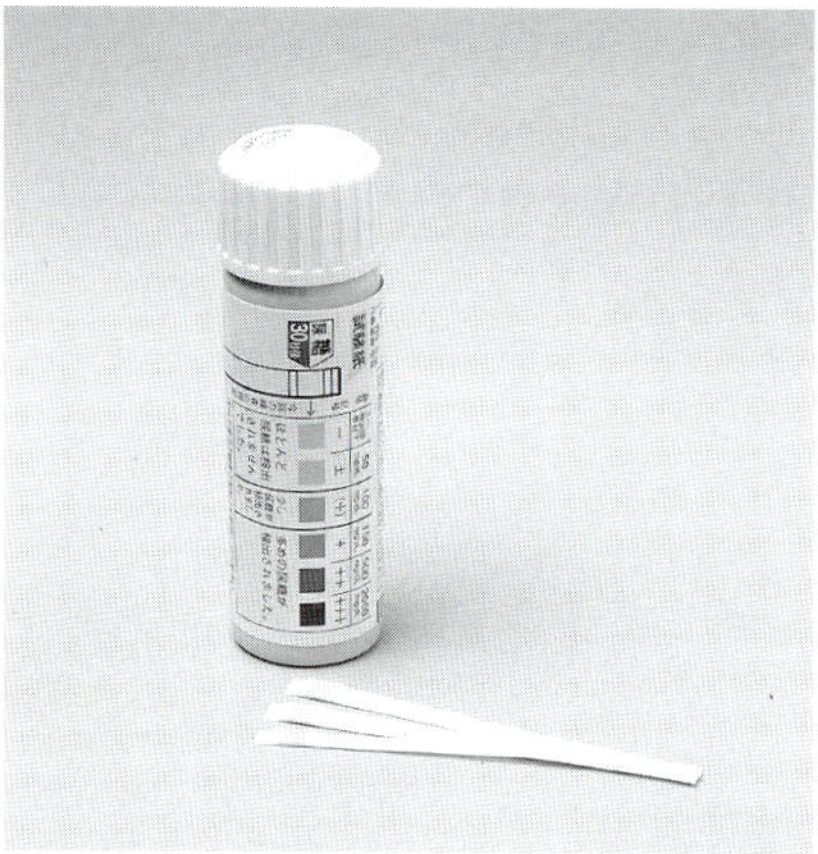

尿糖検査用の試験紙と容器。試験紙は薬局などで購入できる

BREAK　ミニ・コラム

血圧をコントロールしよう

糖尿病の患者さんは、血糖コントロールとともに、血圧をコントロールすることも大切です。

高血圧は動脈硬化を促進するため、糖尿病に高血圧が合併すると、脳卒中や心筋梗塞の危険がいっそう高まります。また、高血圧は糖尿病腎症を進行させてしまいます。

高血圧の予防には塩分のとりすぎに注意するほか、肥満解消と禁煙に努めることが大切です。また、ストレスをため込まないようにし、睡眠を十分にとりましょう。

家庭用の血圧計が市販されていますので、血圧管理に利用するとよいでしょう。血圧はちょっとしたことで変動しやすいので、毎日決まった時間帯に、リラックスした状態で測りましょう。

試験紙による尿糖検査の手順

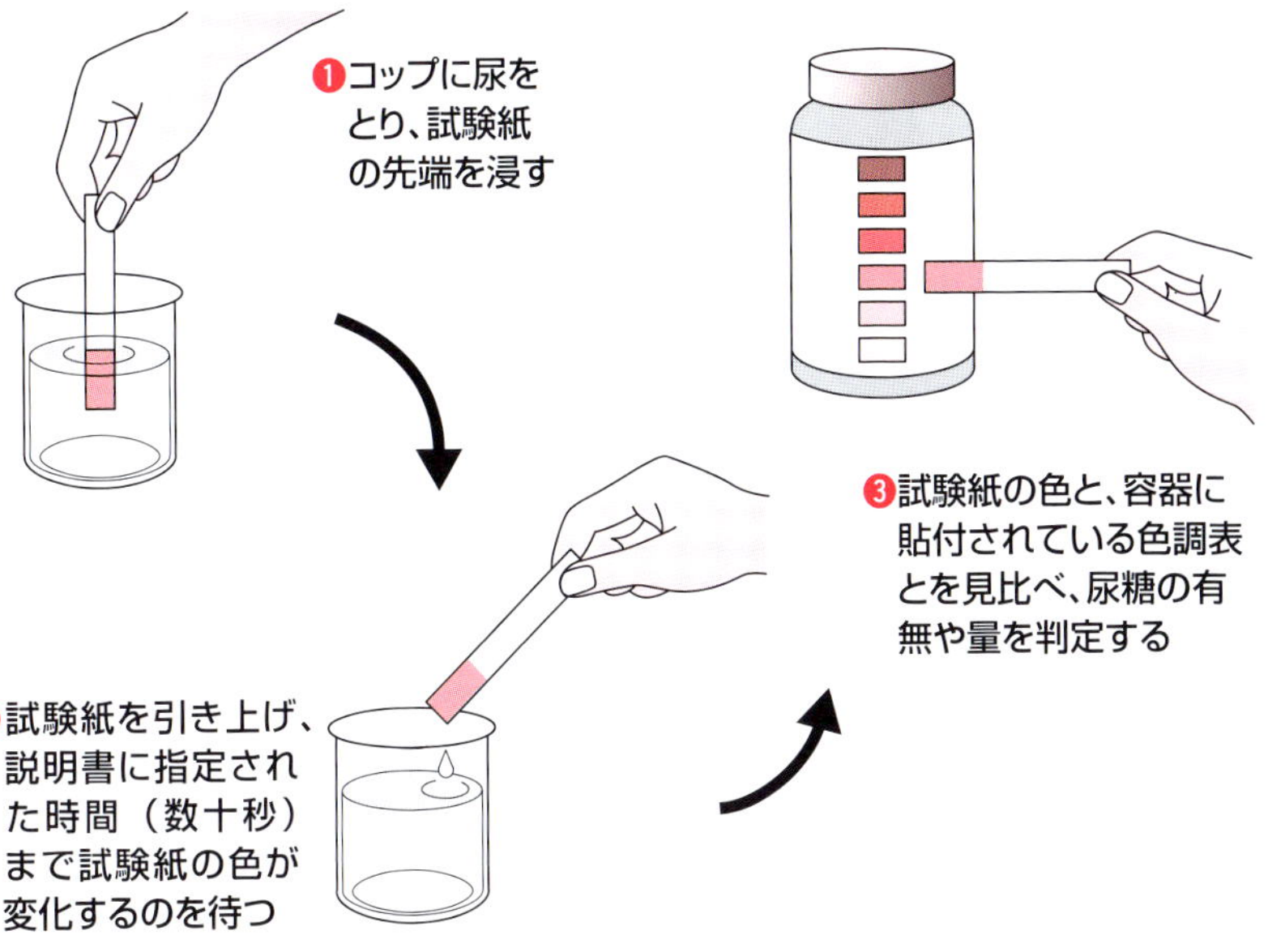

❶コップに尿をとり、試験紙の先端を浸す
❷試験紙を引き上げ、説明書に指定された時間（数十秒）まで試験紙の色が変化するのを待つ
❸試験紙の色と、容器に貼付されている色調表とを見比べ、尿糖の有無や量を判定する

尿糖検査での望ましい検査値

	血糖コントロールが良好と考えられる検査値	ポイント
食前	陰性＊（−）	食前の検査値は常に陰性であるよう努める。空腹時に尿糖が出る（陽性）場合は血糖コントロールがかなり悪い
食後2時間	陰性（−）〜疑陽性（±）	食後2時間は血糖値がもっと高くなるが、（±）までなら血糖コントロールがおおむね良好と考えられる

＊低血糖の有無は尿糖の測定では判断できない

血糖自己測定のメリットはいろいろ

患者さんによっては、主治医から血糖の自己測定を指導される場合がありますが、日常的に自分で血糖値を測ることは、病気を自己管理していくうえでひじょうに有効です。

何しろ直接に血糖コントロールの状態を把握できるわけですから、日頃の治療の成果を確認しつつ、より質の高い治療を実践することができます。

とくにインスリン療法を行っている人では、あらかじめ医師と打ち合わせたうえ、検査値に応じて自分でインスリンの量を加減することができ、低血糖の予防にも役立ちます。

また自己管理のためだけでなく、日常的な血糖値の記録は、主治医がより的確な治療方針を立てるうえで貴重な資料となります。

検査値は必ず自己管理ノートなどに記録し、受診時に持参するようにしましょう。

血糖自己測定はこんな人に適している

血糖自己測定がすすめられる患者さんは、おもに次のような人です。

①1型糖尿病の人

②2型糖尿病のうちインスリン療法を行っている人

③妊娠中または妊娠を希望する人

④低血糖を起こしやすい人

また、血糖値の変動が大きく不安定な人は、まめに血糖値を測り、それに応じてインスリンの量を調整する必要があります。

いずれの場合も、どのくらいの頻度で、1日に何回、どのタイミングで測定すればよいのかは、主治医の指示に従ってください。

小型の測定器を使い、どこでも手軽に測れる

家庭での血糖検査は、血糖自己測定器という器具を使って行います。最近では測定器や穿刺針の改良が進み、採血時の痛みをほとんど感じないものも登場しています。

測定器には、測定方法の違いから「酵素電極法」によるものと、「酵素比色法」によるものの2種類があります。いずれも指先などに専用針を刺して血液を1滴絞り出し、センサーに吸引させて自動的に測定します。

測定にかかる時間はわずかで、後処理も楽です。小型で持ち運びに便利なので、職場や旅行先などでも手軽に測定することができます。

器種の選び方や入手方法は、主治医に相談するとよいでしょう。

連続血糖測定システム機器を用いた血糖測定

●連続的に測定し血糖コントロールを

血糖コントロールを評価する指標は、グリコヘモグロビン（HbA1c）を用いるのが標準的です。しかし、HbA1cは過去1～2カ月の血糖値の平均を反映するため、血糖値の日内・日差変動を確認することはできません。これまで、血糖値の日内変動や無自覚性低血糖を調べるには、血糖自己測定が用いられてきました。しかし、針で指先を刺す際に痛みがある、測定操作ができないと使用できない、睡眠中の血糖値は測定できないなどの問題もありました。そこで、近年注目されているのが「持続血糖測定（Continuous Glucose Monitoring：CGM）」や「フラッシュグルコースモニタリング（FGM）」です。これらは、皮下組織に血糖測定器を留置し、血糖値を連続的に測定できる機器です。なお測定するのは厳密には血糖値ではなく、体の間質液のグルコース濃度です。よって血糖値とは誤差が出ることがあります。

●持続血糖測定（CGM）

主に腹壁皮下にセンサーを装着します。測定した血糖値が常に表示されるリアルタイムCGMと、測定終了後にまとめてみるCGMがあります。血糖値と間質液グルコース濃度の差を較正《こうせい》するために、血糖自己測定も1日数回行って、血糖値を入力する必要があります。

●フラッシュグルコースモニタリング（FGM）

腕にセンサーを装着します。自分で読み取り機をかざして血糖値を見ることができるタイプと、測定終了後にまとめてみるタイプがあります。測定機器では、工場出荷前に較正が行われており、血糖値を入力する必要はありませんが、血糖の変動が激しい時には誤差が出やすく、症状とFGMの血糖値が一致しないときには血糖自己測定を行う必要があります。

分類	商品名	特徴	センサー装着部位	血糖較正	装着可能期間
CGM	iPro2ミニメド640G	インスリンポンプ一体型	腹部	必要	6日間
		血糖値を常に表示			
		低血糖・高血糖のアラート機能つき			
	デクスコム	ペン型インスリンを使用していても保険適応	腹部	必要	7日間
		血糖値を常に表示			
		低血糖・高血糖のアラート機能つき			
	ガーディアンコネクト	ペン型インスリンを使用していても保険適応	腹部	必要	6日間
		血糖値を常に表示			
		低血糖・高血糖のアラート機能つき			
		スマートフォンにデータを表示できる			
FGM	Free Style リブレ	ペン型インスリンを使用していても保険適応	腕	不要	14日間
		読み取り機をセンサーにかざすと血糖値が表示			
	Free Style リブレ Pro	ペン型インスリンを使用していても保険適応	腕	不要	14日間
		センサー装着期間終了後に血糖変動の記録を見られる			

CGM：Continuous Glucose Monitoring（持続血糖測定）
FGM：Flash Glucose Monitoring（フラッシュグルコースモニタリング）

「友の会」に入会しよう

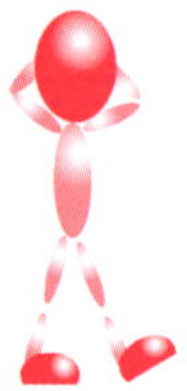

全国の病院や診療所にある「友の会」は、糖尿病の患者さんと医療スタッフらでつくる勉強と親睦のための会です。懇親会や歩く会の開催など、幅広い活動を行っています。

全国に1600ある糖尿病「友の会」

糖尿病の患者さんが、病気とともにこの先の長い人生を送っていくうえで、同じ病気を抱える人たちと交流を持つことはとても有意義です。治療に役立つ情報や日常生活での工夫を教え合ったり、患者さんならではの悩みや苦労に共感したり、励まし合ったり……。精神的にも大きな支えになるはずです。

現在、全国１６００の病院や診療所にある「友の会」は、そんな糖尿病患者さんのための親睦と勉強の会です。患者さんとその家族、医師、看護師、栄養士などの医療スタッフが一緒になって運営しています。

友の会のおもな活動は左ページのとおりですが、このほかにも各種行事やサークルなど、それぞれの会が独自の活動を展開しています。

日本糖尿病協会とは？

友の会は「日本糖尿病協会」の末端組織にあたり、友の会に入会すると、同時に協会の会員になります。

日本糖尿病協会は、糖尿病に関する研究や、患者さんと家族の教育などを目的に１９６１年に発足しました。全国の友の会会員と医療スタッフが参加しており、友の会同士の交流の場ともなっています。

協会ではセミナーや各種行事を開催し、患者さんのための月刊誌「さかえ」の発行なども実施しています。

自分の通っている医療機関に友の会がない場合は、日本糖尿病協会に問い合わせてください（協会の連絡先は２１３ページ参照）。

「友の会」のおもな活動

糖尿病のことがよくわかる月刊誌「さかえ」の配布*

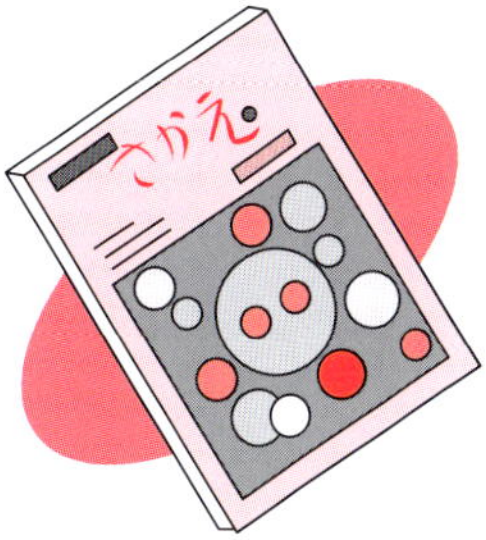

定期的な勉強会などの開催

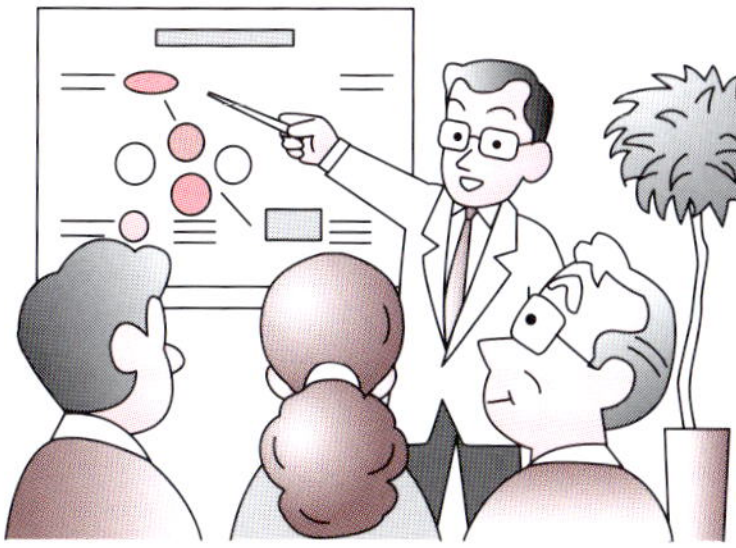

ウォークラリーの開催

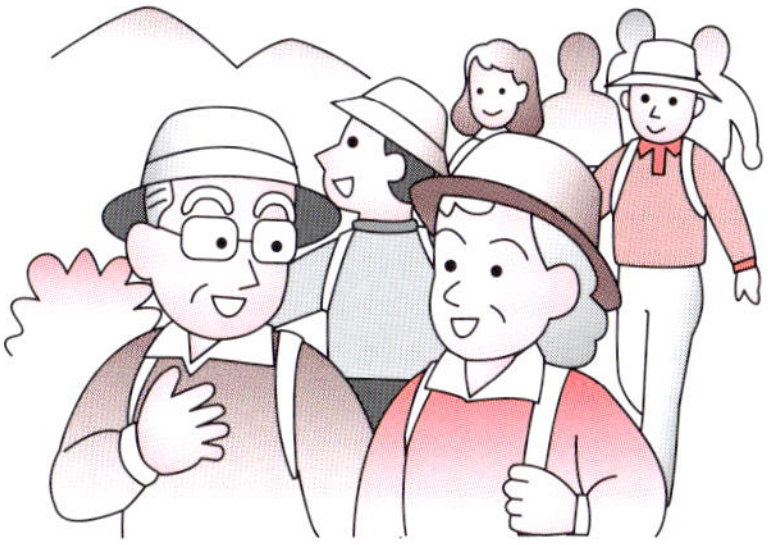

患者同士の懇親会などの開催

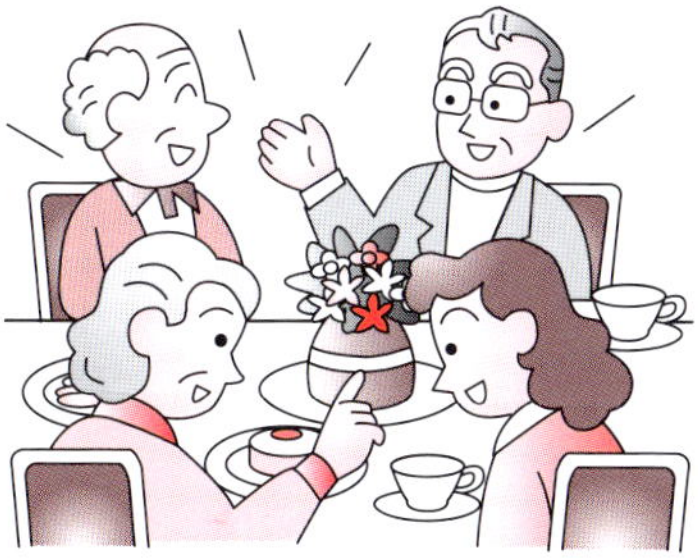

＊「月刊糖尿病ライフさかえ」は日本糖尿病協会編集

BREAK ミニ・コラム

小児糖尿病サマーキャンプに参加しよう

全国で開催される小児糖尿病サマーキャンプは、糖尿病の子どもを対象とした教育と交流のための催しです。レクリエーションをとり入れたプログラムの中で、楽しみながら病気や治療に対する理解を深めることができます。

また、孤独になりやすい子どもの患者さんが仲間と一緒に過ごすことで、自信をつけることもできるでしょう。

サマーキャンプについての詳細は、日本糖尿病協会へ問い合わせてください。

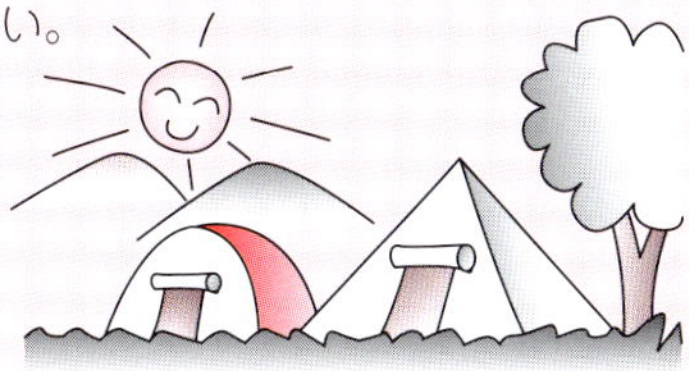

旅行するときの注意点

●事前の準備と携帯品を万全に

糖尿病があっても、国内旅行や海外旅行を存分に楽しみましょう。ただし、旅行中はどうしても生活のリズムが崩れたり、はしゃぎすぎて疲れてしまいがちです。あまり強行軍にならないよう、日程にはゆとりを持つようにしましょう。

とくに薬物療法を行っている人は、低血糖に十分注意してください。食事の時間が遅れた場合などに備え、砂糖やジュースなど、補食できるものを携帯します。また、万一事故にあったり、低血糖で意識をなくしたときのために、糖尿病連携手帳や糖尿病カード（緊急時の対処法や使用している薬剤の種類などを書いたもの、155ページ参照）も必ず携帯しましょう。

海外旅行の場合は、あらかじめ航空会社に頼んでおくと、糖尿病用の機内食を用意してくれます。薬物療法を行っている人は時差の問題がありますので、薬を飲んだり注射を打つ時間をどう調整したらよいか、主治医によく確認しておきましょう。

低血糖に対する備えについては前述のとおりですが、糖尿病カードは海外用のものを用意します。最低でも「私は糖尿病です」という一文を訪問する国の言葉で表記して、治療内容などは主治医に記入してもらってください。日本糖尿病協会で英文のカードを用意していますので、利用すると便利です。

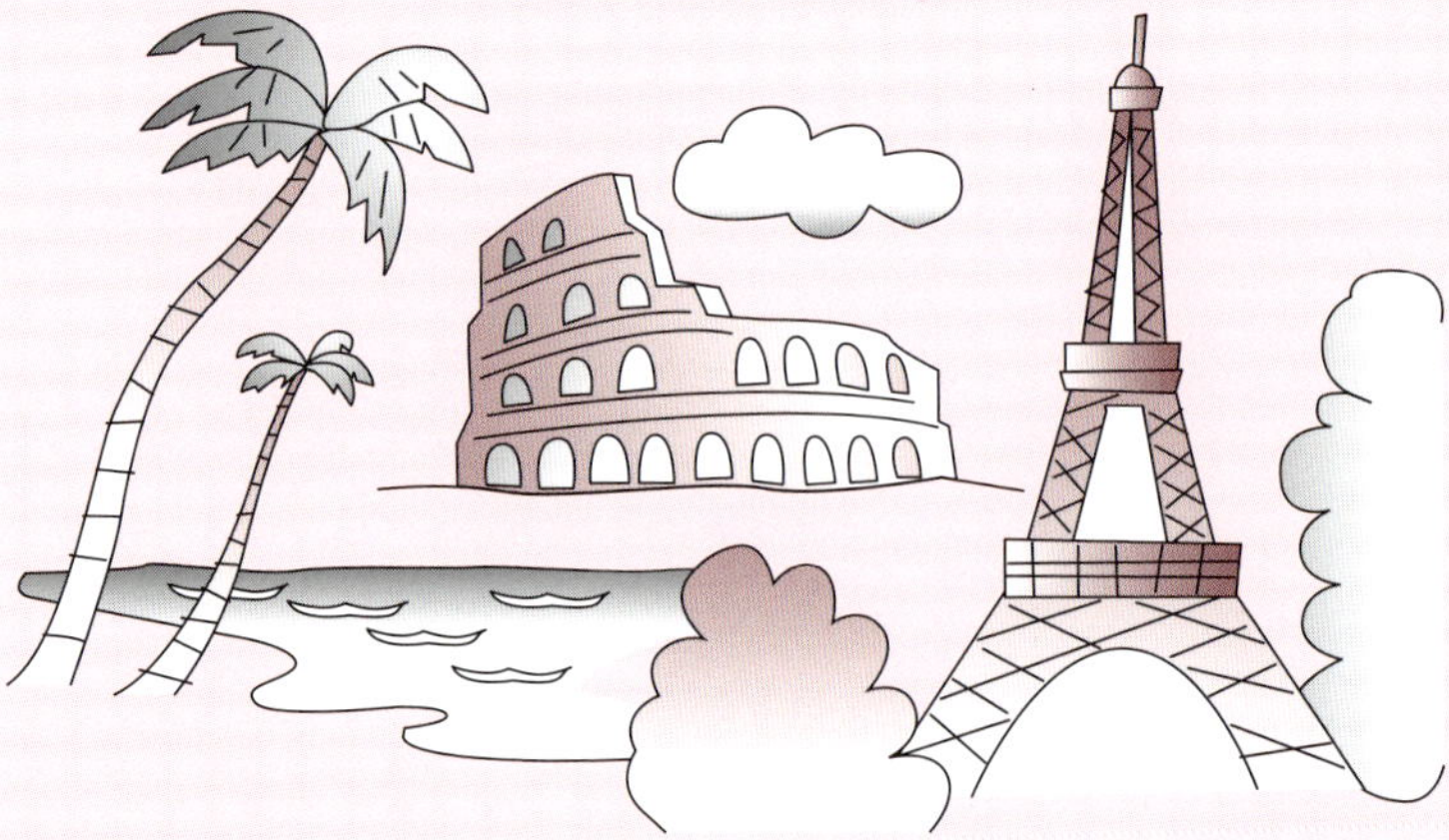

第4章

食事療法が治療の決め手！

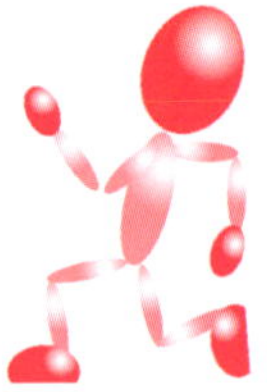

食事療法の基本とは？

糖尿病の治療は、食事療法に始まり食事療法に終わるといっても過言ではありません。すべての患者さんに必要な食事療法の基本について見ていきましょう。

食事療法はなぜ重要？

食事療法は、すべての患者さんが必ず行う、糖尿病治療の要です。経口薬やインスリン注射で血糖をコントロールする場合でも、食事療法をしっかり行っていることが前提となります。なぜ、これほどまでに食事療法が重要なのでしょうか。

それは、食事が、糖尿病の根源である糖代謝のシステムと直接にかかわっているからです。

そもそも2型糖尿病は、インスリンの作用が足りないために、食事でとり入れた糖質をうまく利用できずに血糖が高くなる病気です。ですから、食事の量やとり方に気をつけ、インスリンを分泌する膵臓《すいぞう》の負担を軽くすることで、血糖値を正常に戻していくのです。

糖尿病のための食事は体によい健康食

じつは、食事療法といっても、何か特別なことを行うわけではありません。糖尿病だから食べてはいけないというものは基本的にありませんし、逆に、これを食べれば病気がよくなるというものもありません。

食事療法の基本はただ2つ、

①適正なエネルギー量をとる
②栄養バランスよく、規則正しい食事習慣

ということです。

つまり、「その人にちょうどよい量で、いろいろな食品をバランスよく食べる」という、健康維持のためによくいわれていることを実践していくわけです。糖尿病の人のための食事は、糖尿病でない一般の人にもすすめられる「健康食」です。

食事療法の基本

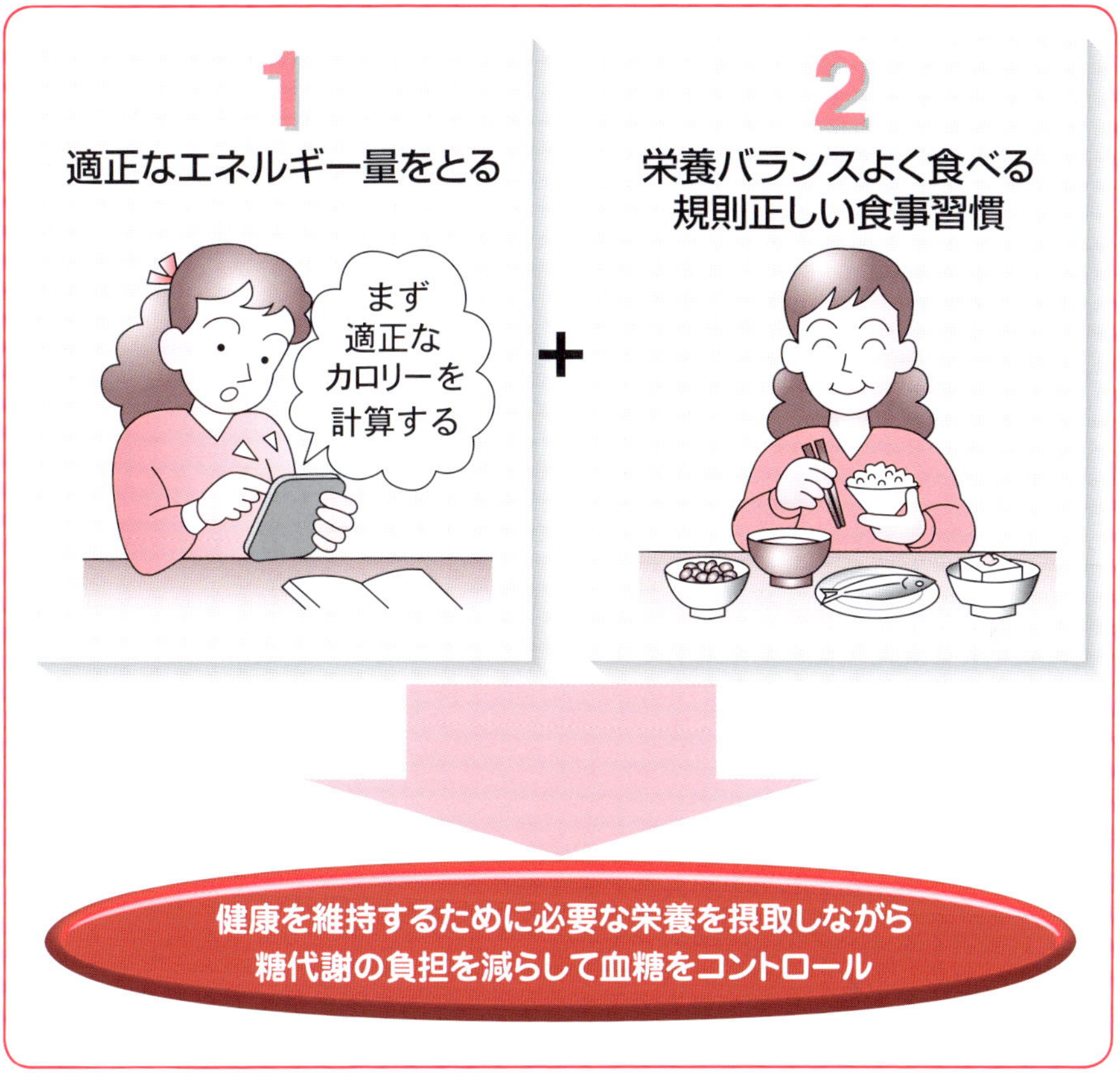
1
適正なエネルギー量をとる
まず
適正な
カロリーを
計算する
+
2
栄養バランスよく食べる
規則正しい食事習慣
健康を維持するために必要な栄養を摂取しながら
糖代謝の負担を減らして血糖をコントロール

まず食生活を見直してみよう

このように、糖尿病の食事療法は「栄養バランスよく腹八分目」という、ごくあたり前のことが基本です。ですが、これが意外と難しくもあるのです。

治療を始める前にこれまでの自分の食生活を振り返ってみましょう。早食い、偏食、食べすぎ、欠食……。思いあたるふしはありませんか。

糖尿病の患者さんすべてがそうとはいいませんが、こうした食生活の乱れが病気を引き起こしているケースがとても多いのです。逆にいうと、これらの問題点を一つずつ解決していくだけでも、病状はずいぶん改善するはずです。

84〜85ページのチェックシートを使って、あなたの食生活を見直してみましょう。

①朝食をしっかりとり、3食均等に食べよう

朝食を抜いて、昼食·夕食でまとめて食べると膵臓に負担がかかります。1日の摂取エネルギーを3食でバランスよくとることが大切です。

②規則正しく食べよう

食事の時間が不規則だと、栄養を脂肪として貯えようという働きが強くなり、肥満になりやすくなります。食事は決まった時間に規則正しくとりましょう。

③偏食は栄養のバランスを崩す

同じものばかり好んで食べると栄養が偏ってしまいます。いろいろな食品をまんべんなく食べましょう。1日30品目以上とれているかどうかが目安です。

④早食い、どか食いは食べすぎのもと

食事を始めて満腹感を覚えるまでには15〜20分程度かかるため、食事のペースが早いと、つい食べすぎてしまいます。ゆっくり食べる習慣をつけましょう。

⑤腹八分目を心がけよう

エネルギーの過剰摂取は膵臓に負担をかけ、肥満にもつながりますので、糖尿病にとっては最悪です。腹八分目を心がけましょう。

⑥脂肪のとりすぎは肥満や生活習慣病の原因に

脂肪の多い食品や油をたくさん使った料理はとても高カロリー。また、動物性脂肪のとりすぎは、高脂血症など生活習慣病の原因にもなります。

⑦砂糖は血糖値を急激に上げやすい

甘いお菓子や清涼飲料水には砂糖がたくさん入っており、血糖値が高くなりやすいので注意しましょう。

⑧アルコールはほどほどに

飲酒で気が緩むことによって、高カロリー・塩分の多いつまみの食べすぎに注意しましょう。インスリン療法をしている人は、飲酒が低血糖を起こす要因となることもあります(P.152)。

食生活のチェックシート

▼該当する項目をチェックしてみましょう（解説は右ページ）

□朝食は食べない

→①へ

□食事の時間が不規則

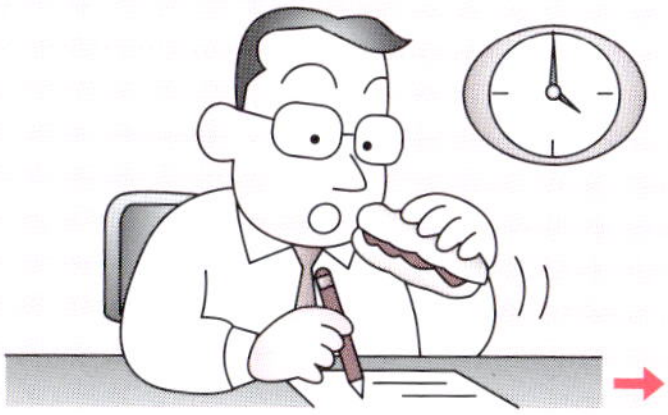

→②へ

□好き嫌いが多い

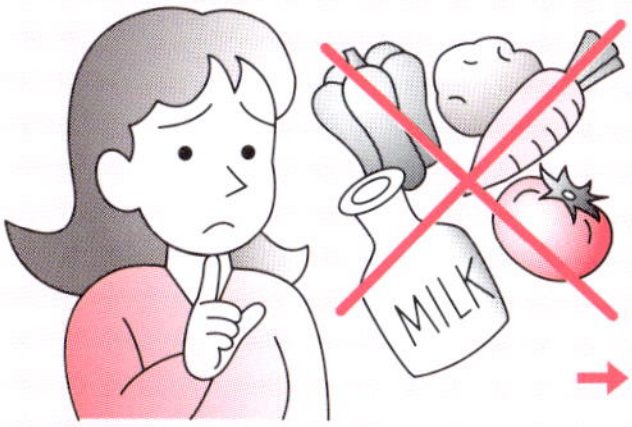

→③へ

□食べるペースが速い

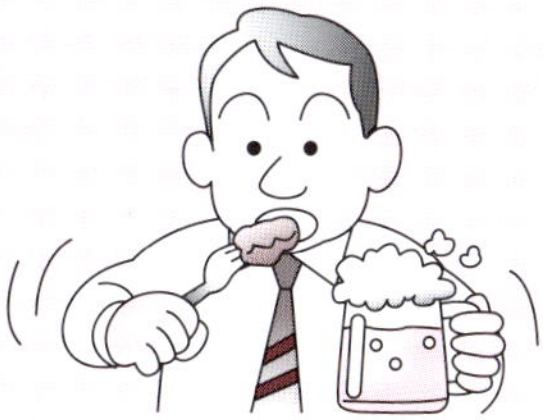

→④へ

□お腹いっぱい食べないと
気がすまない

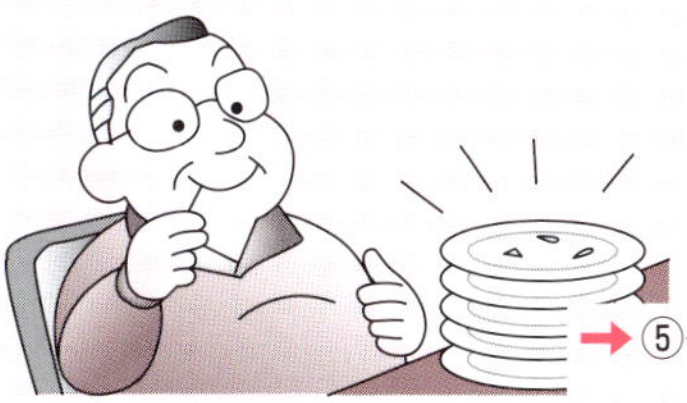

→⑤へ

□脂っこいものが大好き

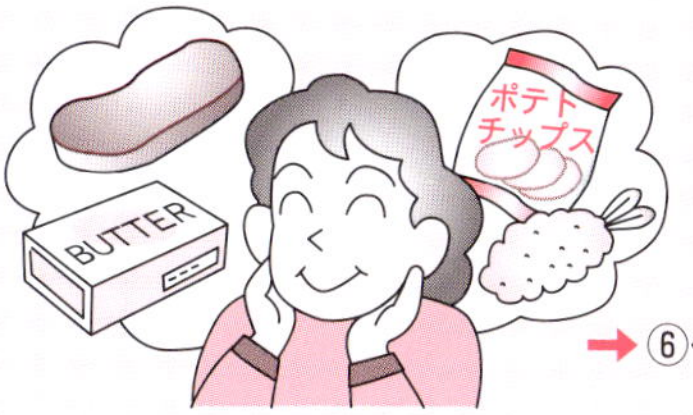

→⑥へ

□甘いものが大好き

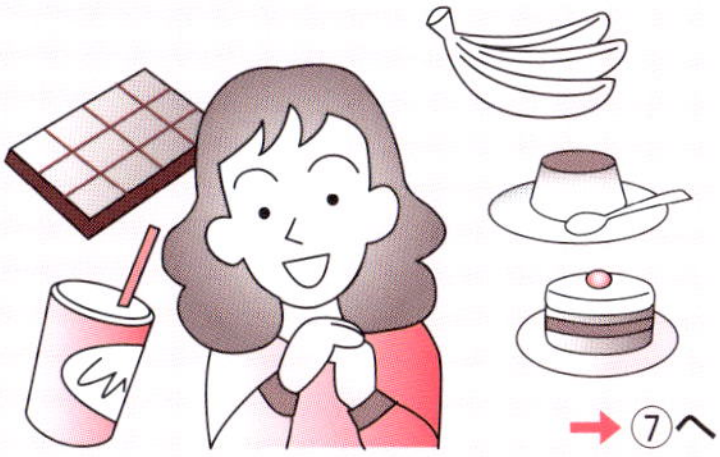

→⑦へ

□毎日の晩酌は欠かさない

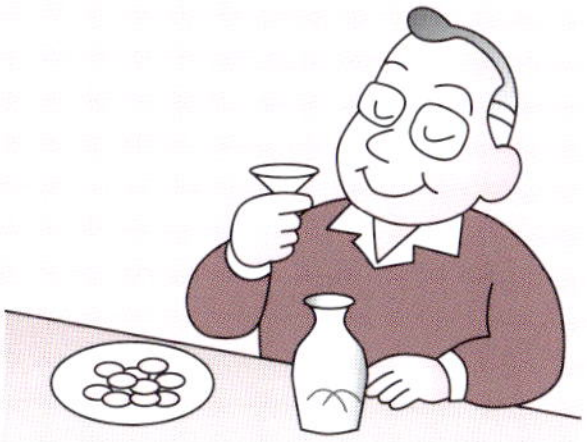

→⑧へ

適正なエネルギー量を知ろう

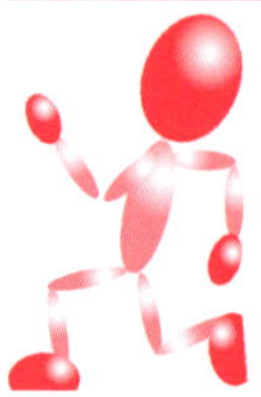

食事療法のベースとなる「適正エネルギー量」とは、ふつうの生活をしながら、標準体重を維持するために必要な最小限のエネルギー量のことです。

1日に必要な最小限のエネルギー量

食事療法の基本の一つが、「適正なエネルギー量をとる」ことです。

糖尿病、とくに2型糖尿病の患者さんは、一般に食べすぎや、それによる肥満の傾向が見られますが、過剰なエネルギーの摂取は糖代謝に負担をかけます。また、肥満はインスリンの働きを悪くします。

ですから、糖尿病の患者さんは1日に摂取するエネルギー量を必要最小限に抑え、肥満している人は、徐々に標準体重に近づけていくことが大切です。この、1日に必要な最小限のエネルギー量が「適正エネルギー量」です。

適正エネルギー量はこうして求める

適正エネルギー量は、その人の年齢や身長、体重、日々の活動量（運動強度）などによって個々に違います。たとえば、体格が同じでも、デスクワーク中心の事務職の人と、農業など重労働をする人では消費エネルギーが違いますから、必要なエネルギー量も違ってきます。

適正エネルギー量の基本的な求め方は、まずその人の標準体重を求め、それに、活動量に応じた一定の数値をかけます（左ページ参照）。これをもとに、肥満や病気の程度などを考慮して調整を行い、食事療法で実際に用いる適正エネルギー量を決めます。

ただし、適正エネルギー量は、治療経過や活動量の変化などによっても適宜、修正が必要となりますので、自分で勝手に判断せず、主治医の指示に従うようにしましょう。

適正エネルギー量の求め方

STEP1 標準体重を求める

標準体重(kg) ＝ 身長(m)×身長(m)×22

STEP2 標準体重をもとに適正エネルギー量を計算する

適正エネルギー量(kcal) ＝ 標準体重(kg) × 体重1kgあたりの必要エネルギー(kcal)

その人のふだんの運動量(運動強度)によって、下表のとおり異なる

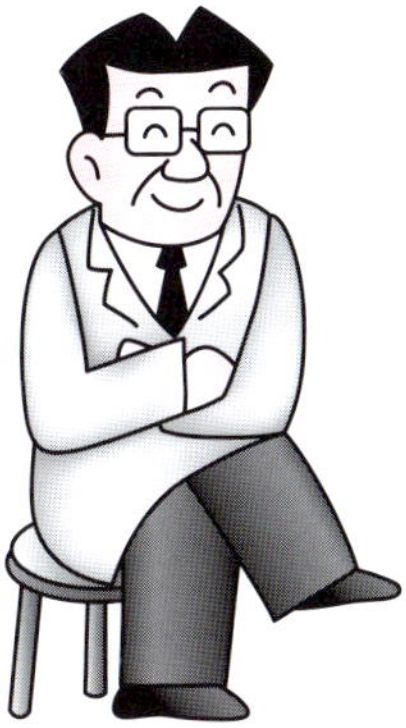

運動強度		必要エネルギー	備　考
軽い	おもに部屋の中で生活している人	25～30kcal	事務職、主婦など
ふつう	とくに重労働をしていない人	30～35kcal	セールスマン、販売員など
重い	重労働をしている人	35kcal～	肉体労働者、運動選手など

計算例 身長が170cmで事務職の人の場合

①1.70×1.70×22=63.58 ➡ 標準体重は63.58kg

②63.58×25=1589.5≒1600
63.58×30=1907.4≒1900 ➡ 適正エネルギー量は1600～1900kcal

栄養のバランスはこうとる

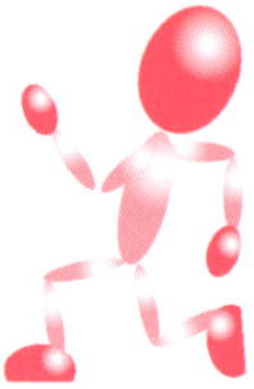

食事療法では、単に食事の量を制限するだけでなく、炭水化物、たんぱく質、脂質、ビタミン、ミネラルを、適正な配分でとることが大切です。

栄養バランスのよい食事とは？

「糖尿病には炭水化物がよくないから、ご飯やパンは食べないようにしよう」などと思う人がいるかもしれませんが、これは間違いです。

炭水化物は、体が活動するために大切なエネルギー源です。必要な量をきちんととらないと、治療どころか、体調を崩してしまいます。

食事療法において、適正エネルギー量の摂取と並んで大切なのが、「栄養バランスよく食べる」ということです。

「栄養バランスよく」とは、つまり、3大栄養素である炭水化物、たんぱく質、脂質を、適切な配分でとるということです。一般には、1日の総エネルギー量の50～60％を炭水化物、15～20％をたんぱく質、20～25％を脂質からとるのが望ましいといわれています。

ビタミン、ミネラル、食物繊維を十分にとる

栄養のバランスを保つためには、前述の3大栄養素に加えて、さらにビタミンやミネラルの補給も欠かせません。

ビタミンやミネラルは1日の総エネルギーに占める割合がもともと少ないため、食事の量を制限すると、どうしても不足しがちです。ですから、ふだんから意識してとるようにしましょう。

また、食物繊維の摂取は、糖尿病の治療にとってたいへん有意義です。

食物繊維は、腸管で栄養素が吸収される時間を遅らせる作用があるため、血糖値の上昇を緩やかにしてく

健康を維持するために必要な5大栄養素

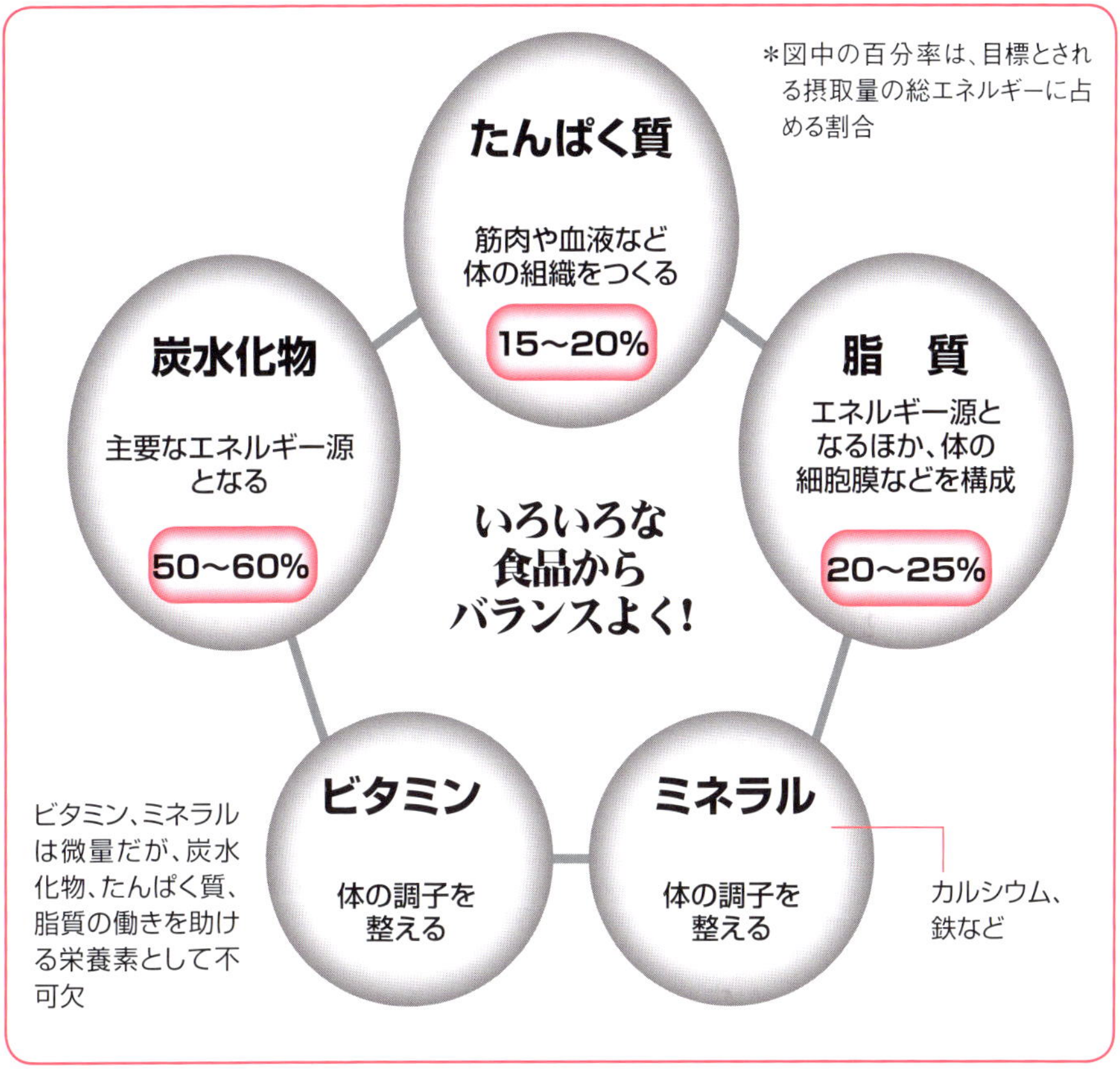

＊図中の百分率は、目標とされる摂取量の総エネルギーに占める割合
筋肉や血液など体の組織をつくる

エネルギー源となるほか、体の細胞膜などを構成

いろいろな食品からバランスよく!

BREAK ミニ・コラム

嗜好食品のとり入れ方

糖尿病だからといって好きなもの全てを我慢する必要はありませんが、好き放題に食べていいとはいえません。嗜好食品のとり入れ方について考えましょう。

例えば食事療法に取り組んだ結果として体重やHbA1cが減った場合。その「ご褒美として○○を食べよう！」と決めておく方法はおすすめです。目標を達成したご褒美であれば、その後も食事療法を継続するモチベーションにもなります。

しかし、毎日がご褒美になってしまうと、血糖値の上昇は否めません。特別感も薄くなってしまいます。メリハリをつけることが大切です。

れます。またコレステロールを体の外に排出する働きもあり、動脈硬化など合併症の予防にも役立ちます。

　野菜のほか、きのこや海藻にも多くの食物繊維が含まれていますので、これらの食品を、毎日、しっかり食べるようにしましょう。

砂糖の摂取はできるだけ控える

　糖尿病で禁止されている食品はありませんが、やはり「控えたほうがよい」というものはあります。その筆頭が、砂糖です。

「ご飯も砂糖も同じ炭水化物なのに」と疑問を持たれるかもしれませんが、ご飯などに含まれる炭水化物はでんぷんで、ブドウ糖に変えられて吸収されるまでに時間がかかります。

　一方、砂糖は消化吸収が速いため、血糖値を急に上げやすいのです。

また、ご飯には炭水化物のほかカルシウムやビタミンなどの栄養素も含まれていますが、砂糖にはほかの栄養素がほとんど含まれていません。

　甘いお菓子のほか、清涼飲料水にもたくさんの砂糖が入っていますので、注意しましょう。

合併症防止のために控えたいもの

　さらに、高血圧や動脈硬化などの合併症を予防するためには、次のような注意も必要です。

●**高血圧の予防**……塩分のとりすぎに注意。食塩の摂取量は1日男性8g未満、女性7g未満が目安

●**動脈硬化の予防**……コレステロールや飽和脂肪酸（動物性脂肪などに含まれる）の多い食品を控える

　なお、糖尿病腎症《じんしょう》を持つ患者さんは、たんぱく質の制限など、食事療法に特別の注意が必要となります。主治医の指示に従ってください。

BREAK ミニ・コラム

飲酒を控えよう

　お酒は糖尿病に直接的に悪影響を及ぼすわけではありませんが、基本的には節酒が望まれます。

　その理由は、アルコールはエネルギーが高く、1gあたり7kcalもあるにもかかわらず、栄養成分がほとんど含まれていないからです。制限された1日の摂取エネルギーの中にアルコールを含めてしまうと、栄養のバランスが崩れやすくなってしまいます。

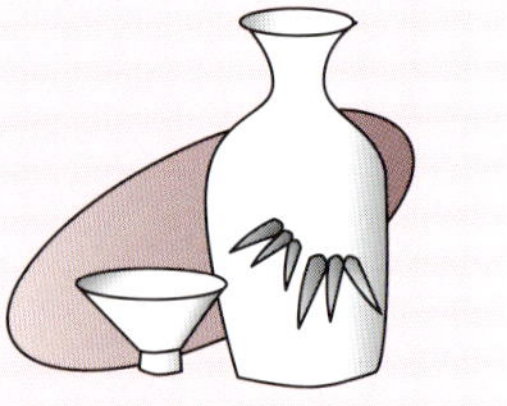

　また、お酒が進むと、塩分やカロリーの高い酒の肴を、つい食べすぎてしまうことも問題です。お酒は適量を心がけましょう。

積極的にとりたい食品と控えたい食品

積極的にとり入れたいもの

ビタミン、ミネラルを供給する食品

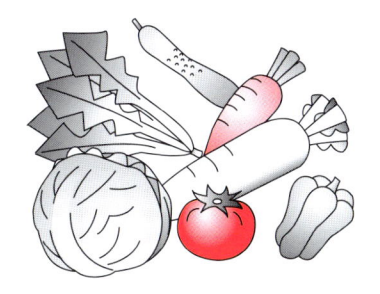

食事の量を制限すると、これらの微量栄養素が不足しがち。低エネルギーの野菜は、カロリー制限中のビタミン、ミネラルの供給源として最適

食物繊維を多く含む食品

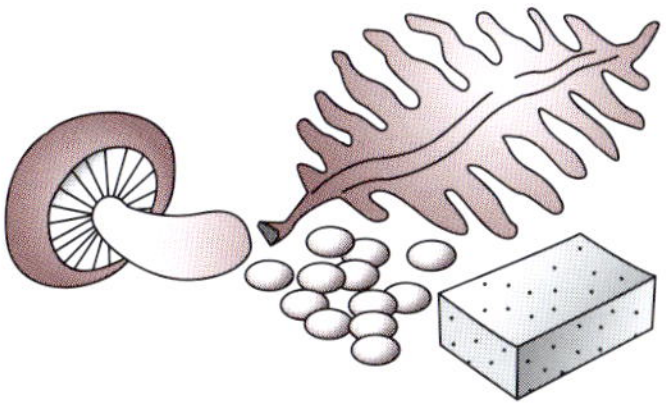

野菜のほか、きのこ、海藻、こんにゃくなど。食物繊維は血糖の急激な上昇を抑えたり、体の中のコレステロールをとり除く働きがある

なるべく控えたいもの

砂糖を多く含む食品

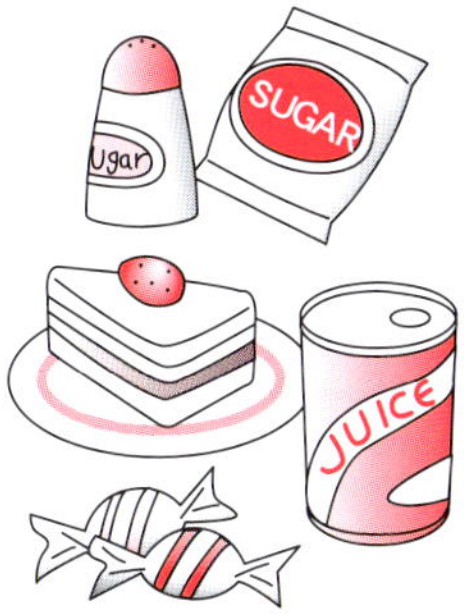

砂糖は消化吸収が早く、血糖値の急激な上昇を招きやすい。調理の際の砂糖のほか、お菓子や清涼飲料水に含まれる砂糖にも注意

塩分を多く含む食品

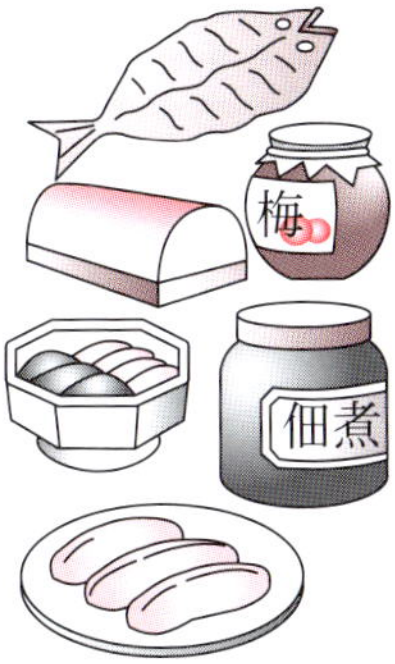

塩分のとりすぎは高血圧の原因に。調理の際の食塩のほか、塩分が多く含まれる加工品（練製品、佃煮など）や塩蔵品（たらこなど）、干物、漬物にも注意

コレステロール、飽和脂肪酸を多く含む食品

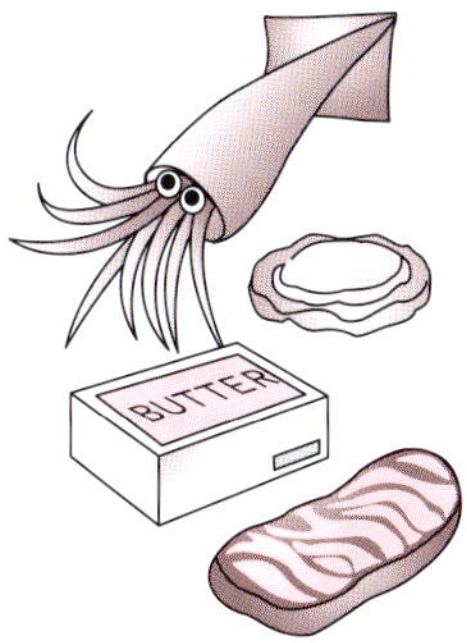

血中脂質が高いと動脈硬化を起こしやすくなる。コレステロールの多い食品（いか、あわび、レバーなど）や、バター、肉の脂身などの動物性脂肪は控えめに

「食品交換表」を使いこなそう

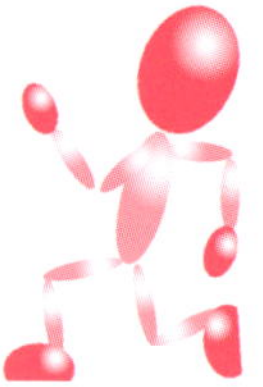

「食品交換表」は、栄養学の基礎知識のない一般の人でも、適正なエネルギー量で栄養バランスのよい食事の献立が立てられるようにつくられた、食事療法のテキストです。

食事療法の指針となる「食品交換表」とは？

ここまでで、食事療法の基本的な考え方やポイントはおわかりいただけたかと思います。しかし、では実際にどんな食品をどのくらい食べたらよいのかとなると、なかなかわかるものではありません。

そこで、糖尿病の患者さん必携のテキストとして利用されているのが「食品交換表」です。これを使えば、自分で面倒なカロリー計算をしなくても、適正なエネルギーでバランスのよい献立をつくることができます。

糖尿病の食事指導も食品交換表を使用して行われますので、主治医や栄養士の指導のもとに使い方を習得しましょう。

さて、食品交換表は、次のような独自の決まりごとがベースとなって成立しています。

①食品を6つのグループに分類
②80kcal＝1単位とする
③食品を交換するという考え方

この点をまずしっかり押さえておくことが、食品交換表をうまく使いこなすコツです。それでは、順を追って説明していきましょう。

食品を6つのグループに分類している

ひと口に「栄養のバランス」といっても、それぞれの食品には数種類の栄養素が異なる割合で含まれていて、どの食品を組み合わせればバランスがよくなるのか、ふつうの人にはわかりません。

そこで食品交換表では、同じような栄養素を持つ食品をまとめて、6つのグループに分類しています。そして、それぞれのグループを〈表

食品交換表による食品の分類

炭水化物を多く含む食品（I群）

表1 穀物、いも、炭水化物の多い野菜と種実、豆（大豆を除く）

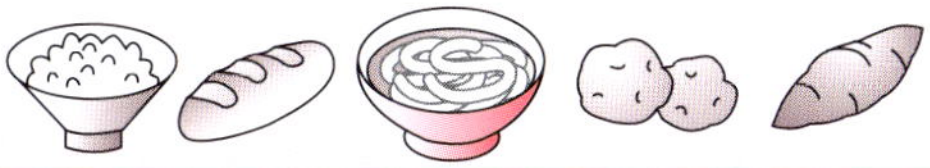

表2 くだもの

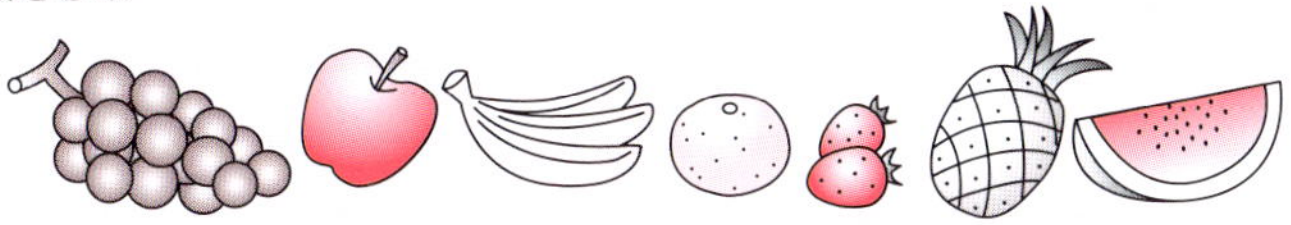

たんぱく質を多く含む食品（II群）

表3 魚介、大豆とその製品、卵、チーズ、肉

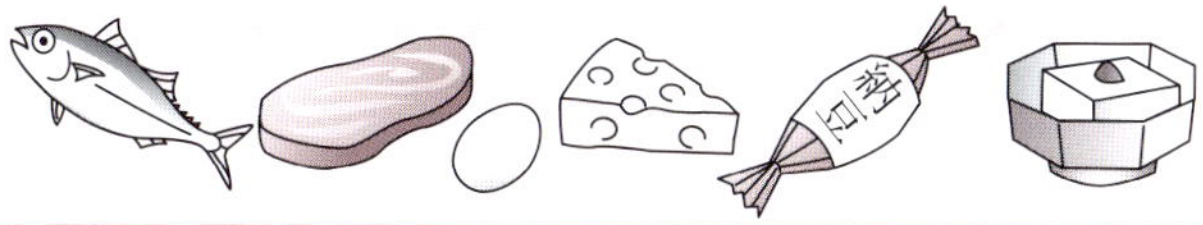

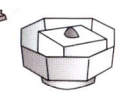

表4 牛乳と乳製品（チーズを除く）

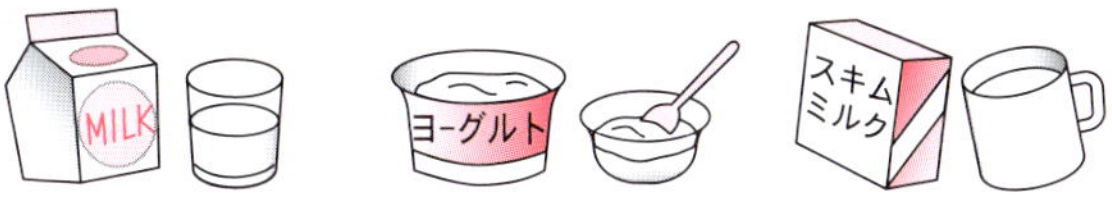

脂質を多く含む食品（III群）

表5 油脂、脂質の多い種実、多脂性食品

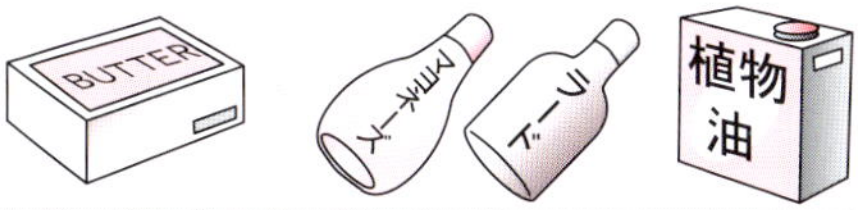

ビタミン・ミネラルを多く含む食品（IV群）

表6 野菜（炭水化物の多い一部の野菜を除く）、海藻、きのこ、こんにゃく

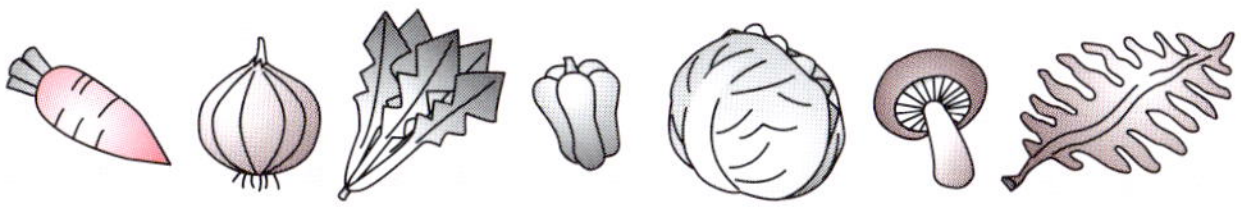

調味料 みそ、みりん、砂糖など

日本糖尿病学会編・著：糖尿病食事療法のための食品交換表　第7版 12-13ページ　日本糖尿病協会・文光堂　2013. を基に作成

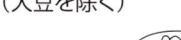

1〉〈表2〉……という呼び方で表しています。

●**表1**……炭水化物を多く含む食品。ご飯やパン、めん類など主食となる食品のほか、いも類など

●**表2**……同じく炭水化物を多く含む食品で、果物類

●**表3**……たんぱく質を多く含む食品で、肉、魚介類、卵、チーズ、大豆とその製品など。脂肪や塩分がかなり多い食品もある

●**表4**……牛乳と乳製品（チーズを除く）。たんぱく質と同時にカルシウムを多く含む

●**表5**……植物油などの油脂類と、脂肪を多く含む食品

●**表6**……ビタミンやミネラル、食物繊維を供給する食品。野菜のほか海藻、きのこなど

　以上の6つのほかに、みそ、砂糖、トマトケチャップなどは〈調味料〉として一つのグループにしています。

「80kcal＝1単位」というものさし

食品交換表では、献立をつくる際のカロリー計算を便利にするために、80kcalのエネルギー量を「1単位」と決めています。

　そして、それぞれの食品について、1単位に相当する食品の分量（グラム数など）を示しています。

　たとえば、ご飯は50gで1単位、食パン（6枚切り）は30gで1単位というぐあいで、どちらもこれで80kcalです（左ページ図参照）。

　ですから、ご飯で2単位（160kcal）とりたい場合は、50g×2で、100g分を量って食べればよいわけです。

同じ表の仲間なら交換できる

さて、ここからが〝食品交換表〟

BREAK ミニ・コラム

ジュースは果物の代わりになる？

「天然果汁100％のジュースなら果物の代わりに飲んでいいだろう」と考えるのは間違いです。固形の果物に比べ、液体であるジュースは消化吸収が早く、血糖値を急激に高めやすいからです。また、商品によっては砂糖が添加されているものもあります。

　食品交換表でも、ジュースは“糖尿病に好ましくない食品”である嗜好品に分類されています。〈表2〉の果物と交換することはできません。

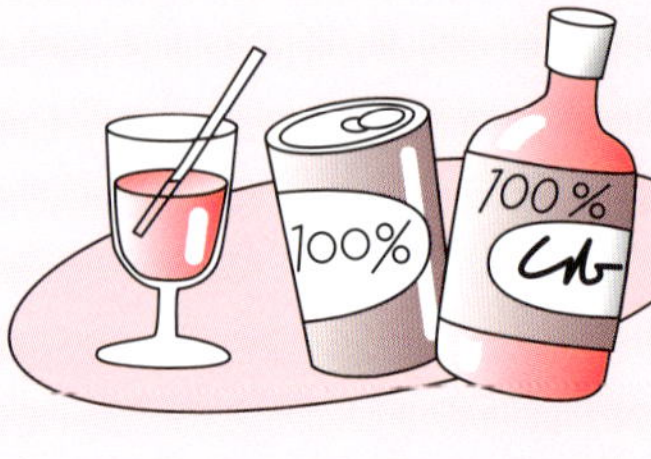

1単位（80kcal）にあたる食品の分量と目安

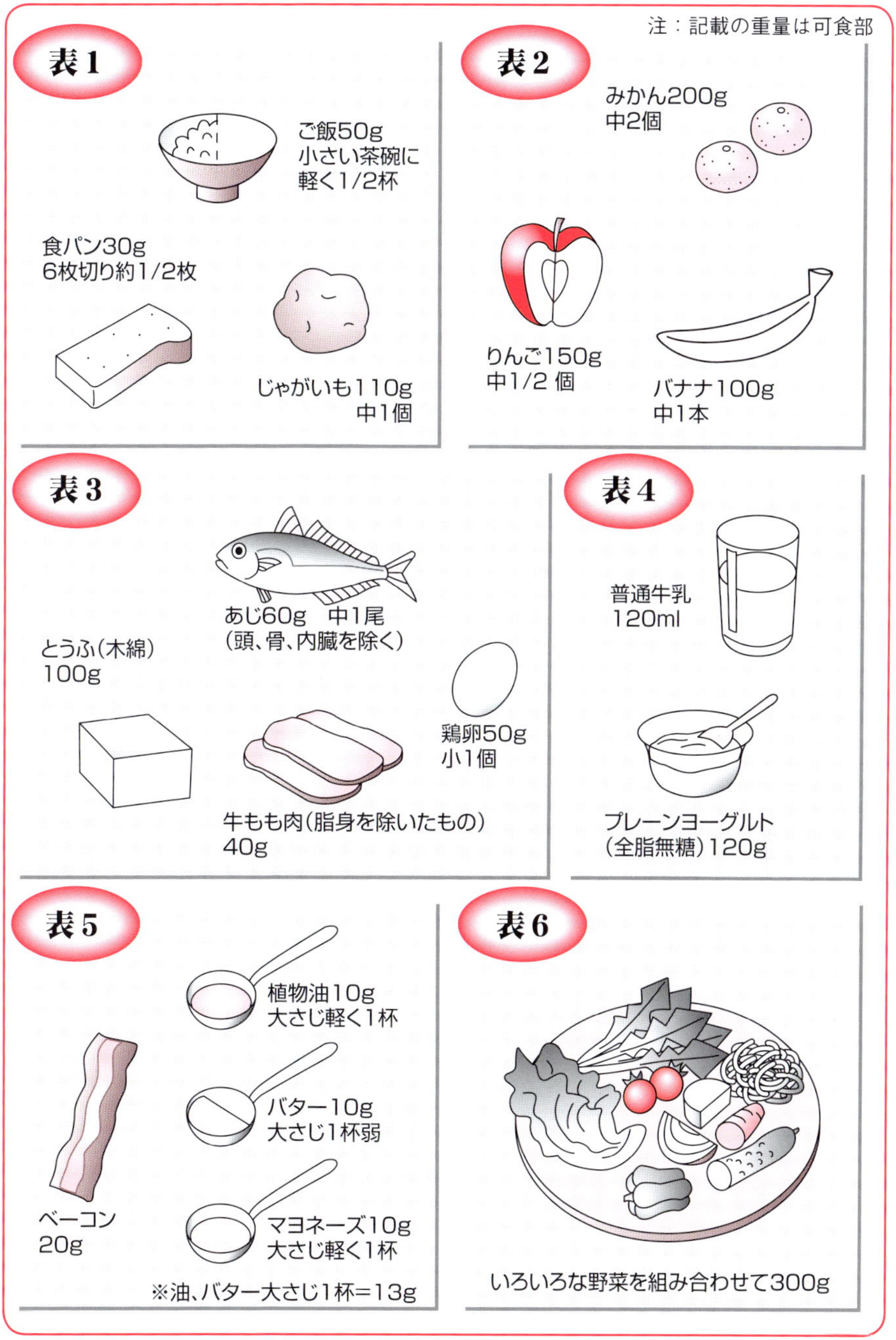

日本糖尿病学会編・著：糖尿病食事療法のための食品交換表　第7版　38-81ページ　日本糖尿病協会・文光堂　2013. より抜粋して作成

たるゆえんなのですが、同じ表の中にある食品は、単位数を同じにすれば、互いに交換して食べることができます。同じ表の食品は、含まれている栄養素の種類や割合がほぼ同じですから、交換しても、エネルギー量と栄養素を変えずにとることができるわけです。

たとえば、ご飯と食パンは同じ〈表1〉なので、ご飯1単位・50gに替えて、食パン1単位・30gを食べることができます。

この〝交換の技〟をマスターすれば、たとえば「納豆とおひたし」という和風のおかずを「目玉焼きとサラダ」という洋風メニューに替えることができます。

また、「あじの野菜あんかけ」を「厚揚げと野菜の炒め煮」に替えたりと、組合せしだいで献立のバラエティをどんどん増やしていくことができます。

ここが、食品交換表のユニークで優れたところです。

取り扱いに注意する食品とは？

以上のような基本を理解して食品交換表を使いこなせば、毎日の献立づくりはずいぶん楽になります。どの食品が同じ表の仲間かも、慣れればすぐにわかるようになります。

ただし、食品の中には特殊な取り扱いをするものもありますので、少し注意が必要です。

たとえば、豚ばら肉は肉には違いありませんが、脂肪が多く含まれるため、肉と同じ〈表3〉ではなく、〈表5〉の油脂の仲間になります。ですから、豚もも肉の代わりに豚ばら肉を使って調理すると、カロリーは同じでも脂肪のとりすぎになってしまいます。

また、グリンピースやそら豆は野菜ですが、糖質を多く含んでいるので、たくさん食べるときは穀類などと同じ〈表1〉になります。

これらのことは食品交換表をしっかり読めばわかりますが、おもな注意点を左ページにまとめてありますので参考にしてください。

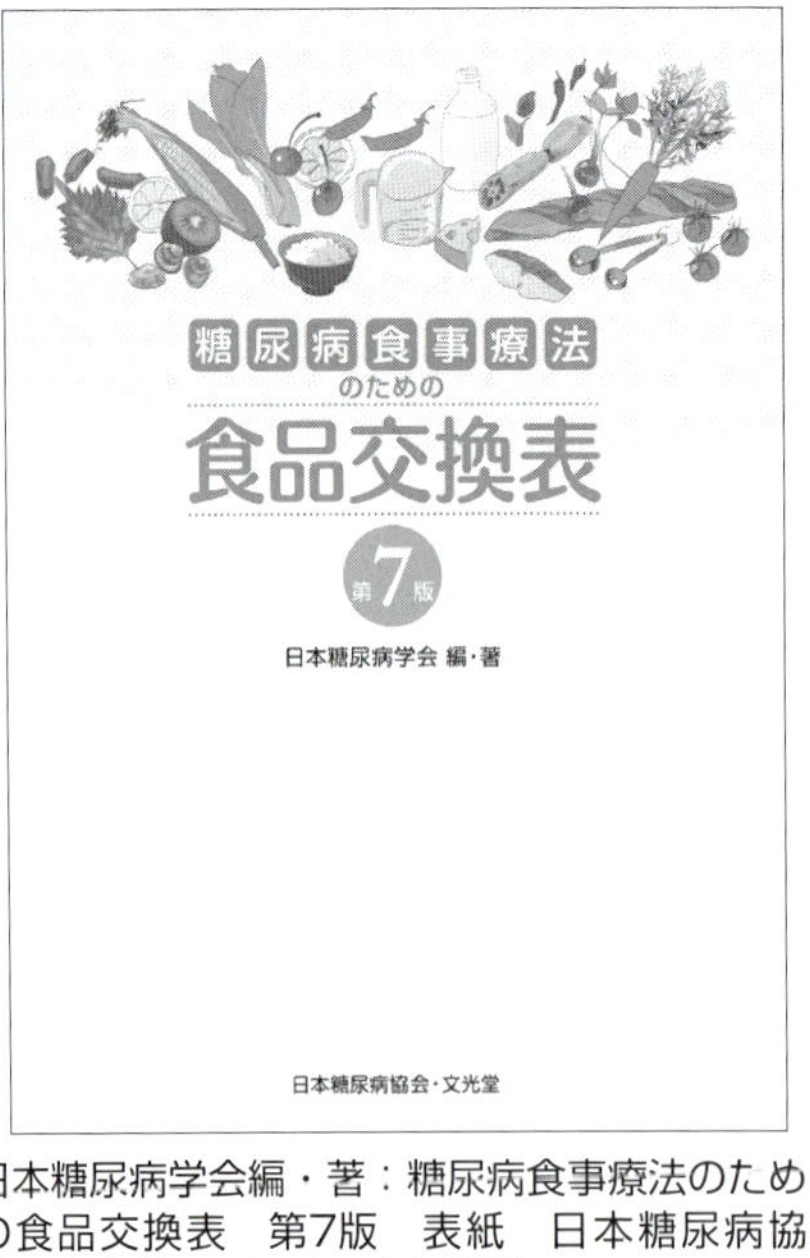

日本糖尿病学会編・著：糖尿病食事療法のための食品交換表　第7版　表紙　日本糖尿病協会・文光堂　2013. より引用

この食品のここに注意！

●分類を間違えやすい食品

ベーコン、豚ばら肉など

肉類だが、脂肪を多く含むので〈表3〉ではなく〈表5〉となる

ピーナッツ、ごまなど

種実だが、脂肪を多く含むので〈表1〉ではなく〈表5〉となる

大　豆

豆類だが、良質のたんぱく質の大切な供給源となるので〈表1〉ではなく〈表3〉となる

チーズ

乳製品だが、たんぱく質や脂肪が多いので〈表3〉となる。またクリームチーズはとくに脂肪が多いので〈表5〉となる

アボカド

果実類だが、脂肪を多く含むので〈表2〉ではなく〈表5〉となる

●食べる量によって分類が変わる食品

グリンピース・そら豆など

糖質の多い野菜は、少し食べるときは〈表6〉の野菜だが、たくさん食べるときは〈表1〉となる

枝　豆

少し食べるときは〈表6〉の野菜だが、たくさん食べるときは〈表3〉（大豆と同じ扱い）となる

●計量の際に注意したい食品

脂身の多い肉

交換表にある1単位のグラム数は脂身を除いた目方。調理の際は脂身をとり除いてから計量する

魚を尾頭付きで食べる場合

交換表にある1単位のグラム数は可食部分の目方。尾頭付きで食べる場合は、備考欄の「頭、骨、内臓付き」の分量を参考にする

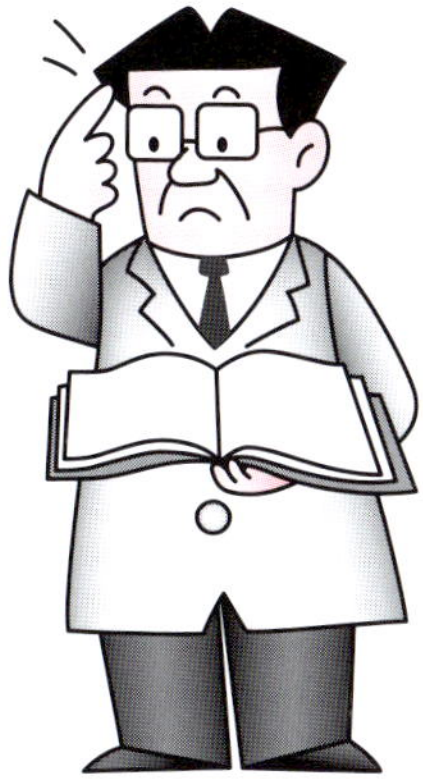

日本糖尿病学会編・著：糖尿病食事療法のための食品交換表　第7版　37-80ページ　日本糖尿病協会・文光堂　2013.　を参考に作成

食事指示票に従って献立を立てる

それぞれの食事で、どの表の食品を何単位とればよいかは、主治医が食事指示票をつくって教えてくれます。この食事指示票に従って、毎日の献立を立てていきます。

食事指示票を見れば食べられる単位がわかる

ここからは、実際に食品交換表を使ってどのように献立を立てていくのかを見てみましょう。

まず、自分は1日に何単位の食事をとればよいのか、主治医が指示をしてくれます。これを「1日の指示単位」といい、その人の1日の適正エネルギー量（86ページ参照）を80kcalで割って求めます。

たとえば、適正エネルギー量が1600kcalの人なら、1600kcal÷80kcal＝20で、1日の指示単位は20単位です。

主治医や栄養士は、この1日の指示単位を〈表1〉～〈表6〉および〈調味料〉の各表に、患者さんの食習慣や嗜好をとり入れて、バランスよく振り分けます。そして、さらにそれを朝食、昼食、夕食に配分していきます。

このようにしてつくられたのが、左ページにある「食事指示票」です。これを見れば、それぞれの食事でどの表から何単位とるかがひと目でわかります。

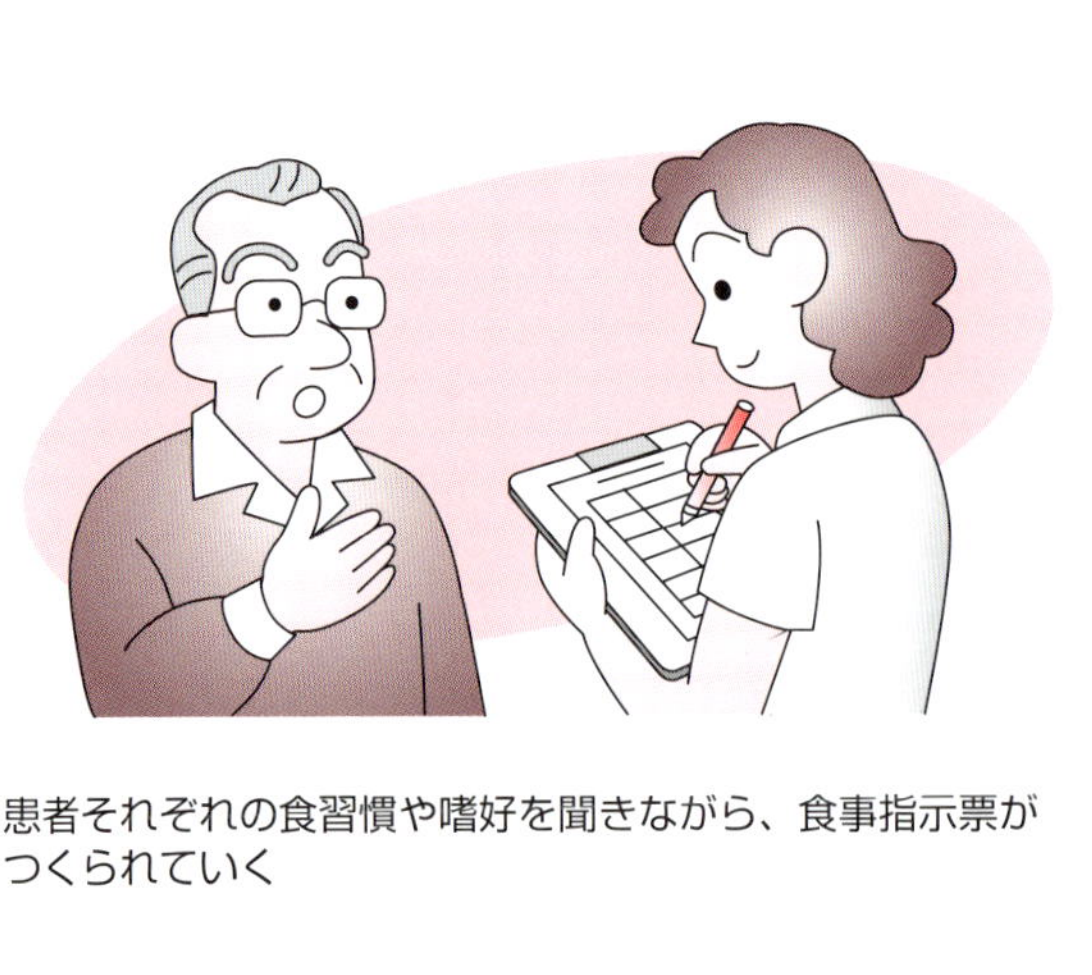

患者それぞれの食習慣や嗜好を聞きながら、食事指示票がつくられていく

朝、昼、夕の配分を均等にする

下で紹介している食事指示票の各単位を見てみると、〈表1〉は朝3、昼3、夕4、〈表3〉は朝1、昼1.5、夕2というように、3食ほぼ均等に配分されていることがわかります。下の食事指示票は1日の指示単位が20単位の場合の一例ですが、ほかの指示単位でも、同様の振り分け方になります。

このように3食均等に食べることで糖代謝の負担を軽減でき、また、3食ともに栄養バランスのよい食事にすることができるのです。

ただし、実際に試してみて「朝はどうしても食が進まない」といった不都合がある場合は、主治医や栄養士に相談してみるとよいでしょう。

なお、〈表2〉の果物と〈表4〉の牛乳・などは、1日の中でどこでとって

食事指示票とその見方

●1日20単位（1600kcal／炭水化物60%）の場合の例

1日の指示単位を〈表1〉～〈表6〉および〈調味料〉の各表から何単位ずつとればよいかが示されている

<table>
<tr><th>食品交換表</th><th>表1</th><th>表2</th><th>表3</th><th>表4</th><th>表5</th><th>表6</th><th>調味料</th></tr>
<tr><td>食品の種類</td><td>穀物、いも、豆など</td><td>くだもの</td><td>魚介、大豆,卵、チーズ、肉</td><td>牛乳など</td><td>油脂、多脂性食品など</td><td>野菜、海藻、きのこ、こんにゃく</td><td>みそ、みりん、砂糖など</td></tr>
<tr><td>1日の単位</td><td>10</td><td>1</td><td>4.5</td><td>1.5</td><td>1</td><td>1.2</td><td>0.8</td></tr>
<tr><td>朝　食</td><td>3</td><td rowspan="4">1</td><td>1</td><td rowspan="4">1.5</td><td rowspan="3">1</td><td>0.4</td><td rowspan="3">0.8</td></tr>
<tr><td>昼　食</td><td>3</td><td>1.5</td><td>0.4</td></tr>
<tr><td>夕　食</td><td>4</td><td>2</td><td>0.4</td></tr>
<tr><td>間　食</td><td></td><td></td><td></td><td></td><td></td></tr>
</table>

朝食、昼食、夕食、間食ごとに、各表から何単位ずつとればよいかが示されている

〈表5〉および調味料は、1日の指示単位を料理に合わせて3食に分けて使う

日本糖尿病学会編・著：糖尿病食事療法のための食品交換表　第7版　18，29ページ
日本糖尿病協会・文光堂　2013．を基に作成

もかまいません。〈表6〉の食品は、3食ほぼ均等になるように分けてとります。そのほか、海藻、きのこ、こんにゃくも、しっかり食べるように心がけましょう。

主食、主菜、副菜を基本にして考える

これで、それぞれの食事について各表から何単位とればよいかが決まりました。あとは各表から指示単位分の食品を選び（同じ表から2種類以上の食品を選ぶときは合計して指示単位になるように）、どんな料理にして食べるかを決めれば、献立ができあがります。

各表の食品をどんなふうに使ったらよいかですが、これは主食、主菜（メインのおかず）、副菜（サブのおかず）、汁物という構成を基本に考えるとわかりやすくなります。

主食は〈表1〉からとることにな

献立づくりの手順

1 主食、主菜、副菜それぞれについて、使う食品と調理方法（どんな料理にするか）を考える（左ページ図参照） …… 食品交換表の「目安」を参考にして、その量ならどんな料理がつくれるかイメージしながら考えるとよい

↓

2 同じ表から2種類以上の食品を選んだときは、指示単位の範囲内でそれぞれの食品に何単位ずつ振り分けるか決める …… 食品交換表を見て、1単位あたりの分量を確認しながら決める

↓

3 料理に合わせて、使う調味料の種類と分量を決める …… 調味料は1日の指示単位を3食に分けて使う

↓

4 食品交換表を見て、それぞれの食品の単位に相当する分量を確認する

↓

献立の完成

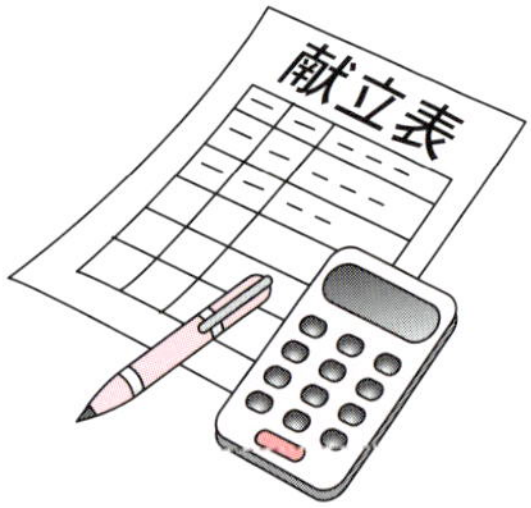

ります。主菜は〈表3〉の食品が中心です。副菜はおもに〈表6〉の食品で考えます。汁物については、主菜や副菜の内容によってどんな具を使うか（どの表からとるか）を決めるとよいでしょう。

　これで献立の骨格ができました。残りの〈表5〉と〈調味料〉は料理に合わせて3食に分けて使い、〈表2〉〈表4〉はどこかでとります。

　献立ができたら、あとは食品交換表を見て、それぞれの食品の単位数に相当する分量を割り出せばレシピの完成です。

　できあがったレシピは、103ページのような献立表にして記録しておくと便利です。

食事療法を長つづきさせるコツ

　以上、食品交換表を使った献立づくりの要点をお話ししました。あと

献立の構成と主となる食品の分類

主　菜　〈表3〉の食品

肉や魚介類を使ったメインのおかず

副　菜　おもに〈表6〉の食品

野菜のおひたし、煮物、あえ物、サラダなど。〈表3〉の食品を組み合わせて単位を調整することもできる

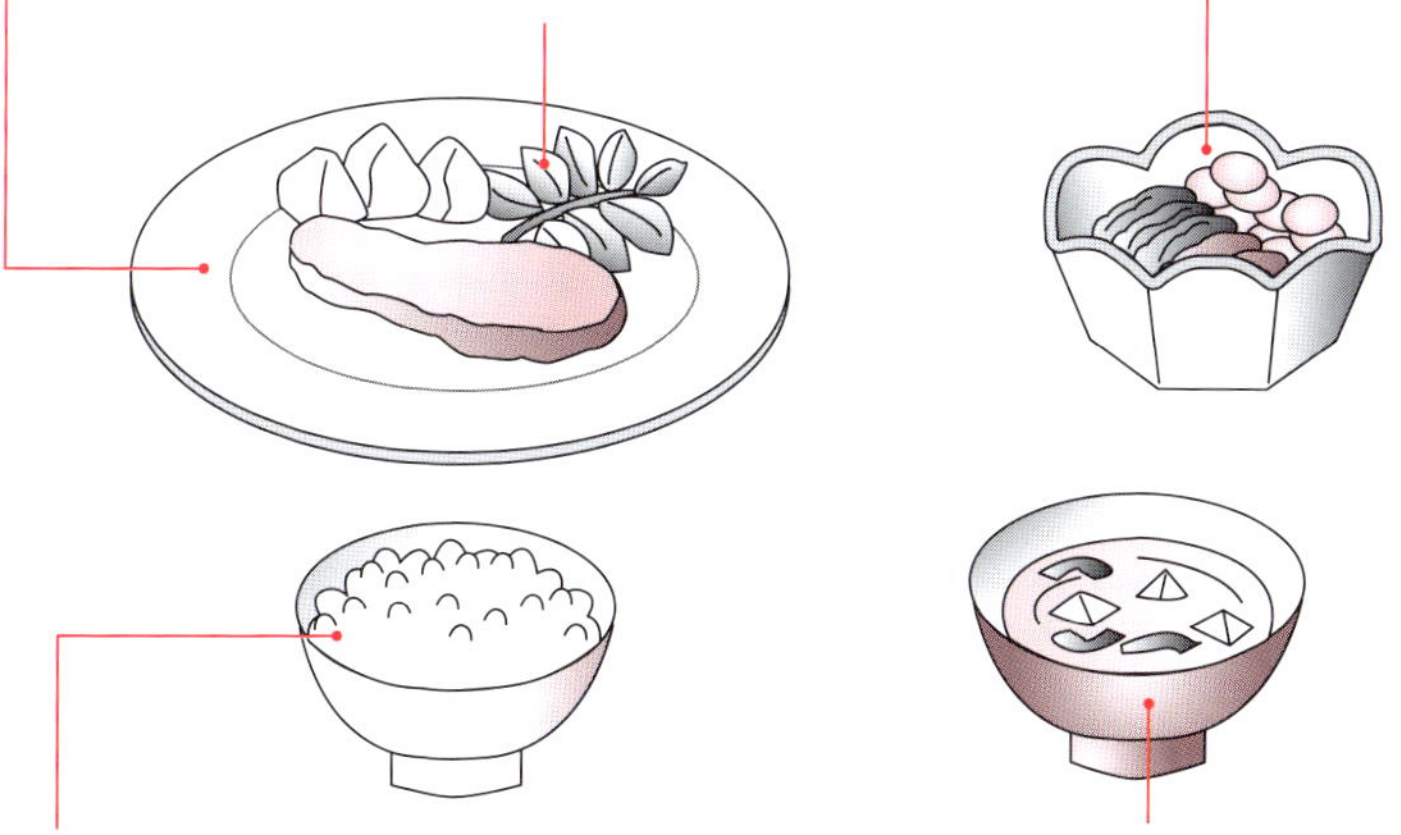

主　食　〈表1〉の食品

ご飯、パンなど。おかずでじゃがいもなどの〈表1〉の食品を使う場合は、その分ご飯の量を減らす

汁　物　〈表6〉の食品など

みそ汁、おすまし、スープなど。入れる具によって主食やおかずでとる食品の単位を調整できる

は実践あるのみです。

献立や料理をつくるときは常に食品交換表を手元に置き、食品の分量を一つ一つ確認します。

初めは面倒かもしれませんが、何度も繰り返すうちに、ある程度の食品については覚えてしまいます。あるいは、よく使う食品を一覧表にして、台所などに貼っておくのもよいでしょう。

また、食品の分量ははかりを使って正確に量ることが大切ですが、こちらも何度もやっているうちに、いちいち量らなくても目安でわかるようになります。

ただし、この場合も最低1カ月に1回は実際にはかりを使ってみて、自分の目分量が狂っていないか確認するようにしましょう。

食事療法では、基本に沿って正しく行うことはもちろん大切ですが、それ以上に重要なのは、長くつづけていくことです。

何もかも完璧にやろうと気張りすぎると、そのこと自体がストレスになったり、途中で息切れしてしまいます。

何しろ食事は1日3度、毎日のことですから、うまくできない日があっても当然です。「今日は食べすぎたから、明日は少し控えよう」くらいの気持ちで、気長につづけていきましょう。

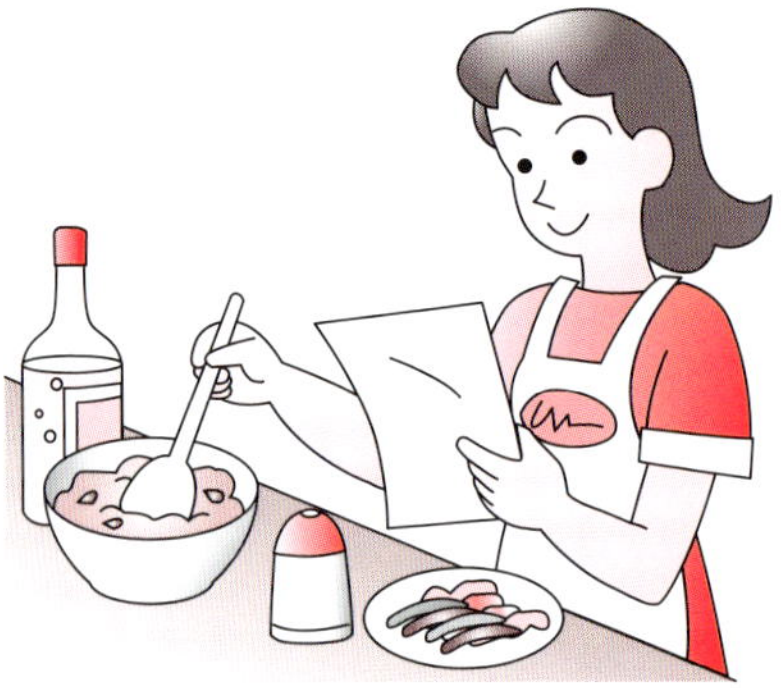

あまり神経質にならず、マイペースで

BREAK ミニ・コラム

計量器具を揃えよう

指示単位どおりの食事をつくるためには、食材の分量を正確に量ることが大切です。そのため、計量器具は食事療法を行ううえでの必需品となります。

備えておきたいものは、はかり、計量カップ、計量スプーンの3つです。また、食材の量をより正確に量るにはデジタルタイプのはかりがあると便利です。

なお、食品交換表に表示の重量はすべて生の状態（ただし、ご飯は炊き上がったもの）ですから、計量は必ず調理の前に行うようにします。

朝日生命成人病研究所の20単位（1600kcal）の献立例

	料理名	材料名	純使用量（g）	食塩相当量（g）	単位						
					表1	表2	表3	表4	表5	表6	調味料
朝食	ご飯	ご飯	160		3.2						
	肉豆腐	木綿豆腐	100				1.0				
		豚もも赤身肉	30				0.5				
		長ねぎ	30							＊	
		油	3						0.3		
		だし	適宜	0.8							0.1
		砂糖	1								
		しょうゆ	5.5								
		酒	5								
		七味唐辛子	少々								
	ほうれん草のひたし	ほうれん草	60							＊	
		だし	3	0.4							
		しょうゆ	3								
		糸削り	少々								
	レタスの酢の物	レタス	15							＊	
		わかめ	1.4								
		しいたけ	1枚								
		だし	1	0.4							
		しょうゆ	2								
		酢	4.5								
		のり	少々								
	みそ汁	大根	30							＊	
		だし	140	1.1							0.2
		みそ	9								
	ヨーグルト	プレーンヨーグルト	120					1.0			
		砂糖	2	0.1							0.1
昼食	ロールパン	ロールパン	80	1.0	3.2						
	タンドリーチキン	鶏もも肉皮なし	90				1.5	0.1			
		塩	0.7								
		こしょう	少々								
		プレーンヨーグルト	15								
		油	2						0.2		
		レモン汁	0.3	0.9							
		トマトピューレ	7								
		クミン	0.3								
		ターメリック	0.3								
		パプリカ	0.3								
	添えもの	サニーレタス	2枚							＊	
		ライム	1/8個								
		プチトマト	2個							＊	
	グリーンアスパラのサラダ	グリーンアスパラ	60							＊	
		玉ねぎ	10							＊	
		トマト	10							＊	
		油	1						0.1		
		酢	3	0.3							
		塩	0.3								
		こしょう	少々								
		サラダ菜	1枚							＊	
	くだもの	バナナ	皮つき120			0.7					
	ミルクティーかカフェオレ	牛乳	50					0.4			
		紅茶かコーヒー	適宜	0.1							
夕食	ご飯	ご飯	160		3.2						
	さわらの照り焼き	さわら	60				1.5				
		しょうゆ	3								
		酒	1	0.5							0.1
		みりん	2								
		甘酢しょうが	1.5								
	ひじきの煮物	ひじき	5								
		こんにゃく	20								
		にんじん	20							＊	
		油	1						0.1		
		だし	適宜	0.5							0.2
		酒	1.5								
		しょうゆ	3								
		砂糖	2								
		みりん	2								
	じゃがいものわさびマヨネーズあえ	じゃがいも	40		0.4						
		マヨネーズ	3	0.2					0.3		0.1
		わさび漬け	5								
	即席漬け	きゅうり	30							＊	
		なす	20							＊	
		塩	0.5	0.5							
		みょうが	7.5							＊	
		しょうが	少々								
	くだもの	ネーブルオレンジ	皮つき70			0.3					
合計				6.8	10.0	1.0	4.5	1.5	1.0	1.2	0.8

※表6の野菜は、1日の合計が1.2単位（360ｇ）になるようにとる

食事制限を乗り切るためのコツ

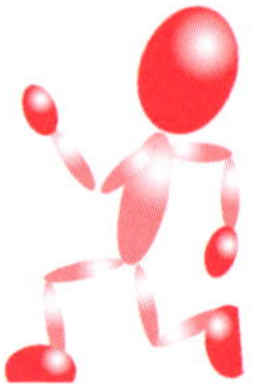

糖尿病の食事療法には、どうしても食事制限にともなう「物足りなさ」という問題があります。しかし、ちょっとした工夫で満足感のある食卓を演出することが可能です。

物足りなさを克服する食事の工夫いろいろ

食事療法を始めると、多くの人が以前より食事の量を制限されることになるでしょう。それまで好きなものを好きなだけ食べていた身としては、空腹感と欲求不満に悩まされることになるかもしれません。

しかし、最初は「物足りない」と感じた食事でも、つづけているうちに、自然と体のほうが慣れてくるものです。また、食事の満足感というのは、見た目など心理的なものだけでもずいぶん違ってきます。

食事制限を乗り切るために、お腹も心も満足できる食事のコツをいくつか紹介しましょう。

●量を多く食べられる食品を選ぶ

同じカロリーをとるにしても、食品の選び方によって食べられる量が違ってきます。たとえば、魚なら脂の多いぶり、さば、まぐろ（とろ）より、たらやかれいといった白身魚のほうが、また牛肉や豚肉なら脂肪の少ない赤身部分のほうが、たくさん食べることができます。

●見た目の〝かさ〟を増やす

骨付き肉や尾頭付きの魚、また貝はむき身より殻付きにするなどの工夫で、見た目のボリューム感を出せます。食べるのに時間がかかる分、早食い防止にもなります。

●低カロリー食品を活用する

野菜やきのこ、海藻、こんにゃくなどの低カロリー食品を上手に利用すれば、料理にボリューム感を出すことができます。きのこの香り蒸し、わかめの酢の物、海藻とこんにゃくのサラダなど、副菜のレパートリーを広げておくと、「あと一品」というときに重宝します。

食事の満足感を得るための工夫

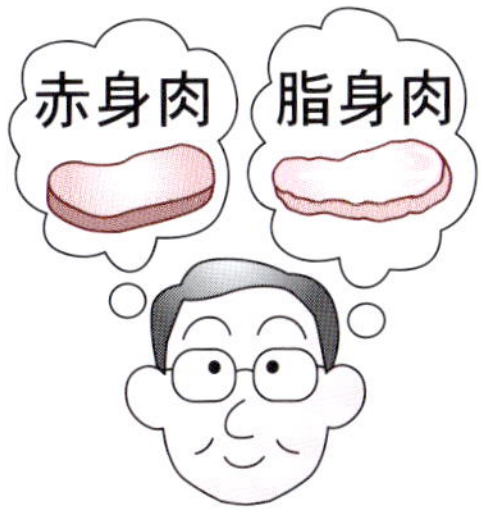

脂肪の少ない食材を選び、食べる量を増やす

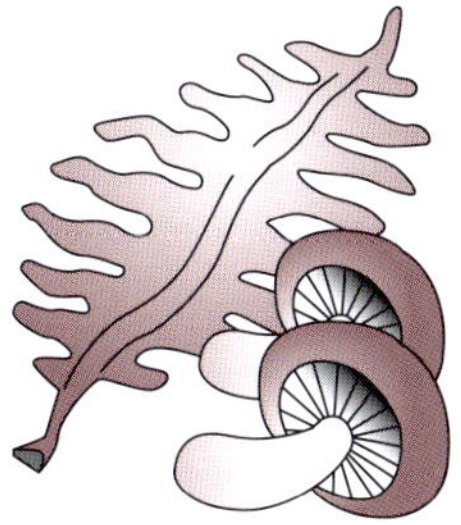

きのこや海藻などの低カロリー食品でボリューム感を出す

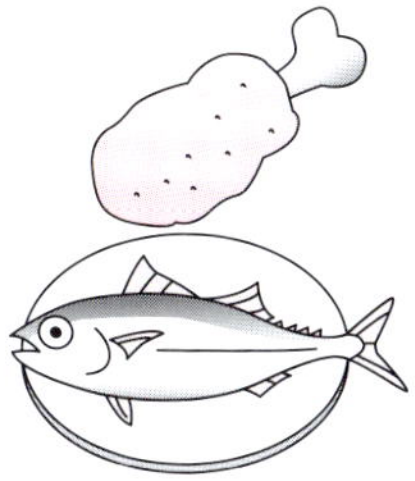

骨付き肉や尾頭付きの魚などで“かさ”を増やす

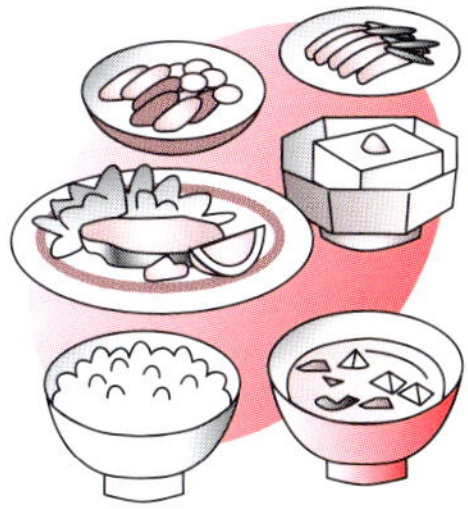

品数を増やして、目でも料理を楽しむ

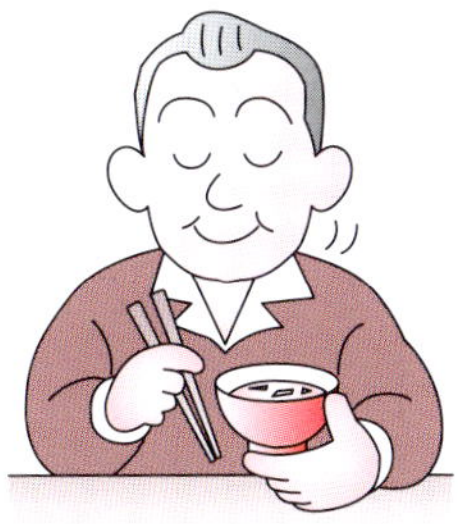

早食いは食べ足りなさを助長するもと。よくかんで、ゆっくり食事を楽しむ

●料理の品数を増やす

豪華な一品より、食卓にたくさんの器が並んでいるほうが見た目にも満足感を覚えられます。

●ゆっくり食べる

人が満腹感を覚えるのは、食事を始めてしばらくするとある種の物質が出て、脳の満腹中枢を刺激するためです。食べるペースが早ければ満腹を感じる前に食事が終わってしまい、欲求不満が残ります。早食いの人に食べすぎが多いのもこのためです。

ですから、会話を楽しみながら、ゆっくりと食べることが大切です。会話のある食卓は食事制限のストレスを和らげてもくれます。

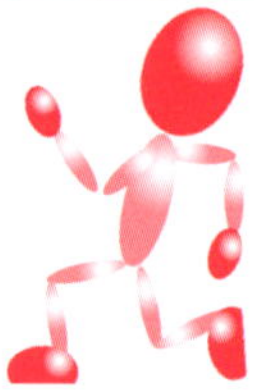

調理の工夫でカロリーダウン

食事療法をするうえで、とくに注意したいのが調理の際の油の使い方です。煮る、焼く、蒸すなどの調理方法を活用するなど、油の量を減らす工夫をしましょう。

少量でも高カロリー、調理の際の油に注意

調理に使う植物油は、10g（大さじで軽く1杯）で90kcalと高カロリーです。せっかく食材をきっちり量っても、油を使いすぎてしまっては元も子もありません。

油を使わなくても、煮る、焼く、蒸すなど調理方法はいろいろあります。これらの調理法を駆使し、料理のレパートリーを広げましょう。

炒め物をするときは、材料を大きめに切り、下ゆでするのも一つの方法です。大きく切ることで油に触れる面積が減り、油の吸収量を抑えることができます。また、下ゆでしておけば炒める時間が短くてすみ、少量の油でも焦がさず調理できます。

揚げ物はできれば避けたいところですが、どうしても食べたいときは衣に注意します。天ぷらはつける衣を薄くすれば、吸油量を抑えられます。

ほかにもある油を減らすこんな工夫

調理器具の選び方で油の使用量を減らすこともできます。少しの油で調理できるテフロン加工のフライパンは、ぜひ揃えておきたい道具の一つです。また、油を使わずに揚げ物ができる電子オーブンレンジや、フライパンに油を薄くなじませることができるスプレータイプのオイルボトルも登場しています。

調理に使う油のほか、サラダにかけるドレッシングも分量に注意しましょう。「別皿」にすると使用量を減らせます。

油を減らすための工夫

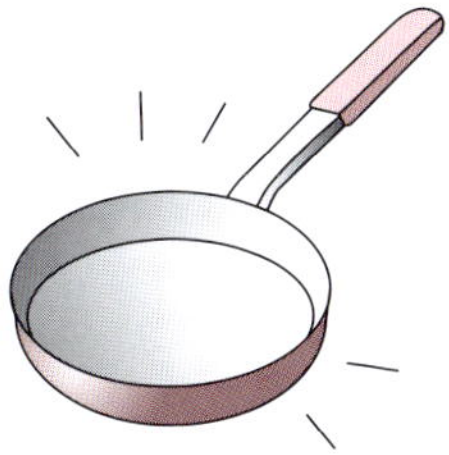

テフロン加工のフライパンを使う

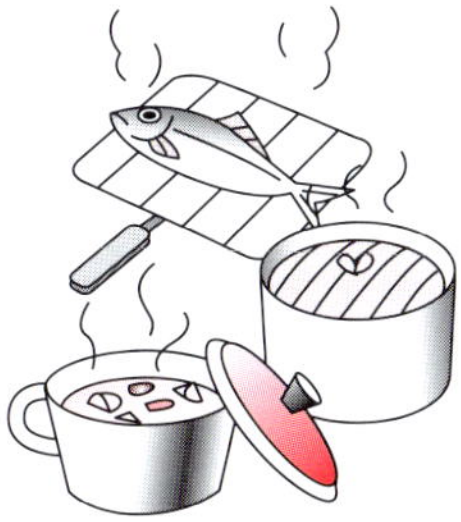

焼く、蒸す、煮るなど、調理方法のテクニックを磨く

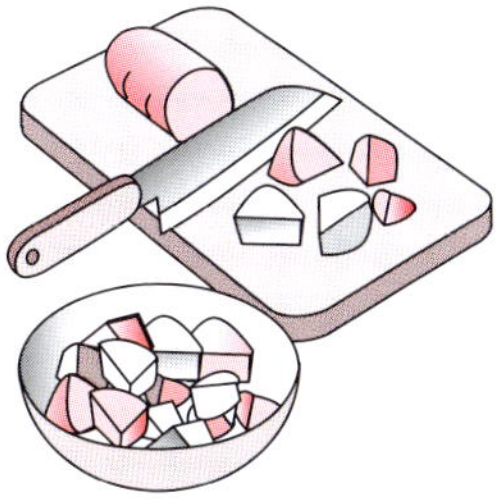

炒め物の材料は大きめに切り、吸油量を抑える

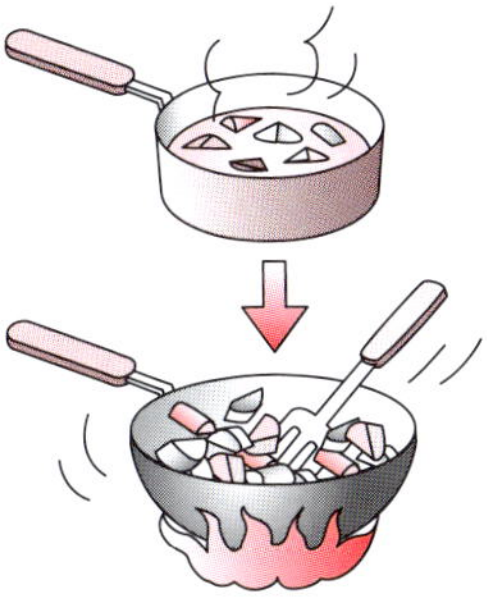

火の通りにくい食材は下ゆでし、高温でサッと炒める

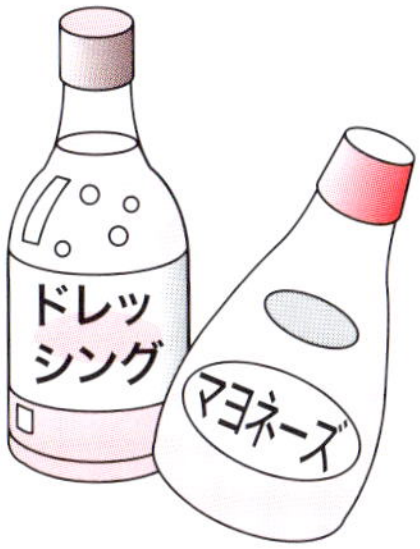

マヨネーズなどの隠れた油にも注意。ドレッシングは使用量に注意する

BREAK　ミニ・コラム

薄味に慣れよう

食事療法では薄味を心がけることも大切です。みそや砂糖などの調味料はカロリーが比較的高く、１日の摂取量が制限されます。塩やしょうゆのエネルギーは無視できますが、塩分のとりすぎは高血圧を引き起こすため、やはり控える必要があります。

また、料理の味が濃いと、ついご飯が進みがちです。薄味にして、素材そのものの味を楽しみましょう。

だしを濃いめにとったり、香辛料でアクセントを効かせれば、味付けの物足りなさをカバーできます。また、塩分を控える代わりに、レモン汁やお酢を上手に活用するのも一法です。

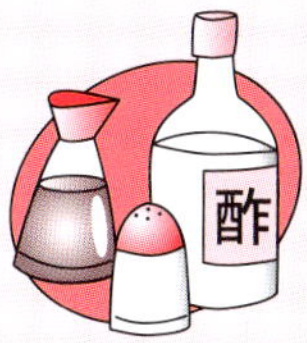

外食の上手なとり方

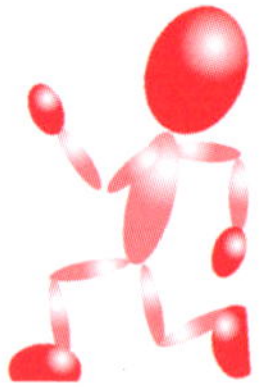

外食をとらざるを得ないときは、メニューの選び方や食べ方を工夫します。そして、カロリーや栄養の過不足を、前後の食事で調整するようにしましょう。

外食のとり方を工夫する

どんな食品がどれだけ入っているのかはっきりしない外食は、食事療法を行ううえでの障害の一つです。しかも、一般に外食料理にはカロリーの高いものが多く、栄養バランスもあまりよいとはいえません。

とはいえ、現代の生活の中で外食を完全に避けることは難しいのが実情です。ですから、外食のとり方のコツを覚えて、日々の食事療法の中にうまく組み入れていく工夫が必要になります。

栄養バランスに気をつけ、量を調整する

まずメニューの選び方ですが、栄養のバランスという面で、単品料理より定食がおすすめです。副菜に野菜を使った、品数の多いものを選びましょう。定食がない場合には、なるべく多くの食品を使っている料理を選ぶのがポイントです。丼物は食品の種類が少ないうえ、甘味が強く、一般に油の量も多いので、できれば避けたいメニューです。

また外食ではどうしても野菜が不足しますので、サラダや一品料理などを追加するとよいでしょう。

適量以上の量だと思ったら、ご飯を「少なめ」で注文するなどして調整しましょう。そのためには、日頃から食品の分量を量り、感覚を養っておく必要があります。料理は奥さんに任せっきりという人も、ときどきは自分でつくってみるようにしましょう。

以上のようなことに気をつけたうえで、外食での過不足は前後の食事で調整していくようにしましょう。

外食のおもな問題点と対処法

カロリーの高い料理が多い

対策

1. 量が多いときは調整する

量が多すぎると感じたら、注文の時に「少なめ」や「ドレッシングは別皿にしてほしい」などと頼む

2. 和食メニューが無難

洋食や中華よりは比較的低カロリー。ただし、砂糖や塩分の多い料理には注意

栄養のバランスがとりづらい

対策

1. 定食を選ぶ

単品料理より、定食のほうが栄養バランスをとりやすい

2. 食品の多い料理を選ぶ

単品の場合は丼物より、食品の種類を多く使っている料理を選ぶ

野菜が不足しがち

対策

1. 一品料理を追加する

野菜を使った一品料理やサラダなどを追加して補う

2. その日の別の食事で調整

野菜の不足に限らず、外食での過不足は家庭の食事で調整する

BREAK ミニ・コラム

血糖上昇係数（GI）とは？

同じエネルギー量の糖質を含む食品でも、摂取後の血糖値の上昇率は食品によって異なります。血糖上昇係数（Glycemic index：GI）とは、さまざまな食品を摂取したあとの血糖上昇率を、ブドウ糖を100とした場合と比較して指数化したものです。

糖尿病の食事療法にGIを用いることについて、これまで糖尿病専門家の関心は必ずしも高くありませんでした。しかし近年、GIの低い食品を摂取することで食後血糖の急激な上昇が起きず、血中への過剰なインスリン分泌も避けられ、肥満や高血圧など生活習慣病を予防できるとの考え方が出され、注目を集めています。WHO（世界保健機関）でも、炭水化物はGIをもとに分類することを推奨しています。

忙しいときの宅配糖尿病食

●いろいろなニーズに応じて利用できる

食事療法は糖尿病治療の基本であり、もっとも大切な部分です。

しかし、毎日の献立を考えて、買い物に行き、きちっと量って料理するとなると、根気だけでなく時間も必要です。一人暮らしや仕事の忙しい人は、なかなか実行できない場合もあるでしょう。

また、一人暮らしのお年寄りなどは、食品交換表の理解が難しいというケースもあります。

そこで、こういった悩みを抱えている人たちに便利なのが、調理済み糖尿病食の宅配サービスです。

食事療法の基本にそって、専門の管理栄養士が栄養バランス・カロリーを考えた料理が届きます。冷凍タイプは商品によってカロリーが異なりますので、必ず表示を確認し、自分の状態に合わせながら調整するとよいでしょう。

宅配食の利用は、調理の負担を減らしながらカロリーコントロールを続けていくにはよい方法です。指示カロリーに対応する食事のボリューム感覚をつかむのにも役立ちます。

興味のある方は、一度試してみてはいかがでしょうか。

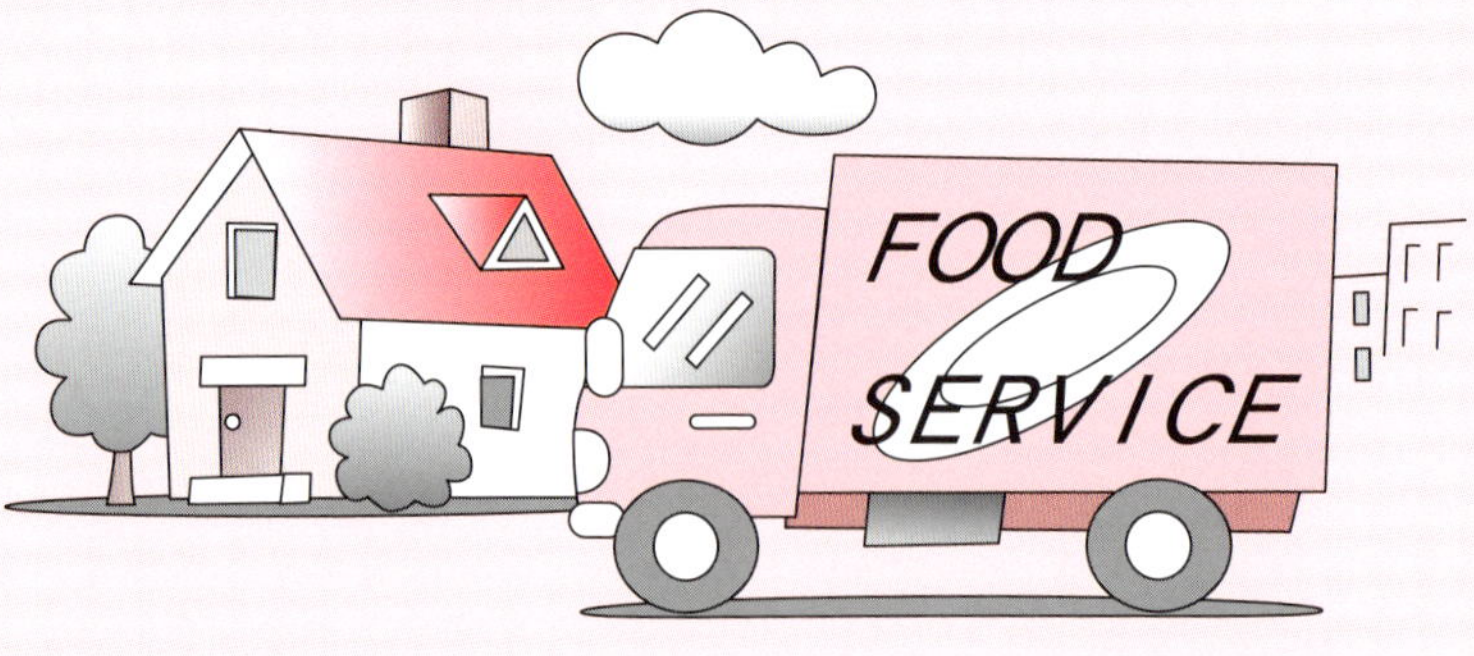

第5章

運動療法で病状を改善！

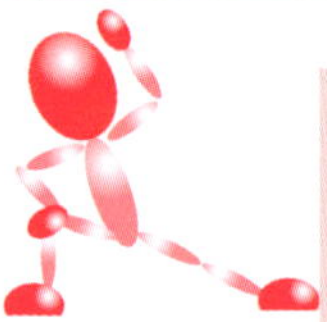

運動療法の効果とは？

運動療法は、食事療法と並んで糖尿病治療の基本となるものです。肥満の解消だけでなく、インスリンの効きをよくしたり脂質代謝を改善するなど、さまざまな効果があります。

肥満を解消し、病状の改善に役立つ

運動を行うことの効果として皆さんがまず思い浮かべるのが、「肥満の解消」だと思います。

確かに肥満は、日本人の糖尿病の多くを占める2型糖尿病の最大の誘因です。そして、その肥満は、食べすぎと運動不足がもたらしたものです。

ですから、食事療法でエネルギーの過剰摂取を抑えるとともに運動で消費していけば、おのずと肥満は解消され、糖尿病の改善に大きく役立ちます。

いろいろある運動療法の効果

それでは、太っていなければ運動療法は必要ないのかといえば、決してそうではありません。運動療法には肥満の解消という以外にも、次に述べるようなさまざまな効果があるのです。

●ブドウ糖の利用が増え、血糖値が下がる

運動を行うと、筋肉でエネルギーが消費されるため、血液中のブドウ糖が筋肉にとり込まれるようになります。

このとき、健康な人では肝臓からグリコーゲンが放出されるので血糖値に変化はありませんが、糖尿病の患者さんの場合、ブドウ糖の筋肉へのとり込みが急速なので、血糖値が下がっていきます。これを運動による急性効果といいます。

●インスリン受容体が活性化し、インスリンの効きがよくなる

インスリン抵抗性（24ページ参照）の見られる患者さんが運動をす

運動療法の効果

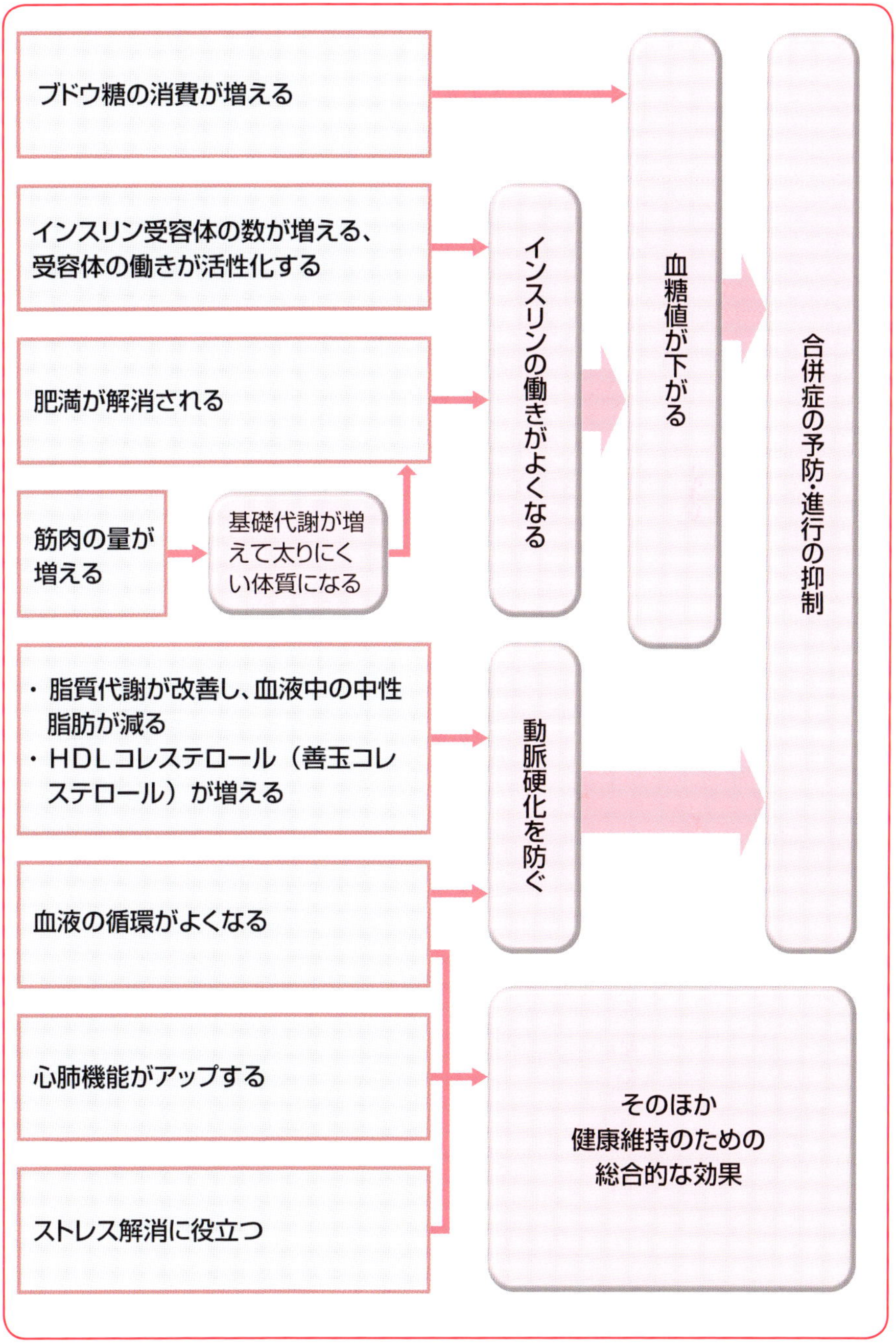
ブドウ糖の消費が増える
インスリン受容体の数が増える、受容体の働きが活性化する
肥満が解消される
筋肉の量が増える
基礎代謝が増えて太りにくい体質になる
・脂質代謝が改善し、血液中の中性脂肪が減る
・HDLコレステロール（善玉コレステロール）が増える
血液の循環がよくなる
心肺機能がアップする
ストレス解消に役立つ
インスリンの働きがよくなる
血糖値が下がる
動脈硬化を防ぐ
合併症の予防・進行の抑制
そのほか健康維持のための総合的な効果

ると、インスリン受容体の数が増えたり、受容体の働きが活性化することが知られています。これにより、細胞内でのインスリンの作用が高まり、血糖値が下がります。

●脂質代謝が改善され、動脈硬化の予防になる

運動をすると脂肪もエネルギー源として使われるため、血液中の中性脂肪が減り、動脈硬化の進行が抑えられます。

また、運動により、動脈硬化を防ぐ作用のあるＨＤＬコレステロール（善玉コレステロール）が増えることもわかっています。

●筋肉が増え、基礎代謝が高まる

エネルギーを消費する最大の組織が筋肉です。運動によって筋肉の量が増えると基礎代謝が高まり、安静時でも脂肪が燃焼されるようになります。そのため、運動をつづけることによって太りにくい体をつくることができます。

以上のほかにも、血液の循環がよくなる、心肺機能が高まる、体力がアップする、ストレス解消になるなど、糖尿病の治療にとどまらず、健康的な生活を送るための総合的な効果が期待できます。

食事療法をおろそかにしない

間違えないでいただきたいのは、運動をしているからといって「その分たくさん食べていい」とか、「食べすぎたら運動すればいい」というわけではないということです。

たとえば、ハンバーガー1個（約３２０〜４００kcal）をたいらげるのはあっという間ですが、これを運動で消費しようと思ったら、少なくともジョギングで40分、散歩なら2時間以上つづけなければなりません（体重60kgの人の場合）。運動で消費するエネルギーは、私たちが思っているほど多くはないのです。

ですから、運動を免罪符にして好き勝手に食べていては、意味がありません。

運動療法は、食事療法と並行して行ってこそ効果があることを忘れないようにしましょう。

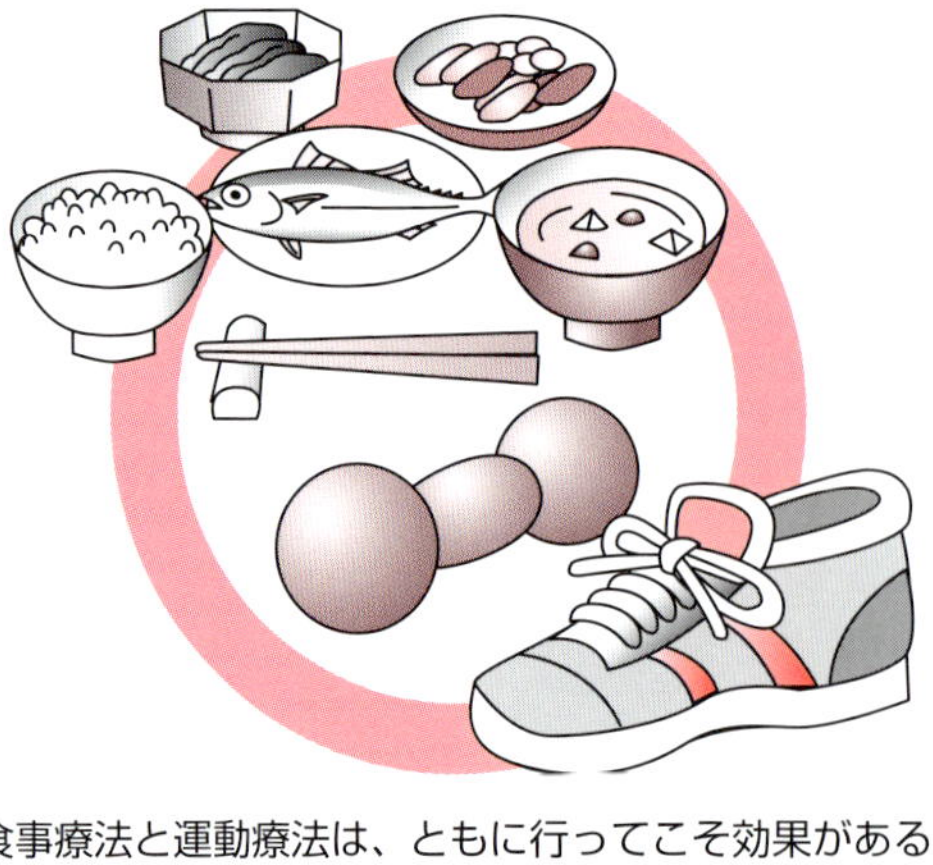

食事療法と運動療法は、ともに行ってこそ効果がある

食事療法と運動療法の相乗効果による肥満の解消

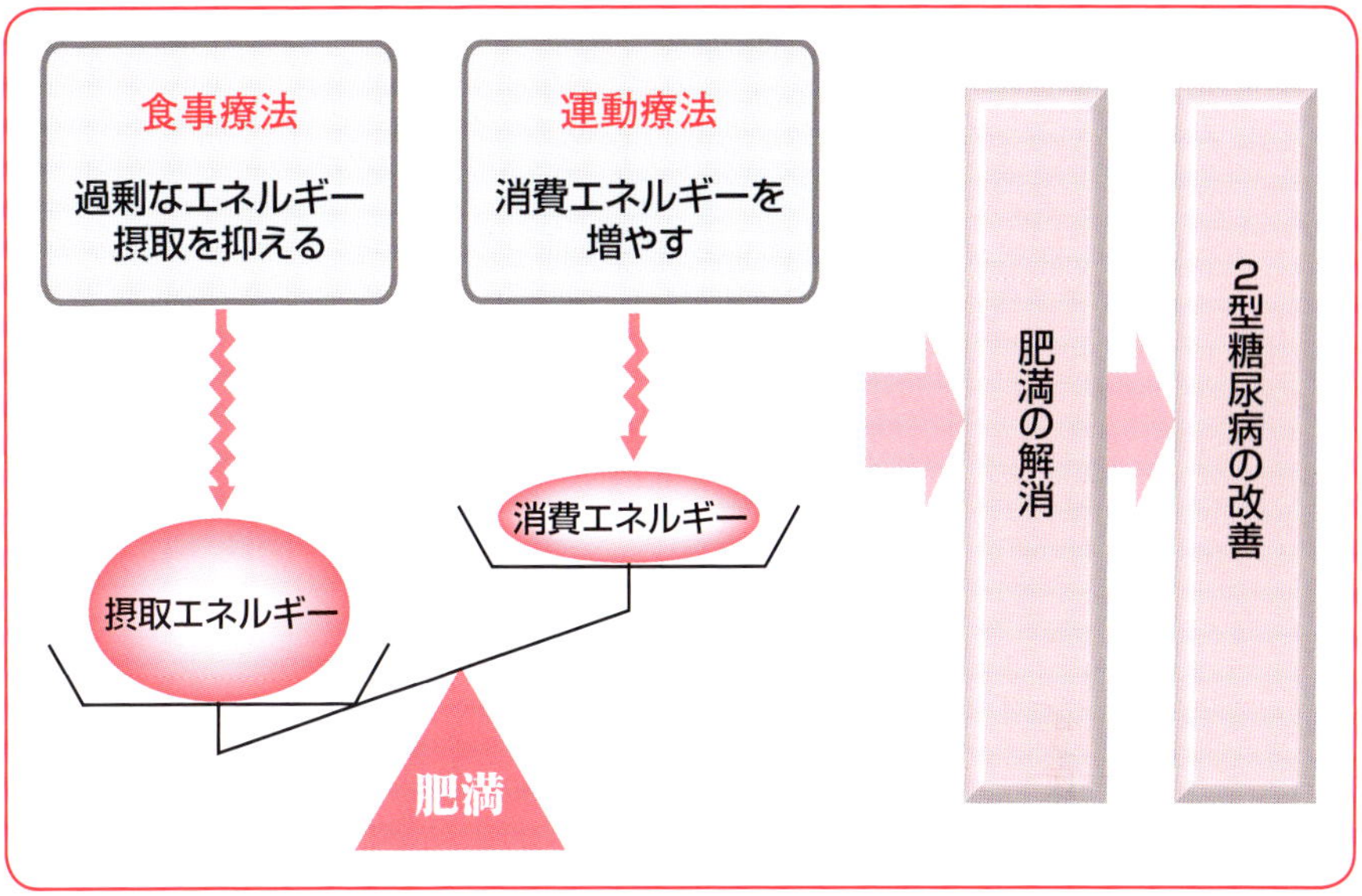

2型糖尿病患者の運動療法による血糖値への影響

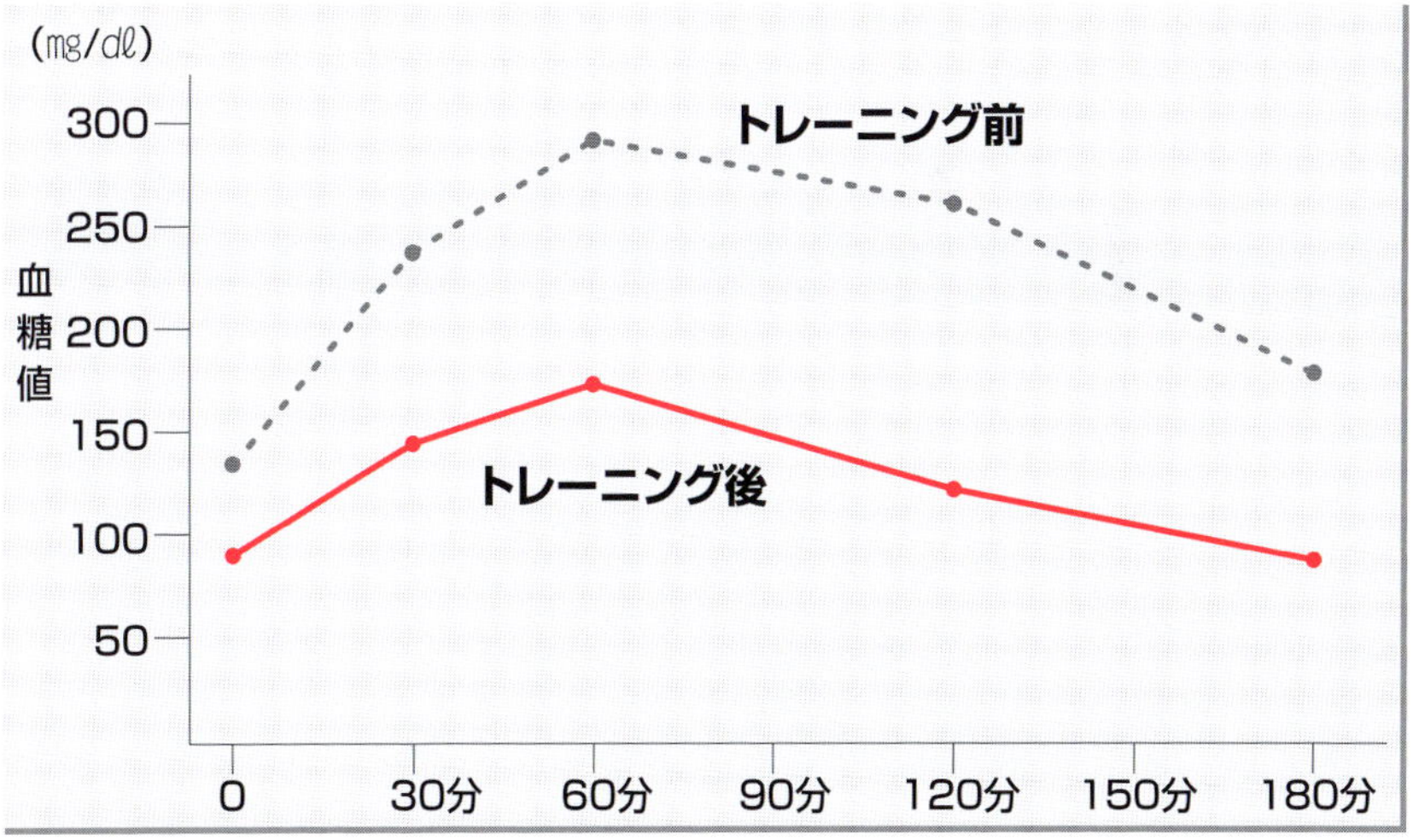

軽症の2型糖尿病患者5名における12カ月間の有酸素トレーニングの前後での100g経口糖負荷試験に対する血糖値反応。トレーニング後では、明らかな血糖値の改善が見られる

資料：米国糖尿病学会編「糖尿病の運動療法ガイド」（メジカルビュー社）より（一部改変）

運動を始める前に医師のチェックを

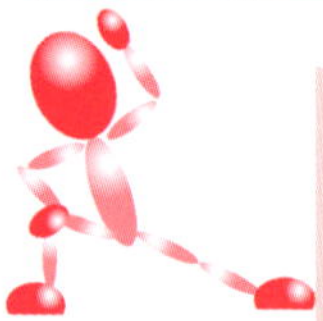

運動療法は自分で勝手に始めてはいけません。事前に専門医によるメディカルチェックを受け、運動を行ってもよいか医師に確認することが必要です。

運動療法が適さないケースもある

運動療法は有効な治療法ですが、正しく行わないと十分な効果が得られないばかりか、健康を害したり、糖尿病を悪化させることにもなりかねません。

たとえば、血糖コントロールの悪い人が運動をすると、かえって血糖値が上がってしまうことがあります。尿にケトン体が出るほど状態が悪い場合には、ケトン性昏睡を起こすこともあり、危険です。

また、進行した網膜症《もうまくしょう》や腎症《じんしょう》などの合併症のある人や、足に障害のある人、狭心症などの心臓疾患を抱えている人などは、激しい運動は禁止されます。

このように、運動はやり方しだいで薬にも毒にもなる「諸刃《もろは》の剣」であることを知っておいてください。

運動を始める前にメディカルチェックを

運動療法は勝手に始めてはいけません。専門医によるメディカルチェックを受け、運動を行ってよいか、またどの程度の運動が適切なのか、医師やスポーツトレーナーの指導のもとに行うことが大切です。

メディカルチェックでは、血糖コントロールの状態、合併症の有無や程度、そのほかの疾患の有無などが調べられます。血圧がかなり高かったり、安静時の心電図に異常が見られるような場合には、運動を負荷した状態での検査も必要です。

これらの検査結果を踏まえたうえで、その人の年齢や体型、日頃の生活状況などを考慮して、医師が運動の内容を決めていきます。

メディカルチェックのおもな項目と内容

1 問　診
病歴、家族の病歴、自覚症状など

2 診　察
呼吸器系、循環器系、運動器系、感染症など

3 臨床検査
血糖コントロールの状態、尿たんぱくなど

4 胸部エックス線検査
心臓、肺、動脈硬化など

5 心電図検査
安静時、運動負荷時

6 合併症を調べる検査
網膜症、腎症、神経障害、足の病変など

運動療法が制限されるケース

血糖コントロールの状態が極めて悪い場合

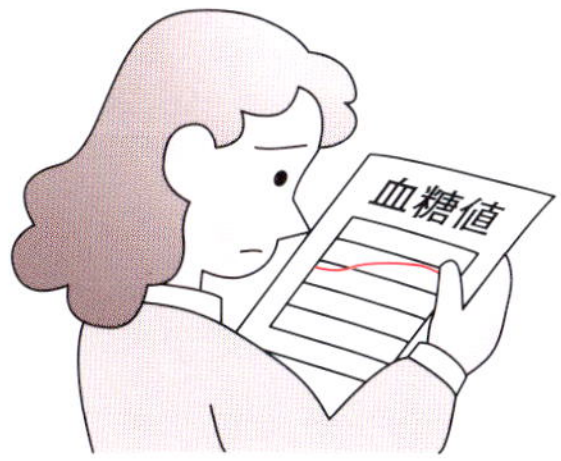

進行した網膜症や腎症などの合併症がある場合

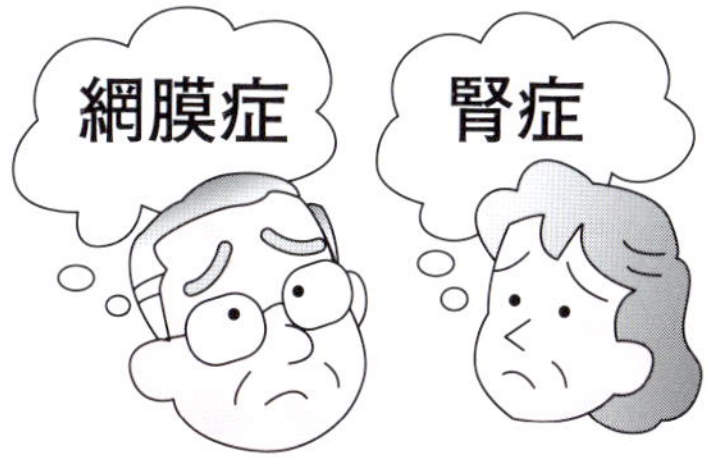

足に潰瘍《かいよう》や壊疽《えそ》がある場合

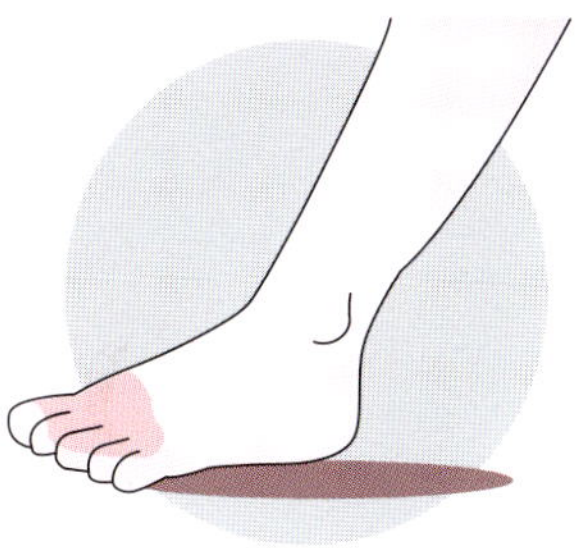

著しい高血圧や、狭心症などの心臓疾患がある場合

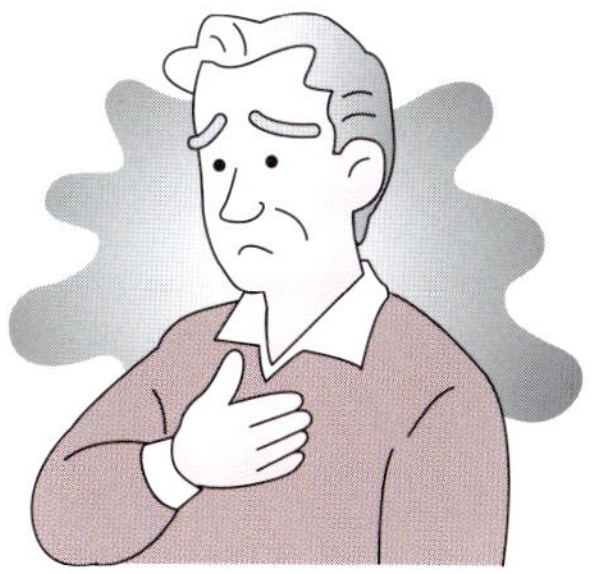

どんな運動を行えばよい？

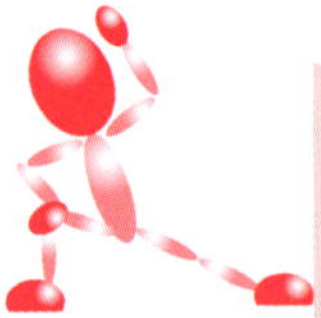

治療のための運動を効果的かつ安全に行うには、どんな種類の運動を、どのくらいの強度と継続時間で、いつ、どの程度の頻度で行うかがポイントとなります。

少しずつ体を慣らしていこう

メディカルチェックの結果、とくに問題がなければ、さっそく運動を始めます。

といっても、ふだんあまり運動をしていない人は、いきなり頑張りすぎてはいけません。主治医などから指導がありますが、最初はラジオ体操のような軽い運動で、少しずつ体を動かしていきましょう。

さて、運動を効果的かつ安全に行うためには、①運動の種類、②運動強度、③継続時間、④実施時間帯、⑤運動の頻度、の5つが重要となります。順を追って見ていきましょう。

どんな種類の運動を選んだらよい？

運動の種類は、自分の好きなものを一つか二つ選べば十分ですが、次の点に考慮するとよいでしょう。

●無理なくつづけられるもの

運動療法の目的は、必ずしも毎回の運動で直接ブドウ糖を消費することではありません。むしろ重要なのは、長期間つづけることでインスリンの感受性をよくしたり、筋肉の量を増やして、エネルギーの消費を円滑にしていくことにあります。

ですから、たまに激しい運動をするというのではなく、無理なく、長くつづけられるような運動を選ぶことが大切です。

●一人で手軽にできるもの

運動はできれば毎日、少なくとも週に3日は行うことが大切です。ですから、毎日の生活の中で時間のとれるときに、一人で手軽にできる運動が適しています。相手が必要だったり、前もって場所を予約しなくて

治療に効果的な運動法

●選び方のポイントは？

無理なく、長期間つづけられる

一人で手軽にできる

体調に合わせて強度を調整したり、中止できる

●エネルギーを消費するために効率のよい運動は？

酸素をたくさん体内にとり入れる運動 ➡ 有酸素運動

●以上の条件に合う運動は？

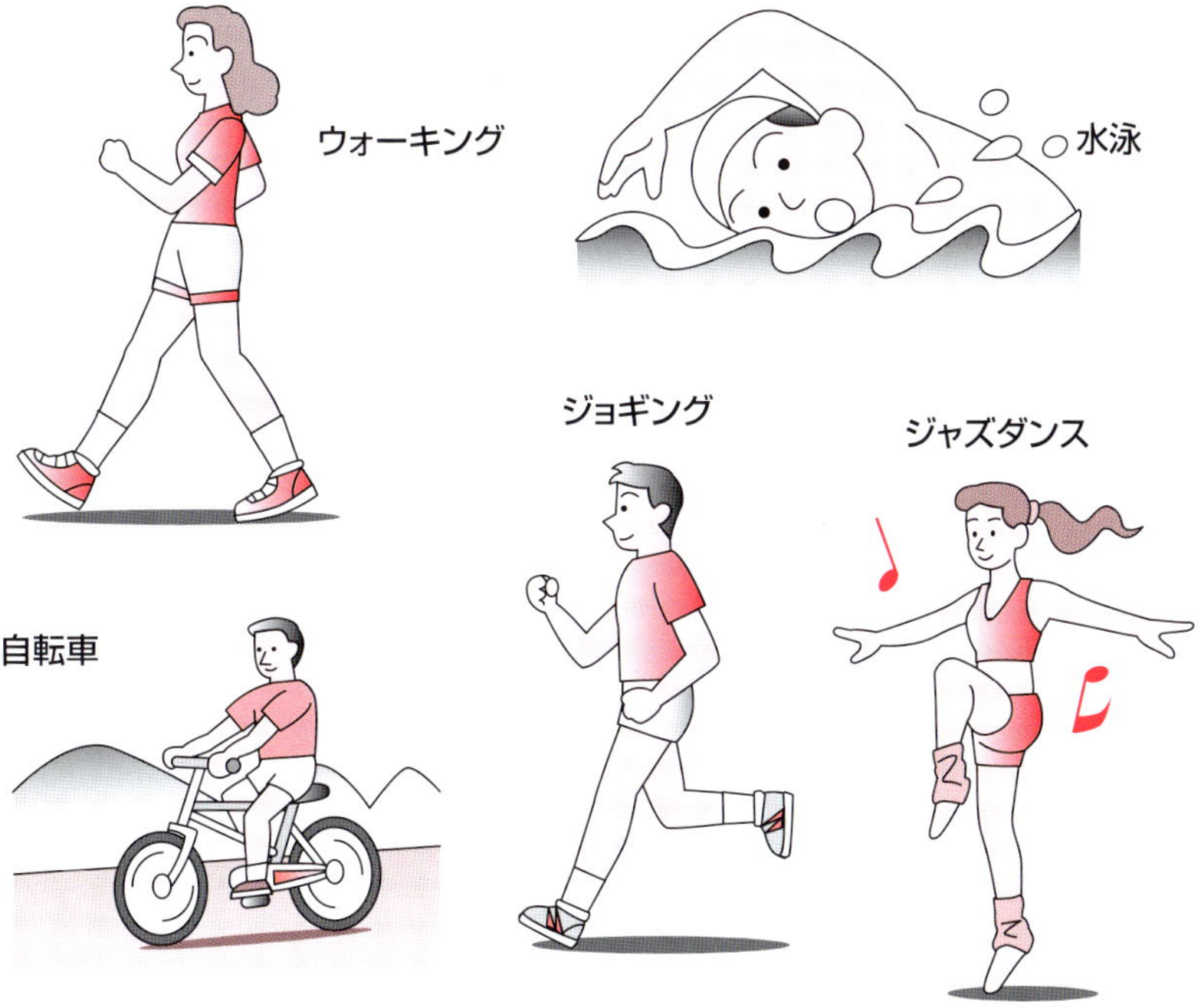
ウォーキング
水泳
ジョギング
ジャズダンス
自転車

➡これらの運動に、筋肉を鍛えるダンベル体操などを組み合わせるとより効果的

はいけないようなスポーツはあまりおすすめできません。

●運動の強度が調整できるもの

その日の体調に合わせて運動の強度を緩めたり、中止できるものを選びましょう。その意味でも、団体スポーツより一人で行える運動のほうが適しています。

全身の筋肉を使う有酸素運動が効果的

運動の効果を上げるには、全身を使った運動が向いています。さらには、体内での糖質や脂肪の利用をよくするために、たくさんの酸素を体にとり入れながら行う有酸素運動が最適です。

有酸素運動にはいろいろな種類がありますが、前述したポイントを考え合わせると、ウォーキング、ジョギング、水泳、自転車、なわとび、ジャズダンスなどがおすすめです。

なかでもウォーキングは、特別な道具も必要なく、いつでも、誰でも簡単に始められるという点でとくにおすすめできます。ジョギングなどは、いきなり始めるとひざなどの関節を傷めるので注意してください。

肥満している人には、ひざへの負担が少ない水泳や水中歩行などもすすめられます。

どのくらいの強さの運動を行うか

まったく同じ運動をしても、体にかかる負担は人それぞれに違います。そこで、各人に適した強さで行うことが必要となりますが、それを知るもっとも簡単な方法が、脈拍数を目安にするやり方です（左ページ表参照）。その人の限界とされる運動の強度を100％とすると、糖尿病の運動療法では、その40～60％が適当な強度といわれています。

BREAK　ミニ・コラム

週末のゴルフは運動になる？

よく「毎週末ゴルフに行きますが、それでも運動不足ですか？」と尋ねる患者さんがいます。確かに、何もしないよりはましですが、糖尿病の運動療法としては不十分です。

一般に、運動が糖代謝に与える持続効果は２日程度といわれますので、少なくとも隔日で週に３～４日は運動しないと十分な効果は得られません。

ですから、週１回のゴルフとは別に、やはり治療のための運動の時間をきちんと設けることが必要です。

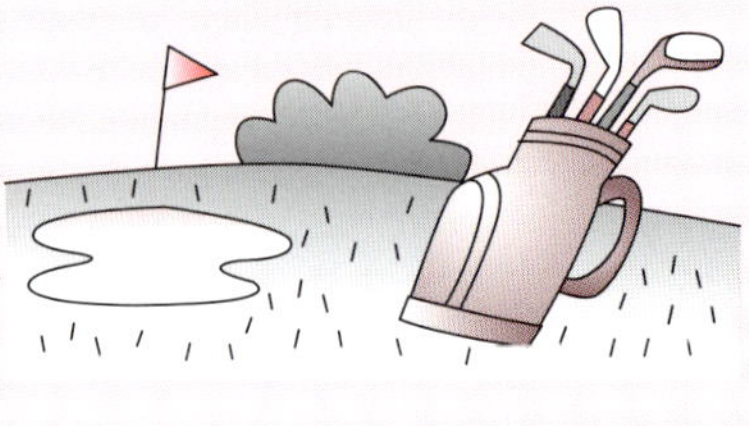

脈拍数から見た運動の強度と脈拍の計り方

●運動強度に応じた脈拍数の目安

強度	1分間あたりの脈拍数					感じ方、体の様子
	20歳代	30歳代	40歳代	50歳代	60歳代	
100%	190	185	175	165	155	体全体が苦しい
80%	165	160	150	145	135	つづかない、やめたい、のどが渇く
60%	135	135	130	125	120	いつまでもつづく、充実感、汗が出る
50%	125	120	115	110	110	汗が出るか出ないか、フォームが気になる
40%	110	110	105	100	100	楽しく気持ちよいが、まるで物足りない
30%	95	95	95	90	90	じっとしているより動いたほうが楽

運動療法に適した強度（60%〜40%）

糖尿病治療研究会編「糖尿病運動療法のてびき」第2版より抜粋作成

●脈拍の計り方

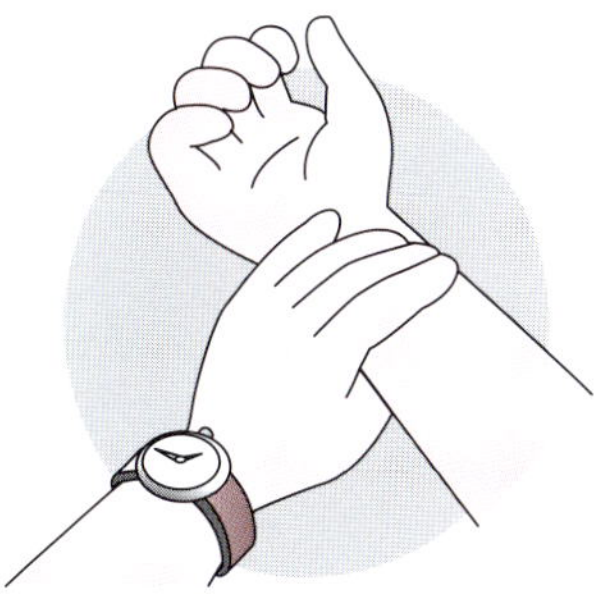

人差し指、中指、薬指を、反対の手首の動脈に軽くあてて数える

5分ほど運動した直後に、15秒間、脈拍数を数える

↓

上記の脈拍数を4倍する

↓

1分間の脈拍数

たとえば40歳代の人なら、初めは脈拍数が１０５前後（強度40％）になるくらいを目安にし、体力に自信がついてきたら、徐々に１３０前後（強度60％）にまで高めていくのが理想的です。

ただし、脈拍数はあくまでも目安ですから、つらいと感じる場合は、決して無理をしないでください。また、強度の調整についても、医師やスポーツトレーナーの処方に基づいて行うことが原則です。

どのくらいの時間で、いつ行うか

１回の運動の時間は、運動強度にもよりますが、30分くらいを目安にするとよいでしょう。とくに肥満の解消が目的の場合、脂肪を燃やすためには、最低でも20分以上継続して行うことが必要です（下図参照）。

なお、運動によるエネルギー消費量は、その運動の強度と継続時間によって決まります。左ページの「運動種目別エネルギー消費量」をもとに計算すれば、おおまかなエネルギー消費量を知ることができます。

運動を行う時間帯は、急性効果による血糖コントロールに主眼を置けば、血糖値が上がる食後１～２時間の間がもっとも効果的です。

しかし、現実的には仕事の関係などから、そう都合よく時間がとれるとは限りません。大切なのは長くつづけていくことですから、それぞれの生活の中で無理なく組み込める時間に行うとよいでしょう。

ただし、食事直後の運動は糖質の消化・吸収を悪くするので避けてください。また、経口血糖降下薬やインスリンを用いている人は、早朝や空腹時の運動は低血糖を起こしやすいので注意が必要です（１３０ページ参照）。

運動の継続時間と代謝の関係

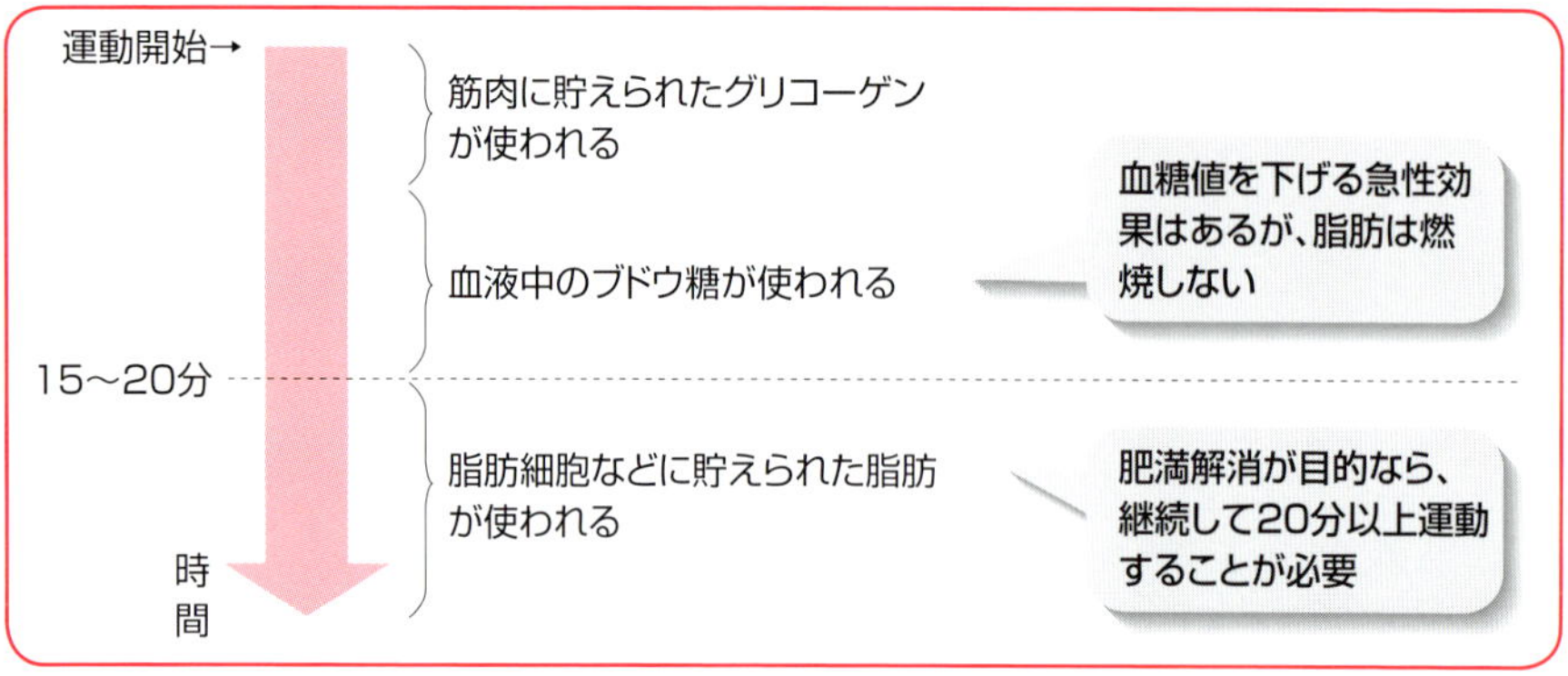

運動開始→
筋肉に貯えられたグリコーゲンが使われる
血液中のブドウ糖が使われる
血糖値を下げる急性効果はあるが、脂肪は燃焼しない
15～20分
脂肪細胞などに貯えられた脂肪が使われる
肥満解消が目的なら、継続して20分以上運動することが必要
時間

運動種目別エネルギー消費量

運動種目	体重1kgあたりの1分間のエネルギー消費量	体重60kgの人が1単位(80kcal)消費する時間
散歩	0.0464kcal	約29分
歩行(分速60m)	0.0534kcal	約25分
〃 (分速70m)	0.0623kcal	約21分
〃 (分速80m)	0.0747kcal	約18分
〃 (分速90m)	0.0906kcal	約15分
〃 (分速100m)	0.1083kcal	約12分
ジョギング(軽い)	0.1384kcal	約10分
体操(軽い)	0.0552kcal	約24分
〃 (強め)	0.0906kcal	約15分
自転車(平地で毎時10km)	0.0800kcal	約17分
〃 (平地で毎時15km)	0.1207kcal	約11分
〃 (上り坂で毎時10km)	0.1472kcal	約9分
〃 (上り坂で毎時15km)	0.2602kcal	約5分
〃 (下り坂)	0.0269kcal	約50分
階段昇降	0.1004kcal	約13分
水泳(クロール)	0.3738kcal	約4分
〃 (平泳ぎ)	0.1968kcal	約7分
ジャズダンス	0.1517kcal	約9分
卓球(練習)	0.1490kcal	約9分
バドミントン(練習)	0.1508kcal	約9分
テニス(練習)	0.1437kcal	約9分
ゴルフ(平均)	0.0835kcal	約16分
サッカー(練習)	0.0853〜0.1419kcal	約9分〜16分

日本体育協会スポーツ科学委員会資料より

●運動を行った際の消費エネルギー量の求め方

消費エネルギー量(kcal) ＝ 体重1kgあたりの1分間のエネルギー消費量（kcal） × 体　重(kg) × 時　間(分)

（体重1kgあたりの1分間のエネルギー消費量：上表参照）

【例】体重60kgの人が30分散歩した場合

0.0464(kcal)×60(kg)×30(分)=83.52kcal

効果的なウォーキングの仕方

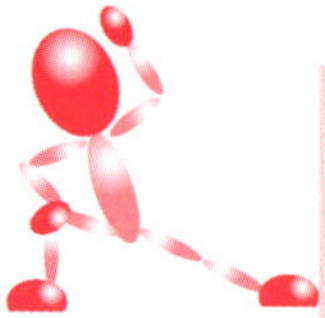

いつでも、どこでも、手軽にできるウォーキングは、運動療法にうってつけの運動法です。より効果的に行うために、正しいフォームを身につけましょう。

まずはウォーキングから始めよう

中程度の強さの運動を、できるだけ長時間つづけることが理想である運動療法にとって、ウォーキングはまさに最適です。

「歩くだけではたいした運動にならないのでは……」と思われるかもしれませんが、正しいフォームで歩けば、同じ速度のジョギングより、むしろ高い負荷の運動になります。

しかも、ジョギングのようにひざや足首の関節に負担をかけることも少なく、長く運動から遠ざかっていた人や中高年の人でも、安全に行うことができます。

正しいフォームで効果的に歩こう

「歩く」といっても、単にダラダラ歩いていたのでは効果がありません。左ページのイラストのように、背筋を伸ばし、腕を大きく振り、いつもより大きな歩幅でサッサと歩くことがポイントです。このようなフォームで歩けば、脚だけでなく、腕や背中、お尻など、全身の筋肉を使うことができます。

効果的な歩行速度を左ページに示していますが、感覚的には「歩きながらの会話が可能な程度の早足」を目安にするとよいでしょう。時間は1回20～30分程度、毎日1～2回歩くのが理想です。

なお、歩く際はウォーキングシューズなどクッション性のある靴をはくことが大切です（132ページ参照）。通勤時を利用して歩く場合、革靴は足を傷めたり転倒などの危険がありますので、運動靴を持参してはき替えるようにしましょう。

ウォーキングの正しいフォーム

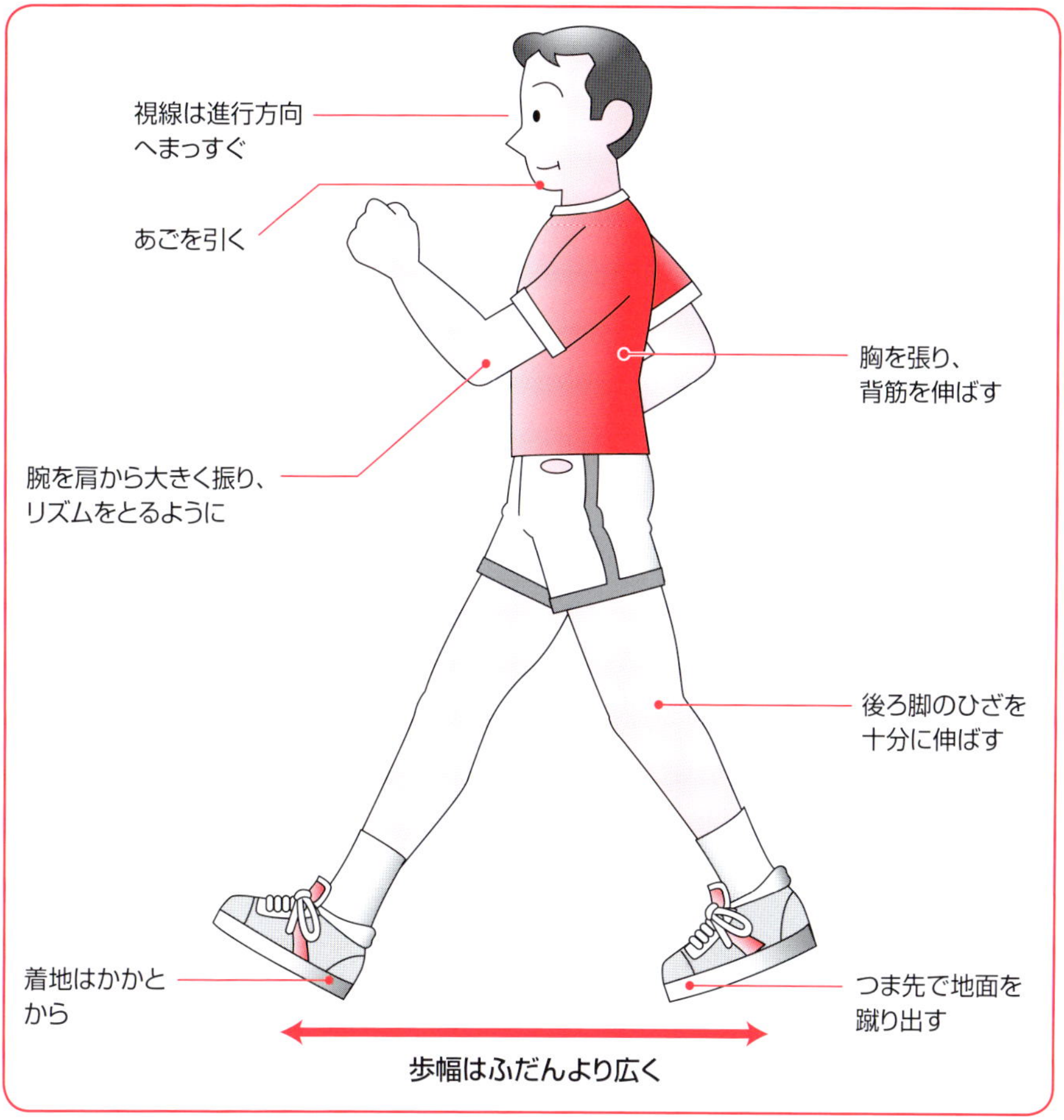
視線は進行方向
へまっすぐ
あごを引く
胸を張り、
背筋を伸ばす
腕を肩から大きく振り、
リズムをとるように
後ろ脚のひざを
十分に伸ばす
着地はかかと
から
つま先で地面を
蹴り出す
歩幅はふだんより広く

効果的な歩行速度の目安

	男　性	女　性
20歳代	120～130m／分 （1km･約8分）	90～100m／分 （1km･10～11分）
30～40歳代	100～110m／分 （1km･9～10分）	80～90m／分 （1km･約11～13分）
50歳代以上	80～90m／分 （1km･約11～13分）	60～70m／分 （1km･約14～17分）

運動の前後にストレッチを行おう

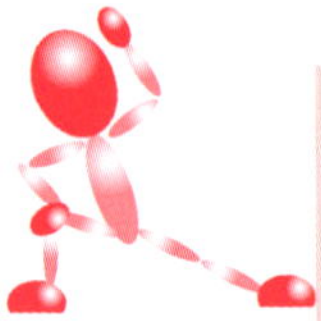

準備運動を軽視して急に運動を行うと、筋肉や関節を傷めるなど、思わぬケガにつながります。運動の前後にストレッチを組み入れて、安全に運動を楽しみましょう。

準備運動と整理運動を怠りなく

準備運動もなしに、いきなり運動を始めるのは禁物です。筋肉や関節を傷めたり、ひどいときにはアキレス腱《けん》を切ったり骨折するなど、重大な事故にもつながりかねません。

そこで、毎回の運動を始める前に、準備運動（ウォーミングアップ）としてストレッチを行いましょう。ストレッチは、ゆっくり体を曲げたり伸ばしたりする運動で、筋肉や腱をほぐす効果があります。

また、運動の最後にストレッチを行えば、整理運動（クーリングダウン）にもなります。運動で張った筋肉を緩め、また筋肉にたまった疲労物質がとれやすくなります。

息を止めずにゆっくり行うのがコツ

ストレッチを行うときのおもなポイントは次のとおりです。

●息を止めない

息は止めずに、自然に呼吸をしながら行います。息を止めると筋肉が緊張し、伸びにくくなります。

●反動をつけず、ゆっくりと

反動をつけて急激に伸ばすと、筋肉や腱を傷める恐れがあります。ほどよい緊張感を感じるところまで、ゆっくりと伸ばし、そのまま10秒ほど静止します。

●無理して伸ばさない

痛みを感じるほど、無理して伸ばしてはいけません。

ストレッチは、雨の日など屋外での運動ができないときに行うのも有効です。また、仕事や家事の合間に手軽にできますので、ぜひ、毎日の生活の中にとり入れてください。

仕事の合間にできる簡単ストレッチ

●椅子に座ったままできるストレッチ

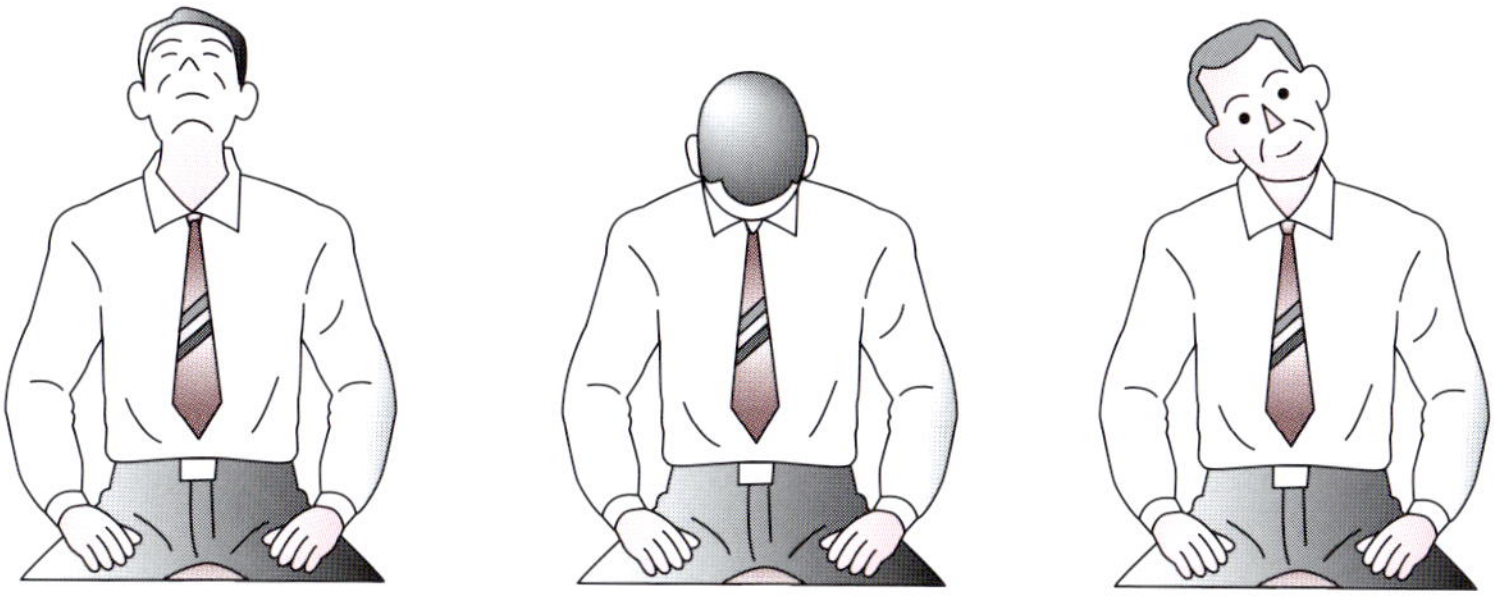

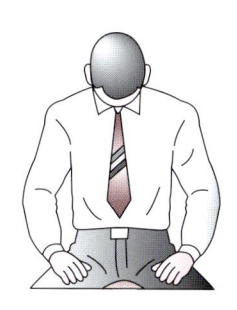

頭を上、下、斜めにゆっくり傾け、首筋を伸ばす

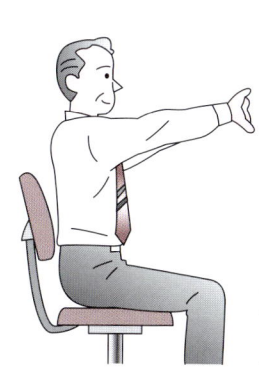

指を組み、手のひらを外側に向けて腕を伸ばす

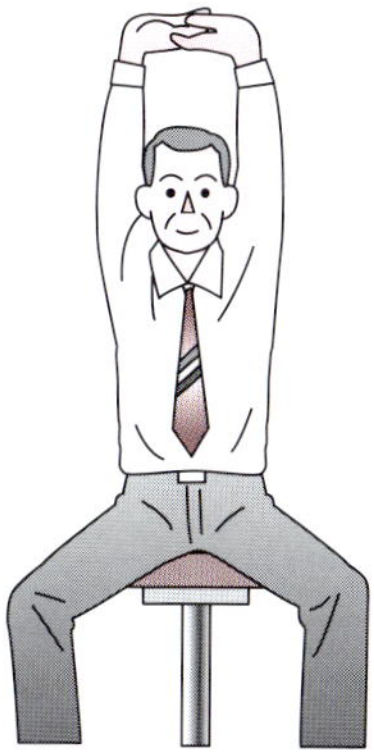

背筋を伸ばし、伸び上がるように

●骨《こつ》粗《そ》鬆《しょう》症《しょう》の予防には

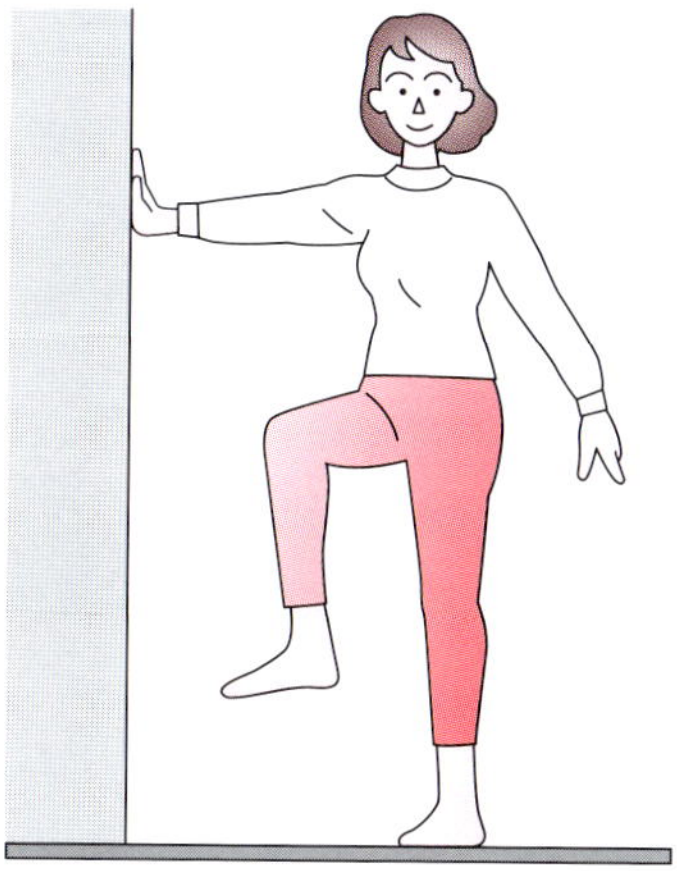

片足立ちで左右5秒ずつ交代しながら10分程度、朝･昼･夜に毎日行うと、骨密度が高くなる。テレビを見ながらできる

〈骨粗鬆症とは〉

骨のカルシウム塩の密度が低下して骨がすかすかになる老化現象で、骨折しやすくなる。糖尿病の人は骨粗鬆症になりやすいことが知られている

各ストレッチとも反動をつけずにゆっくりと筋肉や腱を伸ばし、そのまま10秒程度姿勢を保つ。片側を行ったときは、もう片側も同様に行う

③太ももの後ろ

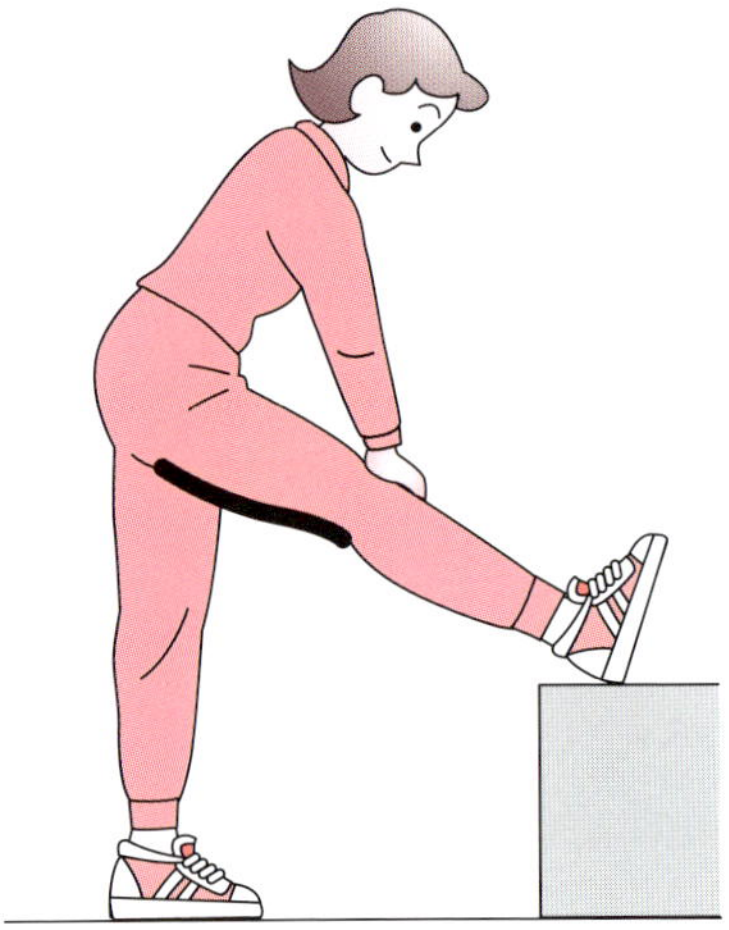

ひざを伸ばしたまま、腰から曲げる。無理をせず、初めは低い台で

④尻から太ももの後ろ

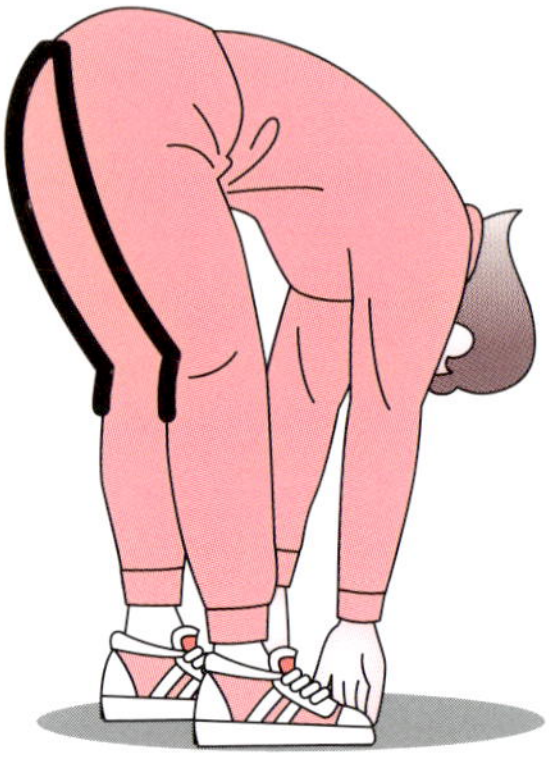

脚を肩幅に開き、ひざは軽く曲げる。無理をせず、重力に任せる感じで

⑦二の腕から肩

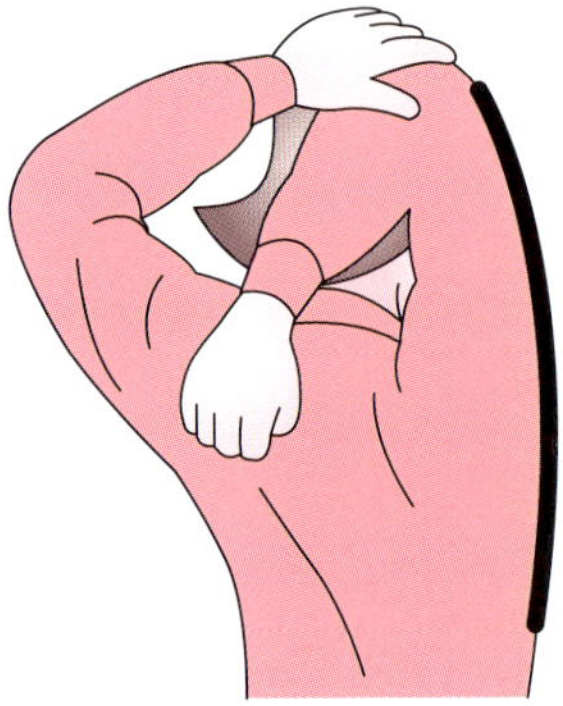

反対の手でひじを持って引く。背筋は伸ばす。肩を脱きゅうしやすい人は禁止

⑧肩から肩甲骨の内側

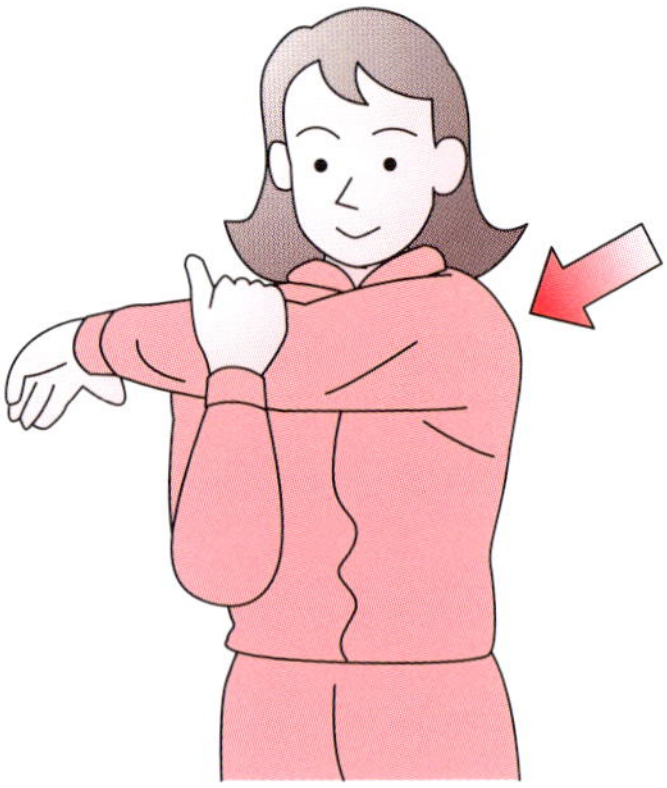

反対の手でひじを持ち、軽く引く。水平、斜めなど、引く方向を変える

準備運動・整理運動に適した基本ストレッチ

①ふくらはぎとアキレス腱

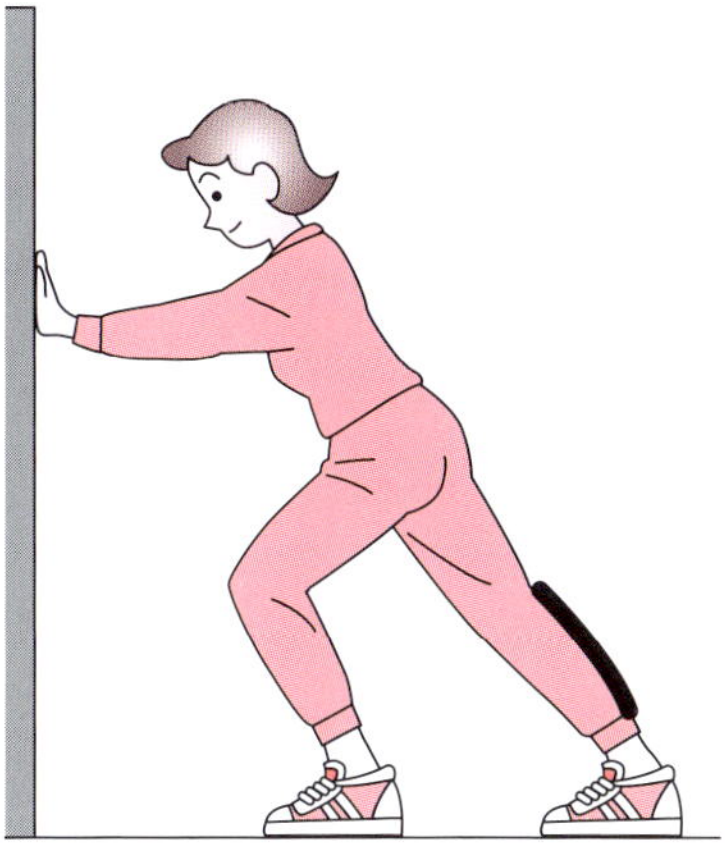

後ろ足のかかとは地面につける。強さは脚の幅で調整する

②太ももの前

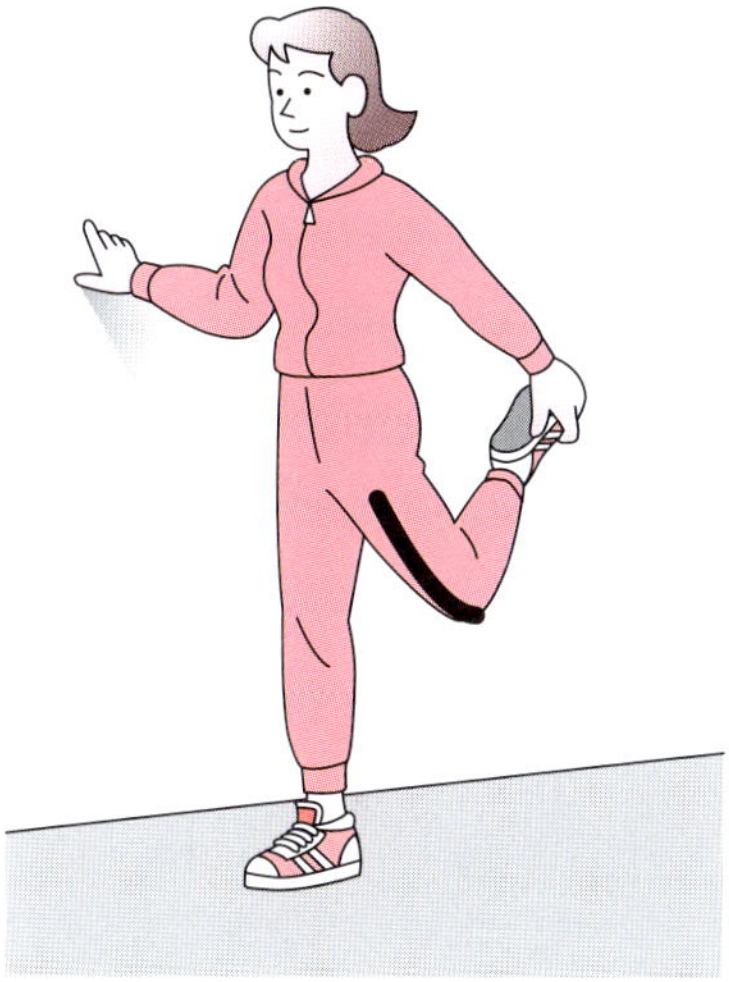

足の甲を持って、痛くないところまでゆっくり引く

⑤腰、背中、首の後ろ

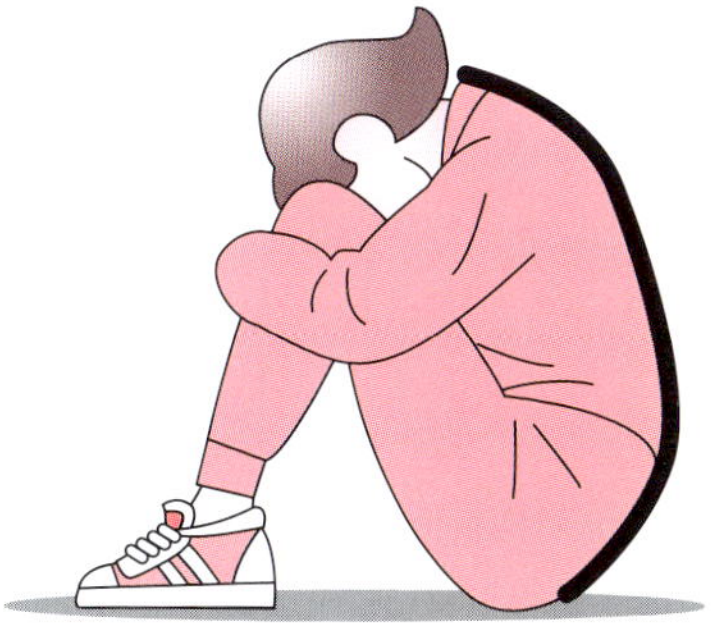

ひざを抱え、頭をひざの中に埋めるように丸くなる

⑥股関節

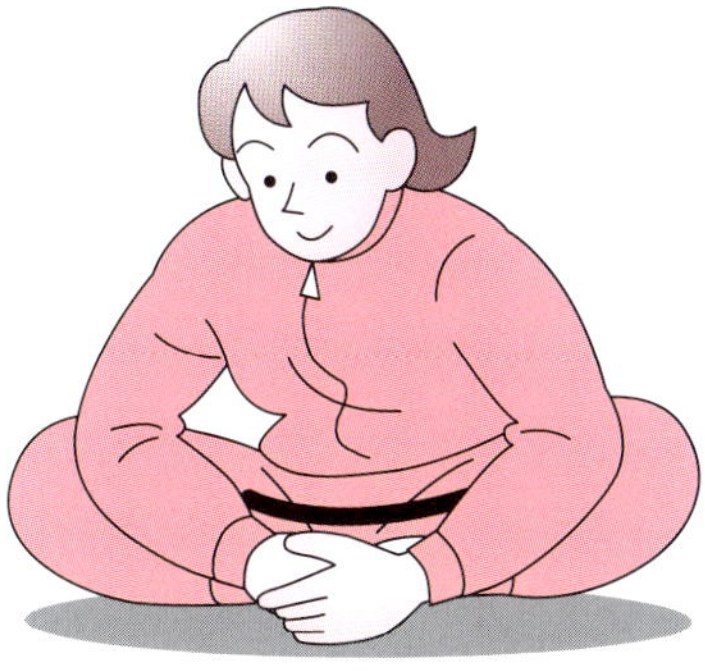

足の裏を合わせ、痛くないところまで腰から前傾する

安全に運動をするために

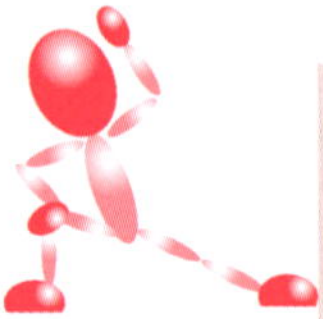

間違った方法で運動をしたり、無理をして体を壊してしまっては、元も子もありません。安全に運動するための注意点をまとめました。

決して無理をせず、マイペースで

すでにお話ししたように、運動はそれぞれの人に適した量（強度や継続時間）で行うことが大切です。

ところが、患者さんの中にはエネルギー消費量の多い運動のほうがてっとり早いからと、最初から無理をして、強い運動を行おうとする方がいます。激しすぎる運動は関節などを傷めるだけでなく、心臓に大きな負担をかけ、たいへん危険です。

短期間で効果を上げようなどとは考えず、あくまでもマイペースで、長くつづけることを目標にしていきましょう。

体調が悪いときは運動を中止する

運動は継続して行うことが大切ですが、かぜをひいたり、熱がある、血圧が高いなど体調の悪い日は無理をせず、運動を休んでください。

また、運動中に激しい動悸《どうき》や息切れ、頭痛、めまい、吐き気などの異常があらわれたときは、ただちに運動を中止します。慢性的に疲労感が残るようなときは、運動処方が適していない場合もありますので、主治医に相談してください。

このほか、雨が降っている日や、暑さ・寒さの厳しい日は、屋外での運動は避けたほうが無難です。家で体操をしたり、水泳など屋内でできる運動を行いましょう。

薬物療法をしている人は低血糖に注意

インスリンや経口血糖降下薬を使っている患者さんは、運動による低血糖に十分な注意が必要です。

こんなときは運動をしない

かぜ、発熱

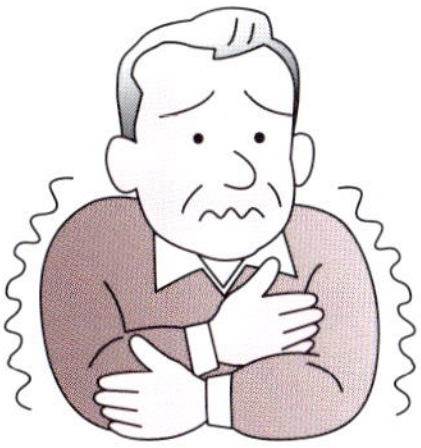

体調が悪いときは無理をしない

血圧が高い

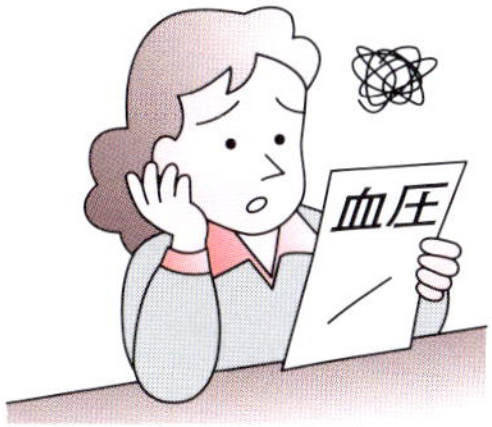

毎日の血圧測定を習慣づけよう

天候が悪い、寒暖が厳しい

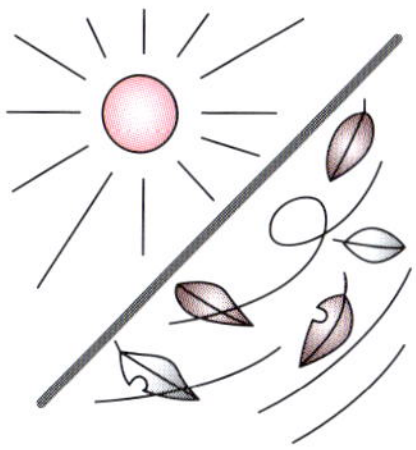

思わぬ事故につながる。真夏は熱中症にも注意

運動中にこんな症状が出たら中止する

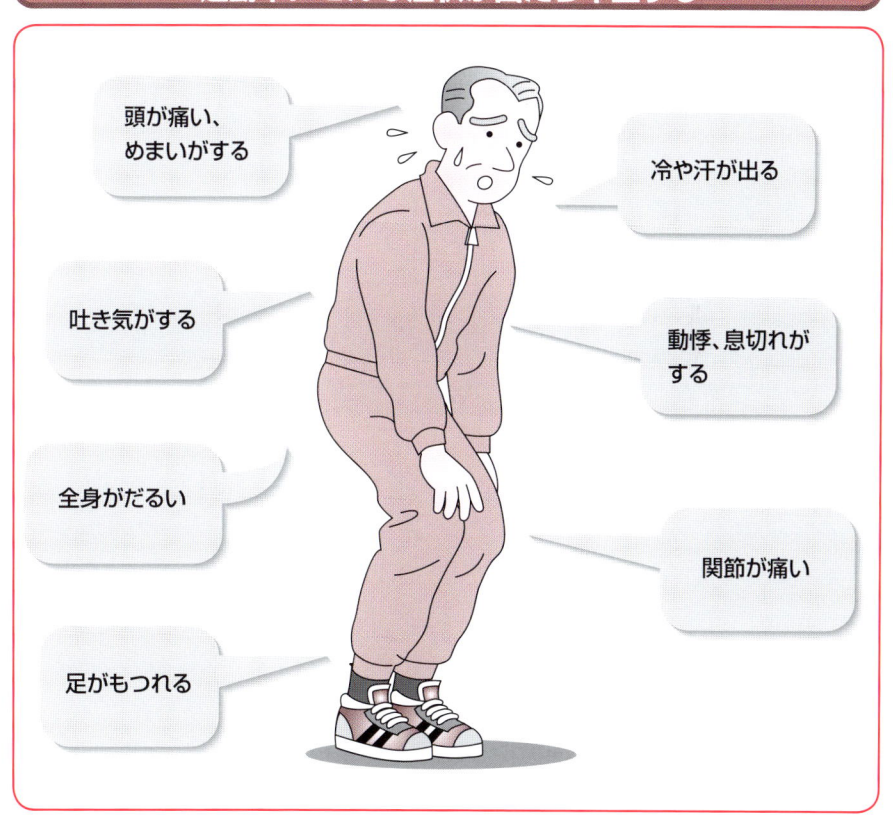

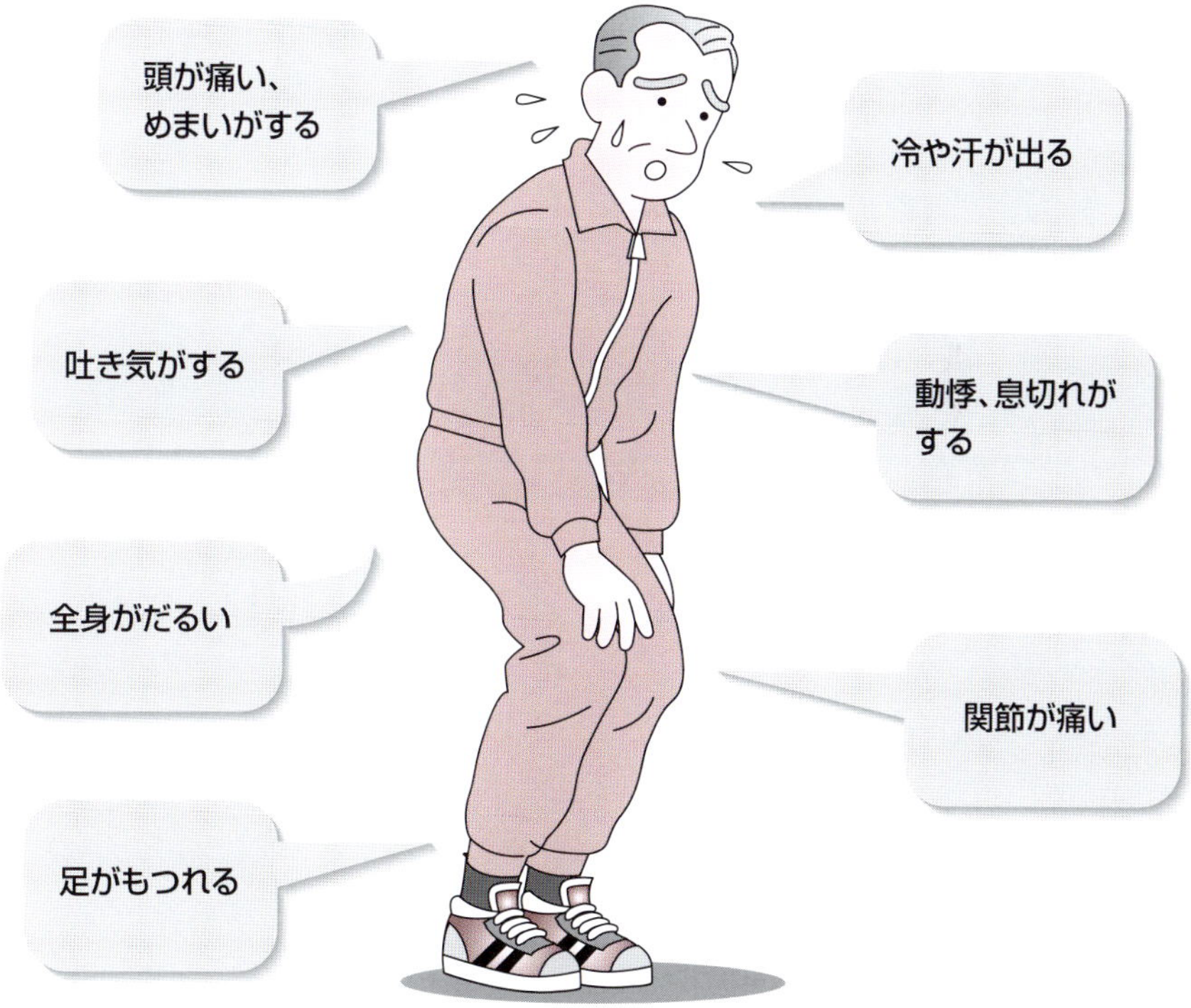

医師から処方された運動の時間帯や、補食（低血糖予防のためにとる食事。ビスケットやジュースなど、糖分を含んだもの）のとり方などをきちんと守り、空腹時の運動は絶対に避けるようにしてください。

　また、低血糖を起こした場合に備え、運動中は常にスティックシュガーなどを携帯しましょう（低血糖とその対処法について、くわしくは152ページ参照）。

　ハイキングやスキーなど長時間にわたる運動を行うときは、あらかじめ補食をとり、さらに運動中も一定時間ごとにジュースを飲むなどの配慮が必要です。

運動を行うときの服装と装備

　運動をするときは、動きやすく、気候に合った服を選びます。冬場は体温の調節ができるよう、2～3枚重ね着するとよいでしょう。

　また、夏場は熱中症（下コラム参照）予防のため、通気性のよい素材の服を選び、帽子をかぶるようにしましょう。

　装備したい計器類としては、脈拍数を計るための腕時計さえあれば、とりあえず用は足ります。脈拍計やウォーキングの際の万歩計なども、あれば便利です。

運動に適し、足に合った靴選びを

　さて、運動時の装備についてもっとも重要なのが、靴の選び方です。

　血糖コントロールの悪い糖尿病の患者さんは、靴ずれなどのちょっとした傷が悪化して、潰瘍《かいよう》や壊疽《えそ》を起こしてしまう場合があります（184ページ参照）。ですから、靴の選び方と足のケアについては細心の注意をはらってください。

BREAK　ミニ・コラム

熱中症に注意

　夏場に運動するときは、熱中症（日射病や熱射病など）に十分注意してください。熱中症は、高温環境下での脱水などが原因で起こり、手当が遅れると死亡することもあります。

　暑い時期での運動はなるべく涼しい時間帯に行うようにし、運動中は水分（スポーツドリンクなど）の補給と休憩を頻繁に行うことが大切です。

　また、睡眠不足、疲労、二日酔い、発熱、下痢なども発症の要因となりますので、このようなときは運動を控えましょう。

　もし、運動中にめまい、頭痛、吐き気、手足のけいれん、頭がボーッとするなどの症状が出たときは、すぐに運動を中止して水分を補給し、涼しい場所で安静にしてください。

サイズや形が足に合っていることはもちろん、靴底に適度な厚みがあり、クッションの効いた靴を選ぶことが大切です。

また、靴ずれやマメを防ぐために、厚手の靴下をはきましょう。靴下を2枚はくのも効果的です。

もし靴ずれやマメ（自分でつぶさないこと）などができてしまったら、必ず医師に診てもらいましょう。

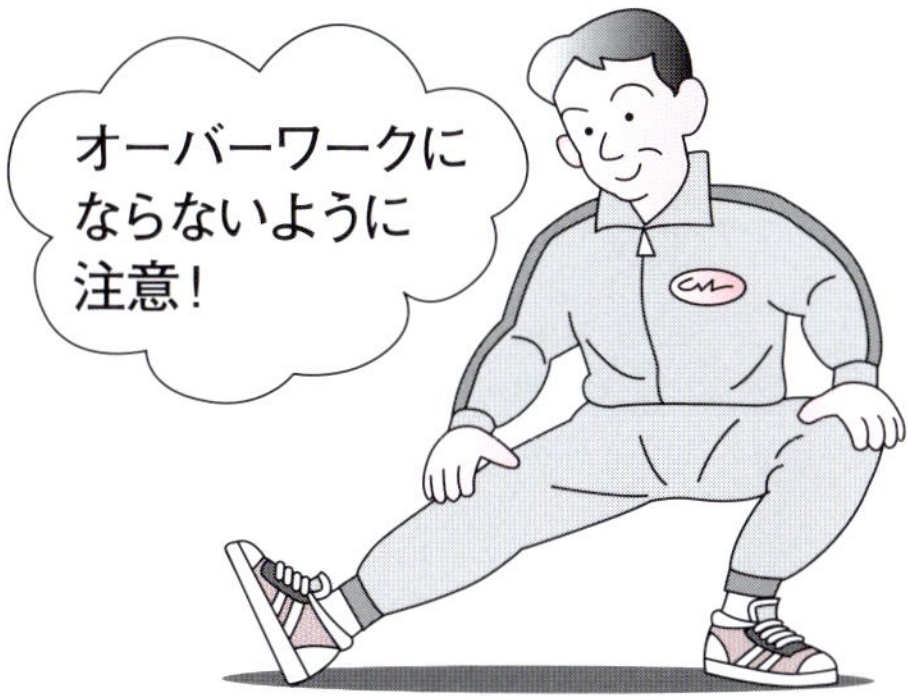
オーバーワークにならないように注意！

運動は安全に行うことが第一

運動靴の選び方とその他の注意点

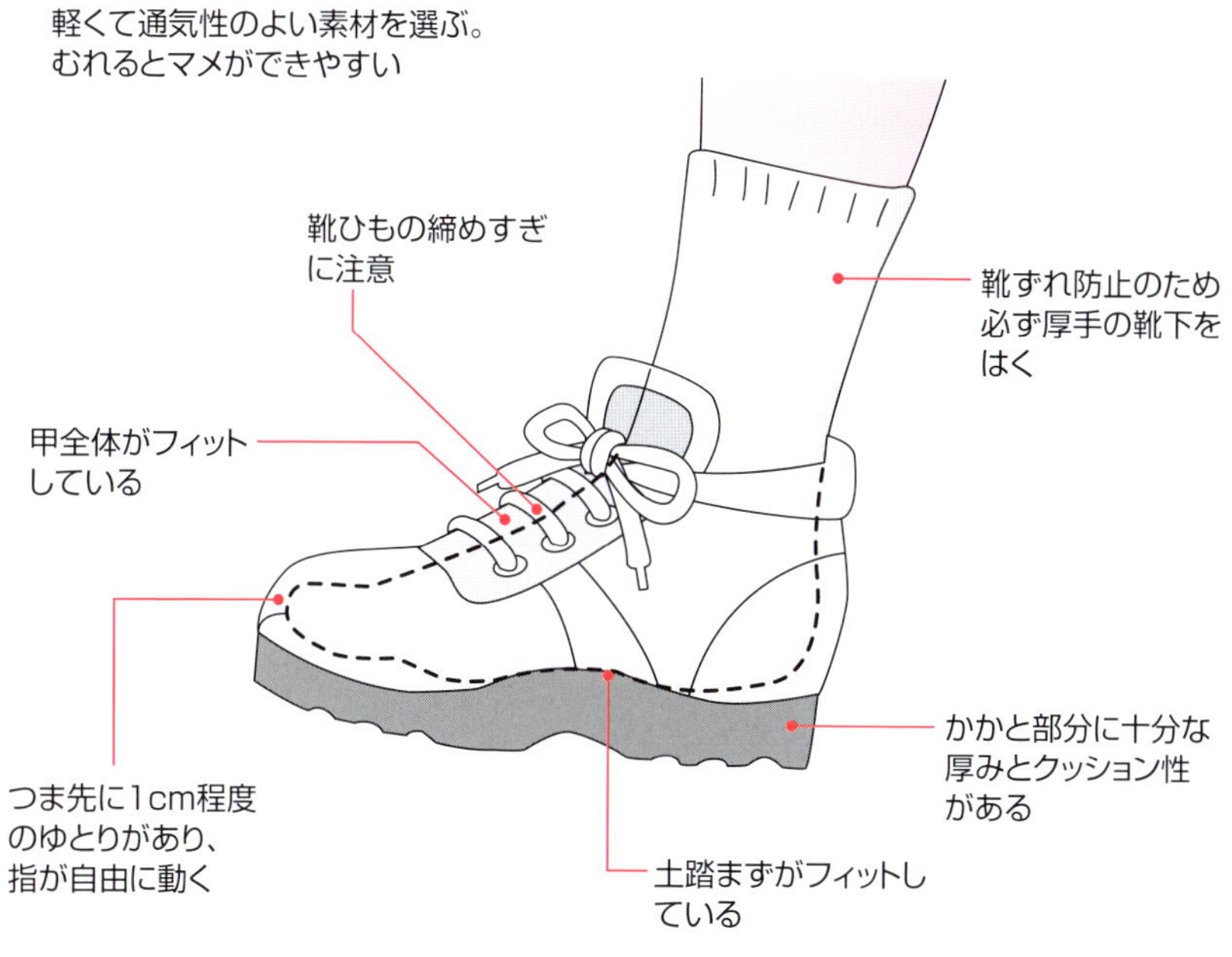
軽くて通気性のよい素材を選ぶ。
むれるとマメができやすい
靴ひもの締めすぎに注意
靴ずれ防止のため必ず厚手の靴下をはく
甲全体がフィットしている
つま先に1cm程度のゆとりがあり、指が自由に動く
かかと部分に十分な厚みとクッション性がある
土踏まずがフィットしている

※足に一定の障害がある場合は、市販靴を加工するなどの工夫が必要になりますので、フットケアの専門医に相談してください。

教育入院とは

●治療をしながら糖尿病や自己管理について学ぶ

糖尿病の治療は通常、外来で主治医らの指導を受けて行いますが、初めて糖尿病と診断されたときは、これから行っていく治療の具体的なイメージがつかめなかったり、聞き慣れない言葉に戸惑ってしまう患者さんも多いかと思います。

そんな患者さんの不安をとり除き、糖尿病についての正しい知識と自己管理の方法を身につけてもらうためのプログラムが教育入院です。初めて治療を始める人のほか、血糖コントロールがうまくいかない人や、合併症が進行している可能性のある人などが対象となります。

入院期間は病院によって異なりますが、２週間程度のところが多いようです。この期間中に検査や治療を受けながら、糖尿病とはどういう病気か、合併症とは何か、また具体的な自己管理の仕方や日常の注意点などについて、医師や栄養士、看護師などから講義や指導を受けます。

たとえば、食事療法については栄養士を中心に、食品交換表の使い方や献立の立て方などの指導があり、実際に食材を量ってみたり、食事会が開かれたりします。また運動療法では、スポーツトレーナーらの指導のもとに、患者さんそれぞれの運動処方に基づいて運動を行ったりします。

このほか、薬物療法に関する知識やインスリン注射の仕方、血糖自己測定のやり方などを、個別指導を交えながら行っていきます。

これらの体験によって、退院後の患者さんの自己管理がスムーズにいくだけでなく、入院生活を通じ、患者さん同士の交流が生まれるなどのメリットもあるようです。

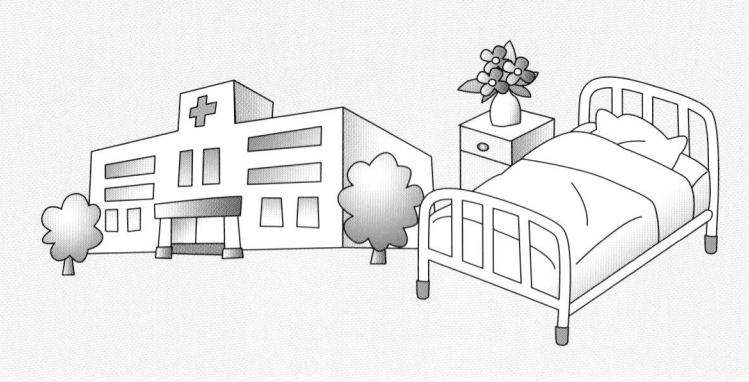

第6章

薬物療法の効果と心得

経口薬療法とは？

経口血糖降下薬を用いて血糖コントロールを行うのが、経口薬療法です。食事療法や運動療法だけでは効果が得られない2型糖尿病の人に対して、最初に行われる薬物療法です。

血糖値を下げる経口血糖降下薬

2型糖尿病の患者さんの場合、まず4章、5章で説明したような食事療法や運動療法によって改善していくのが理想的です。

しかし、実際にはそれらをきちんと実践しても、十分な血糖コントロールが得られない患者さんも少なくありません。

そのような場合には、血糖値を下げる経口薬（飲み薬）が用いられます。その飲み薬が、「経口血糖降下薬」です。

経口血糖降下薬を服用することで、薬の力を借りて血糖値を下げる治療法を経口薬療法といいます。

飲んだ薬は、それぞれの成分が腸管や肝臓、膵臓《すいぞう》、腎臓などに働きかけて、理想的な血糖値にコントロールしてくれます。

経口薬には、その作用や使用する目的によっていくつかの種類があり、それぞれの病状や糖尿病のタイプに応じて用いられますが、場合によっては2、3種類が併用されることもあります。

経口血糖降下薬は病気を治す薬ではない

経口薬を正しく服用すれば、高血糖が改善され、疲れやすい、のどが渇くなどといった糖尿病の自覚症状は少なくなります。

しかし、これは糖尿病が治ったからではなく、またずっと薬を飲みつづければいずれ治る、というものでもありません。あくまでも一時的に薬が作用して、血糖がコントロールされているだけなのです。

たまに、症状が改善したからとい

って、勝手に薬を飲むのをやめてしまう患者さんがいますが、これは大きな間違いです。主治医から「経口薬治療を始めましょう」といわれたら、長期間服用するか、あるいは一生薬を飲みつづける場合も少なくありません。

ただし、食事療法や運動療法をきちんと行えば、やがて薬が不要になる場合もあるのです。薬を飲むだけでなく、食事療法、運動療法ともにしっかりつづけていくことが、経口薬療法の基本といえるでしょう。

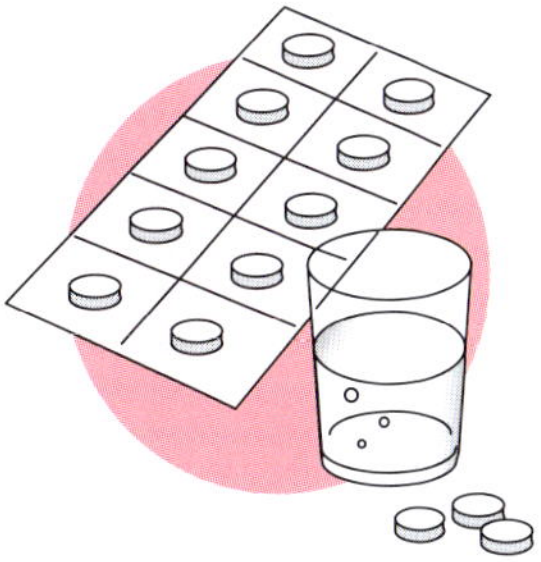

経口血糖降下薬は一時的に血糖をコントロールする

経口薬療法が行われるしくみ

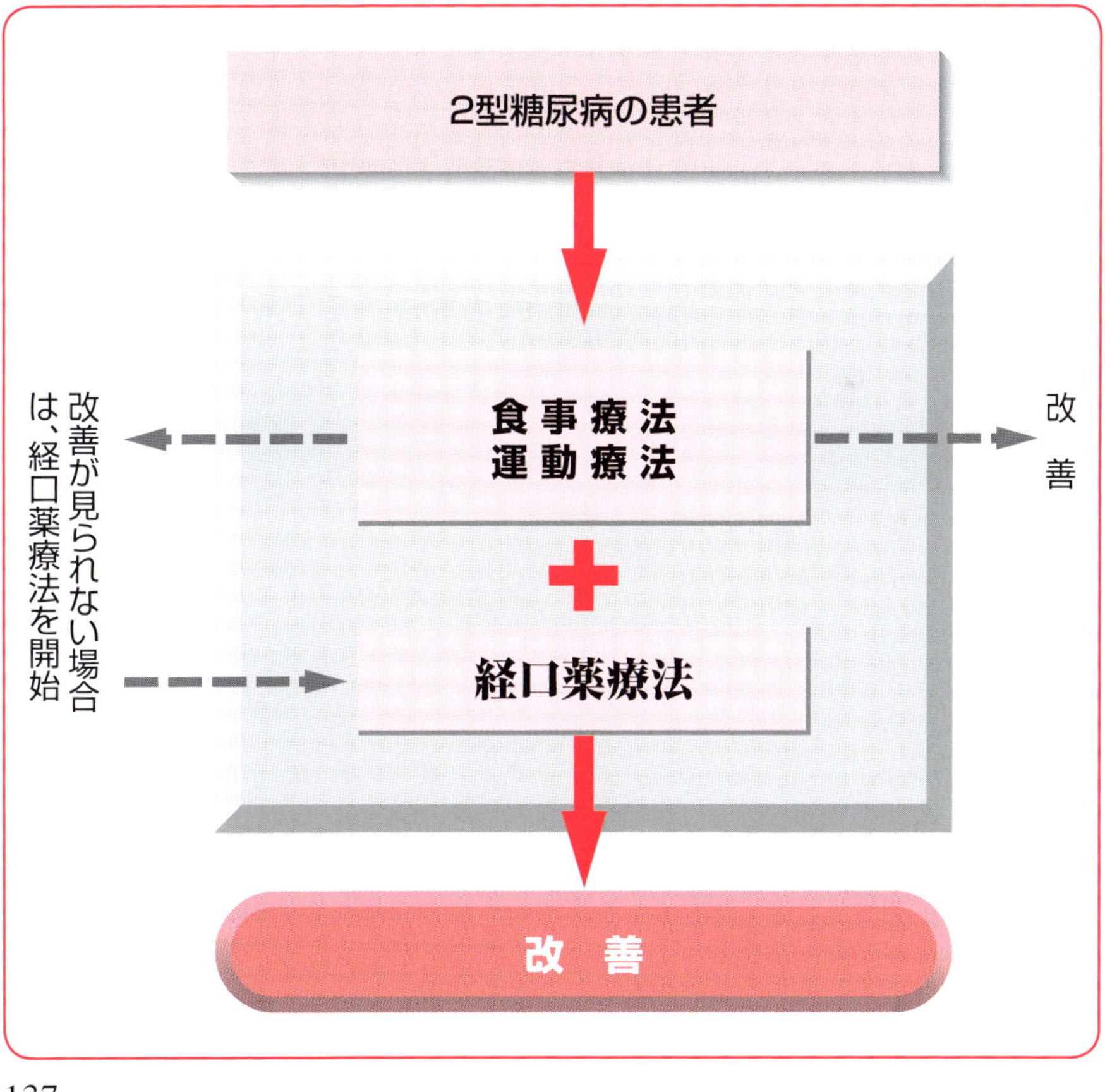

おもな経口血糖降下薬の種類

現在使用されている糖尿病のおもな経口薬を紹介します。使用する際は、それぞれの薬を使う目的や作用、副作用など、薬の特性をよく知っておく必要があります。

目的や作用によって複数の種類がある

　血糖をコントロールする薬として現在、おもに使用されている経口薬は、スルホニル尿素薬（ＳＵ薬）、α-グルコシダーゼ阻害薬、ビグアナイド薬、チアゾリジン薬、速効型インスリン分泌促進薬（グリニド薬）、ＤＰＰ-４《フォー》阻害薬、ＳＧＬＴ２阻害薬などがあります。

　これらの薬は、それぞれ目的や作用が異なるうえ、何らかの副作用や使用上の注意点があります。主治医から経口薬を処方されたら、薬の名前や効用、副作用などをしっかり頭に入れておくことが大切です。

●スルホニル尿素薬（ＳＵ薬）

　経口血糖降下薬として、すでに60年以上も使われつづけており、現在でもよく使用される薬です。

　膵臓《すいぞう》のＢ細胞を刺激して、インスリンの分泌をうながす作用があります。したがって、まだ膵臓にインスリンを分泌する機能が保たれている人に用いられます。

▽副作用と注意点

　服用量が多すぎると、低血糖になることがあります。とくにお年寄りや、肝臓・腎臓の機能の弱い人は注意してください。

　長年使いつづけると効用があらわれにくくなり（二次無効）、必要量が増えるなどのマイナス面もあります。体重が増えやすいことも問題です。

●α-グルコシダーゼ阻害薬

　α-グルコシダーゼという糖質分解酵素の働きを抑えて、腸管からのブドウ糖の消化吸収を遅らせる作用があり、食後の高血糖を抑えます。

　食事前の血糖値はさほど高くないが食後に上がりやすい、比較的軽症

おもな経口血糖降下薬の働き

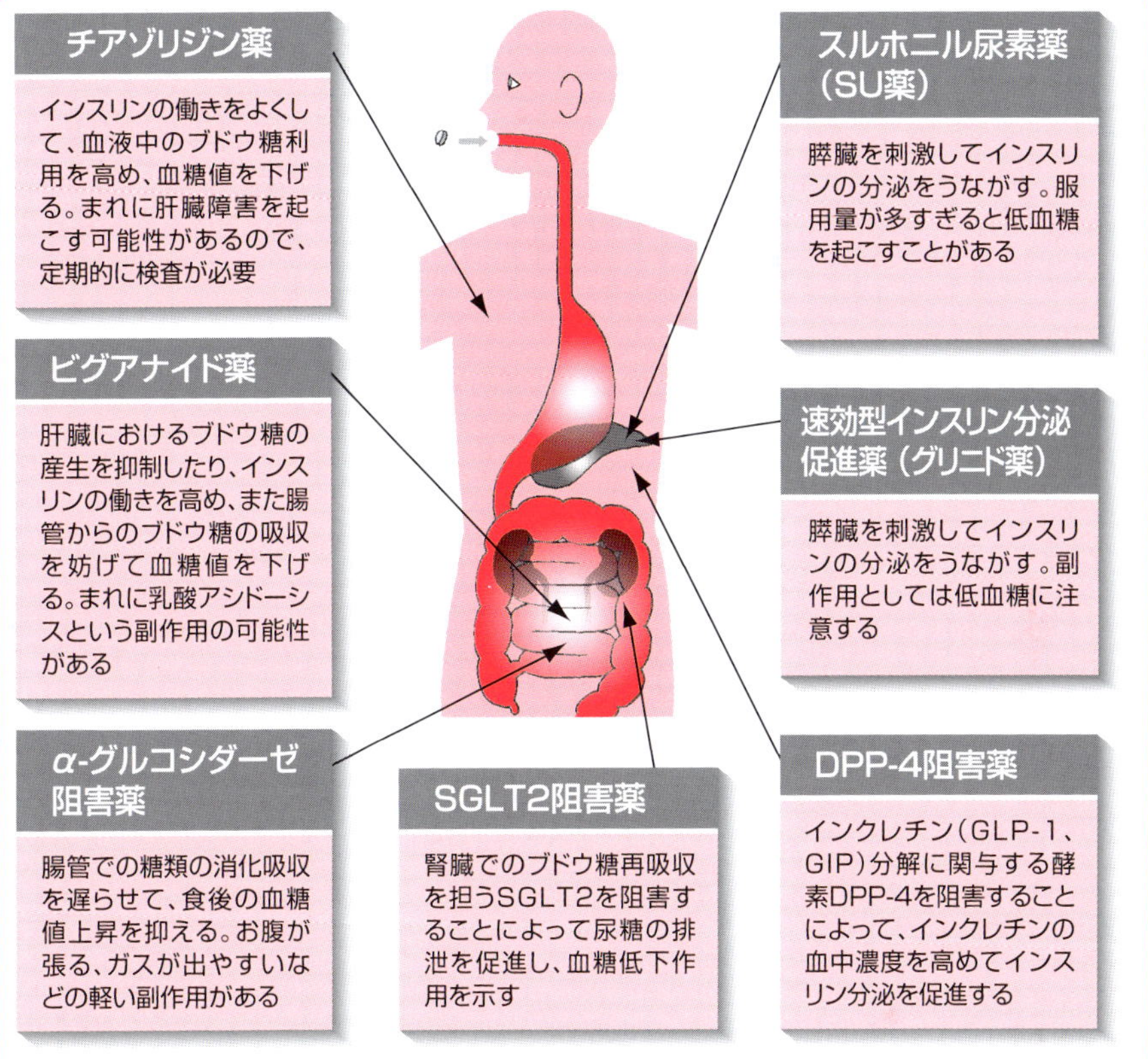
チアゾリジン薬
インスリンの働きをよくして、血液中のブドウ糖利用を高め、血糖値を下げる。まれに肝臓障害を起こす可能性があるので、定期的に検査が必要
ビグアナイド薬
肝臓におけるブドウ糖の産生を抑制したり、インスリンの働きを高め、また腸管からのブドウ糖の吸収を妨げて血糖値を下げる。まれに乳酸アシドーシスという副作用の可能性がある
α-グルコシダーゼ阻害薬
腸管での糖類の消化吸収を遅らせて、食後の血糖値上昇を抑える。お腹が張る、ガスが出やすいなどの軽い副作用がある
SGLT2阻害薬
腎臓でのブドウ糖再吸収を担うSGLT2を阻害することによって尿糖の排泄を促進し、血糖低下作用を示す
スルホニル尿素薬（SU薬）
膵臓を刺激してインスリンの分泌をうながす。服用量が多すぎると低血糖を起こすことがある
速効型インスリン分泌促進薬（グリニド薬）
膵臓を刺激してインスリンの分泌をうながす。副作用としては低血糖に注意する
DPP-4阻害薬
インクレチン（GLP-1、GIP）分解に関与する酵素DPP-4を阻害することによって、インクレチンの血中濃度を高めてインスリン分泌を促進する

新たな作用機序を示す経口血糖降下薬として、2021年2月に「経口セマグルチド」（経口GLP-1受容体作動薬）、同年9月に「イメグリミン塩酸塩」（ミトコンドリア機能改善薬）が発売。

の患者さんに適しています。単独使用のほか、ほかの経口薬やインスリン製剤と併用されることもあります。

▽**副作用と注意点**

お腹が張る、ガスが出やすいなどの腹部症状があります。この薬によって低血糖はまず起きませんが、ほかの薬と併用して低血糖になった場合は、砂糖ではなくブドウ糖を飲んで対処しなければなりません。

食事の直前に飲むのが原則です。

●ビグアナイド薬

腸管からのブドウ糖の吸収を妨げたり、肝臓においてブドウ糖が産生されるのを抑えたり、末梢組織でのインスリンの効きをよくして血糖値を下げる働きがあります。

食欲を減退させる作用もあることから、肥満体型で、いつも食べすぎてしまう患者さんに適しています。

▽**副作用と注意点**

高齢者や、肝臓や腎臓、心臓の悪

い人の場合、血液中の乳酸が異常に増えて、けいれんや吐き気などに襲われ、やがて昏睡《こんすい》に陥る「乳酸アシドーシス」を起こす危険性があります。服用中に吐き気、下痢、便秘などの症状が見られたら、すぐに中止して医師に相談してください。

●チアゾリジン薬

インスリンの効きをよくして血液中のブドウ糖の利用を高め、血糖値を下げます。また、血中の中性脂肪を低下させる効果もあります。ある程度インスリンの分泌がある、肥満体型の患者さん向きの薬です。

▽副作用と注意点

貧血、むくみのほか、まれに重症の肝障害を引き起こすことがあります。

●速効型インスリン分泌促進薬（グリニド薬）

ＳＵ薬ではありませんが、膵臓《すいぞう》のＢ細胞に働いてインスリン分泌を促進する薬です。比較的軽症の患者さんに適しています。

▽副作用と注意点

食直前に服用することが大切です。副作用としては、低血糖に注意してください。

●ＤＰＰ－４阻害薬

食物の刺激によって小腸粘膜の細胞から分泌されるインクレチン（ＧＬＰ－１、ＧＩＰ）という消化管ホルモンの分解に関与するＤＰＰ－４という酵素の働きを阻害する経口薬です。ＤＰＰ－４の作用を阻害する結果、血中のインクレチン濃度が上昇し、膵臓のＢ細胞からのインスリン分泌が促進され、血糖が低下します。単独使用のほか、他の経口薬との併用が認められています。２００９年にシタグリプチンが発売され、これまで１日１～２回のＤＰＰ－４阻害薬が７剤、週１回製剤が２剤使用されています。

▽副作用と注意点

単独では低血糖を起こすことはほとんどありませんが、ＳＵ薬と併用する場合には低血糖に注意してください。

●ＳＧＬＴ２阻害薬

２０１４年に２型糖尿病の治療薬として認可された経口薬です。腎臓で尿が作られる過程で、ブドウ糖はＳＧＬＴ２によって再吸収されます。ＳＧＬＴ２阻害薬は、ブドウ糖の再吸収を抑えることで尿糖の排泄を促進し、血糖低下作用を示す経口薬です。

▽副作用と注意点

体重減少を引き起こす点が注目されています。尿糖増加、尿量増加（多尿・頻尿）を示し、脱水症状を引き起こすことがあります。また、尿路感染症や性器感染症（とくに女性）および皮膚の発疹にも注意する必要があります。

おもな経口血糖降下薬の種類と作用時間

はたらき	分類	一般名	作用時間（時間）	1日の使用量（mg）
インスリン抵抗性改善系	ビグアナイド薬	ブホルミン塩酸塩	6～14	50～150
		メトホルミン塩酸塩	6～14	500～1500
	チアゾリジン薬	ピオグリタゾン塩酸塩	24	15～30
インスリン分泌促進系	スルホニル尿素薬（SU薬）	クロルプロパミド	60	100～500
		アセトヘキサミド	10～16	250～500
		グリクロピラミド	6	250～500
		グリベンクラミド	12～24	1.25～2.5
		グリクラジド	12～24	20～120
		グリメピリド	12～24	0.5～4
	速効型インスリン分泌促進薬（グリニド薬）	ナテグリニド	3	180～270
		ミチグリニドカルシウム水和物	3	15～30
		レパグリニド	4	0.75～1.5
	DPP-4阻害薬	シタグリプチンリン酸塩水和物	24	50～100
		ビルダグリプチン	12～24	100
		アログリプチン安息香酸塩	24	25
		リナグリプチン	24	5
		テネリグリプチン臭化水素酸塩水和物	24	20～40
		アナグリプチン	12～24	200～400
		サキサグリプチン水和物	24	2.5～5
		トレラグリプチンコハク酸塩	168	100（週1回）
		オマリグリプチン	168	25（週1回）
糖吸収・排泄調節系	α-グルコシダーゼ阻害薬	アカルボース	2～3	150～300
		ボグリボース	2～3	0.6～0.9
		ミグリトール	1～3	150～225
	SGLT2阻害薬	イプラグリフロジンL-プロリン	24	50～100
		ダパグリフロジンプロピレングリコール水和物	24	5～10
		ルセオグリフロジン水和物	24	2.5～5
		トホグリフロジン水和物	24	20
		カナグリフロジン水和物	24	100
		エンパグリフロジン	24	10～25

おもな配合薬の種類

分類	一般名	1錠中の含有量（mg）	1日の使用量（mg）
チアゾリジン薬／ビグアナイド薬	ピオグリタゾン塩酸塩（Pio）／メトホルミン塩酸塩（Met）	Pio 15 Met 500	15/500
		Pio 30 Met 500	30/500
チアゾリジン薬／スルホニル尿素薬	ピオグリタゾン塩酸塩（Pio）／グリメピリド（Gli）	Pio 15 Gli 1	15/1
		Pio 30 Gli 3	30/3
DPP-4阻害薬／チアゾリジン薬	アログリプチン安息香酸塩（Alo）／ピオグリタゾン塩酸塩（Pio）	Alo 25 Pio 15	25/15
		Alo 25 Pio 30	25/30
速効型インスリン分泌促進薬／α-グルコシダーゼ阻害薬	ミチグリニドカルシウム水和物（Mit）／ボグリボース（Vog）	Mit 10 Vog 0.2	30/0.6
DPP-4阻害薬／ビグアナイド薬	ビルダグリプチン（Vil）／メトホルミン塩酸塩（Met）	Vil 50 Met 250	100/500
		Vil 50 Met 500	100/1000
DPP-4阻害薬／ビグアナイド薬	アナグリプチン（Ana）／メトホルミン塩酸塩（Met）	Ana 100 Met 250	200/500
		Ana 100 Met 500	200/1000
DPP-4阻害薬／ビグアナイド薬	アログリプチン安息香酸塩（Alo）／メトホルミン塩酸塩（Met）	Alo 25 Met 500	25/500
DPP-4阻害薬／SGLT2阻害薬	テネリグリプチン臭化水素酸塩水和物（Ten）／カナグリフロジン水和物（Can）	Ten 20 Can 100	20/100
SGLT2阻害薬／DPP-4阻害薬	イプラグリフロジンL-プロリン（Ipr）／シタグリプチンリン酸塩水和物（Sit）	Ipr 50 Sit 50	50/50
SGLT2阻害薬／DPP-4阻害薬	エンパグリフロジン（Emp）／リナグリプチン（Lin）	Emp 10 Lin 5	10/5
		Emp 25 Lin 5	25/5

同じ薬でも、製薬会社によって商品名や1錠中のmg量が違う場合があります。また用量や作用時間は、用いる人によって違いがあるので、服用時は医師の指示に従ってください。

経口血糖降下薬を用いるときの注意点

経口薬療法で、注意しなければならないのが低血糖です。誤って薬を多く飲みすぎたり、食事の量が不足したりすると、血糖値が必要以上に下がりすぎてしまいます。

低血糖を防ぐにはこれらの点に注意する

経口薬を用いる際に、もっとも気をつけなければならないのが低血糖の予防、つまり血糖値が必要レベルより下がらないようにすることです。それを防ぐために、次のような点に注意しましょう。

まず、規則正しい食事を心がけ、空腹状態がつづかないようにすることが大切です。やむを得ず食事を抜いたら薬を飲むのを見合わせ、食事量がふだんより少ないときも、主治医に相談して薬の量を減らします。

薬の飲みすぎも低血糖を引き起こす原因になります。食前に飲み忘れたからといって、あとでまとめて飲んだり、1日数回に分けて飲む薬を一度に飲んだりしてはいけません。

反対に、調子がよいからといって勝手に薬を減らしたりせず、経口薬の用法・用量は、きちんと守ることが原則です。

万一、服用時に皮膚に発疹が出たり、胃もたれ、下痢、黄疸《おうだん》などの副作用が出たら、ただちに服用をやめて主治医に相談してください。

市販薬との併用も低血糖の可能性あり

胃腸薬やかぜ薬などの市販薬と、糖尿病の経口薬を一緒に飲むときも注意が必要です。こうした市販薬の中には、血糖値降下の作用を強めるものがあるからです。

たとえば、一部の消炎鎮痛剤や血圧降下剤は、スルホニル尿素薬の作用を高め、それによって低血糖を起こすケースがありますので、併用するときは医師に相談してください。

経口薬療法にともなう低血糖は、

経口薬服用時に起こりやすい低血糖の要因

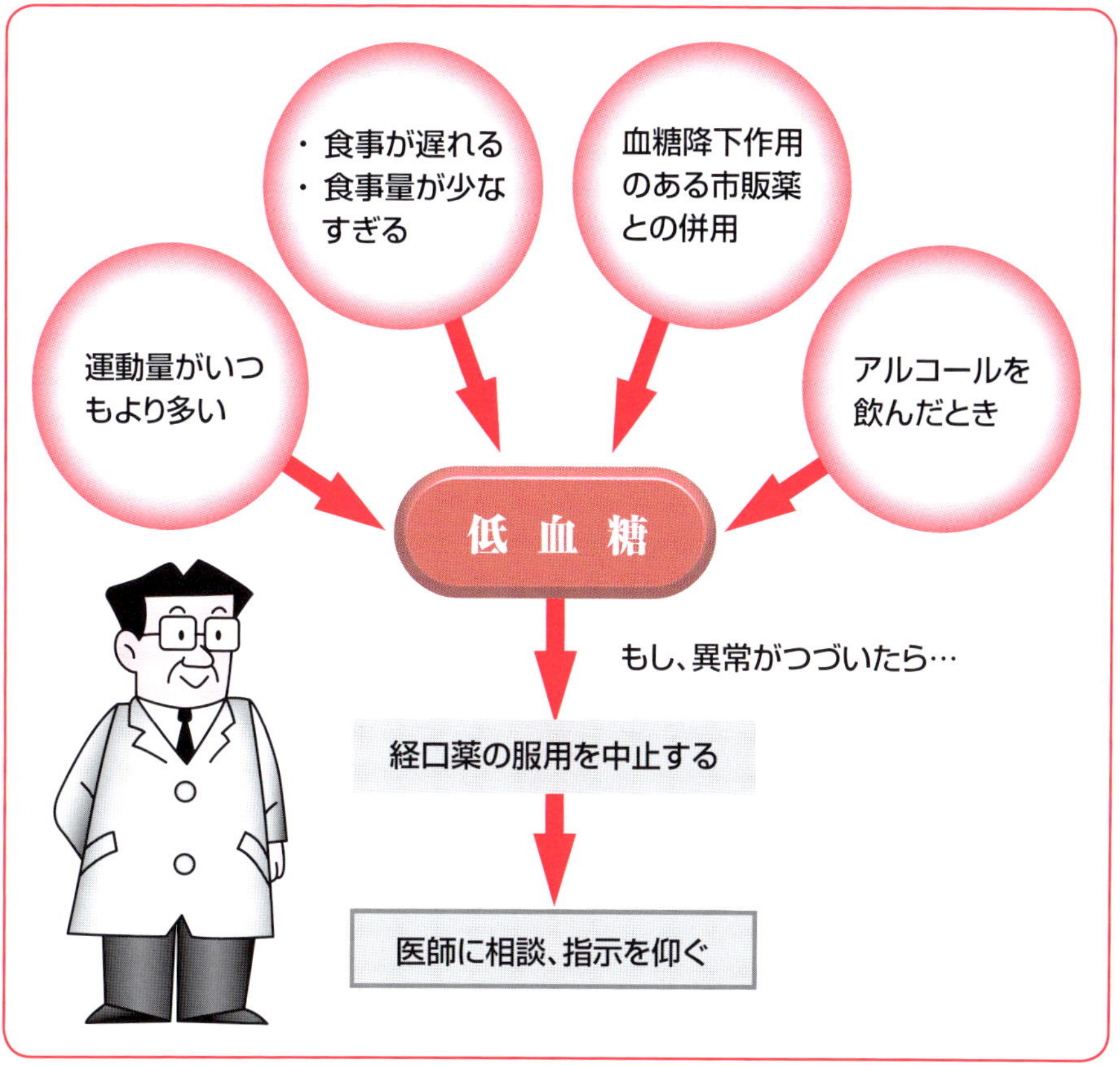

のちほど述べるインスリン療法の場合に比べれば、起こる可能性も低く、程度も比較的軽いものです。しかし、まれに重症となる場合もありますので、軽視は禁物です。

肥満解消が薬の効用を高める

とくに肥満の人は、薬を飲み始めたらこれまで以上にきちんと食事療法にとり組む必要があります。

薬に頼りすぎて食事療法をおろそかにすると、肥満は解消せず、血糖コントロールがかえって悪化します。その結果、深刻な合併症を引き起こす危険性も高まるのです。

しかし、逆に肥満さえ解消すれば、薬が不要になるケースも少なくありません。経口薬の効果を高めるためにも、毎日の生活の中で、食事療法と運動療法をしっかり行っていくことが大切です。

インスリン療法とは？

体内に不足したインスリンを、注射によって補うのがインスリン療法です。インスリン分泌のない1型糖尿病の人にとっては、必要不可欠な治療法です。

確実かつ速効性のある インスリン療法

糖尿病は、膵臓《すいぞう》からのインスリンの分泌が不十分なために起こる病気です。そこで、不足したインスリンを注射によって体外から補い、血糖値を下げるのがインスリン療法です。この注射は原則的に、患者さん自身が行います。

以前は「インスリン療法＝重症」などという間違ったイメージが先行していましたが、確実で速効性のあるインスリン療法は、積極的にとり入れたい糖尿病の治療法の一つといえるでしょう。

自分自身で注射を打つことに、不安や抵抗を感じる人も多いと思いますが、現在はインスリン製剤や注射器が改良され、誰でも簡単に扱えて痛みも少ない用具が普及しています。「注射＝怖い、痛い」といった心配は、もはや無用なのです。

インスリン療法は こんな場合に必要

インスリン療法が必要かどうかは、糖尿病のタイプや患者さんの病状などによって判断されます。

膵臓からのインスリンの分泌がほとんどない1型糖尿病の人は、発症とともにただちにインスリン療法を開始し、これを生涯、毎日つづけていかなければなりません。

2型糖尿病の人で、基本となる食事療法や運動療法を行い、かつ経口薬を用いても血糖コントロールが不十分な場合は、インスリン療法に切り替える必要があります。

こちらは膵臓からのインスリン分泌が増えれば、注射を止めてもよい場合があります。

インスリン療法が必要な場合

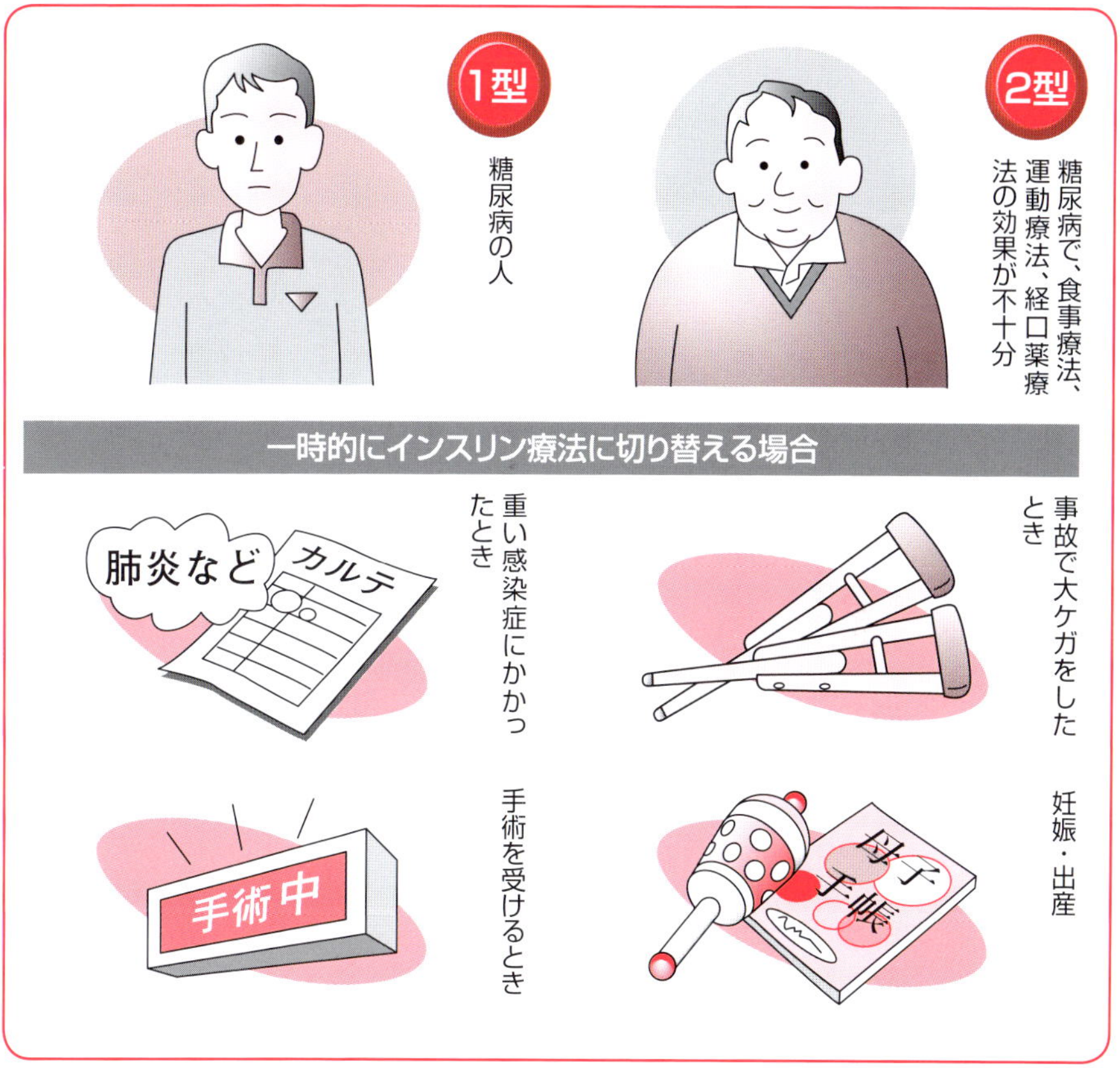

一時的にインスリンに切り替える場合

2型糖尿病で、ふだんは食事療法や運動療法、または経口薬で血糖コントロールができている人でも、一時的にインスリン注射が必要になることがあります。

たとえば、肺炎や腎盂《じんう》炎、胆のう炎のような感染症にかかったり、ケトアシドーシスや糖尿病性昏睡《こんすい》に陥ったとき、事故で大きな外傷を負ったとき、手術を受ける場合、妊娠・出産などがその例です。

それらの病気やケガなどが治れば、またもとの療法へ戻すことができます。

そのほか、血糖値を上げる作用のある、副腎皮質ホルモンを含んだ薬を使うときや、肝臓や腎臓に重い障害のある場合も、インスリン療法に切り替える必要があります。

各種インスリン製剤の特徴

インスリン製剤には、作用があらわれるまでの時間と持続時間の違いによって、6つの種類があります。症状に合わせて、単用したり組み合わせたりして使用されます。

作用の速さと持続時間で6つの種類がある

インスリン注射で用いる薬剤を、「インスリン製剤」といいます。以前は豚や牛の膵臓《すいぞう》から抽出されていましたが、現在では遺伝子工学の進歩により登場した、ヒトインスリン製剤やヒトインスリンアナログ製剤が用いられています。

インスリン製剤には、効果があらわれる時間と、作用の持続時間の違いによって次の6種類があります。

●**超速効型**……注射後10～20分で効果が出始め、3～5時間持続する

●**速効型**……注射後30分～1時間で効果が出始め、持続時間は5～8時間と短い

●**中間型**……注射後約1～3時間で効果が出始め、18～24時間作用が持続する

●**混合型**……速効型または超速効型と中間型の混合タイプ。注射後10分～1時間で効果が出て、18～24時間作用が持続する

●**配合溶解**……超速効型と持効型溶解の混合製剤。それぞれのインスリンの作用発現時間に効果が発現

●**持効型溶解**……注射後1～2時間で効果があらわれ始め、作用持続時間が約24時間と長い

どのインスリン製剤を、いつ、どのぐらい注射するかは、患者さんの病状や年齢、生活パターン、合併症の有無などを考え合わせて決められます。副作用としては、まれにインスリン製剤にアレルギー反応を起こして、注射した部分が赤くはれたり、かゆみや痛みが出ることがあります。

インスリン製剤の種類と効果のあらわれ方

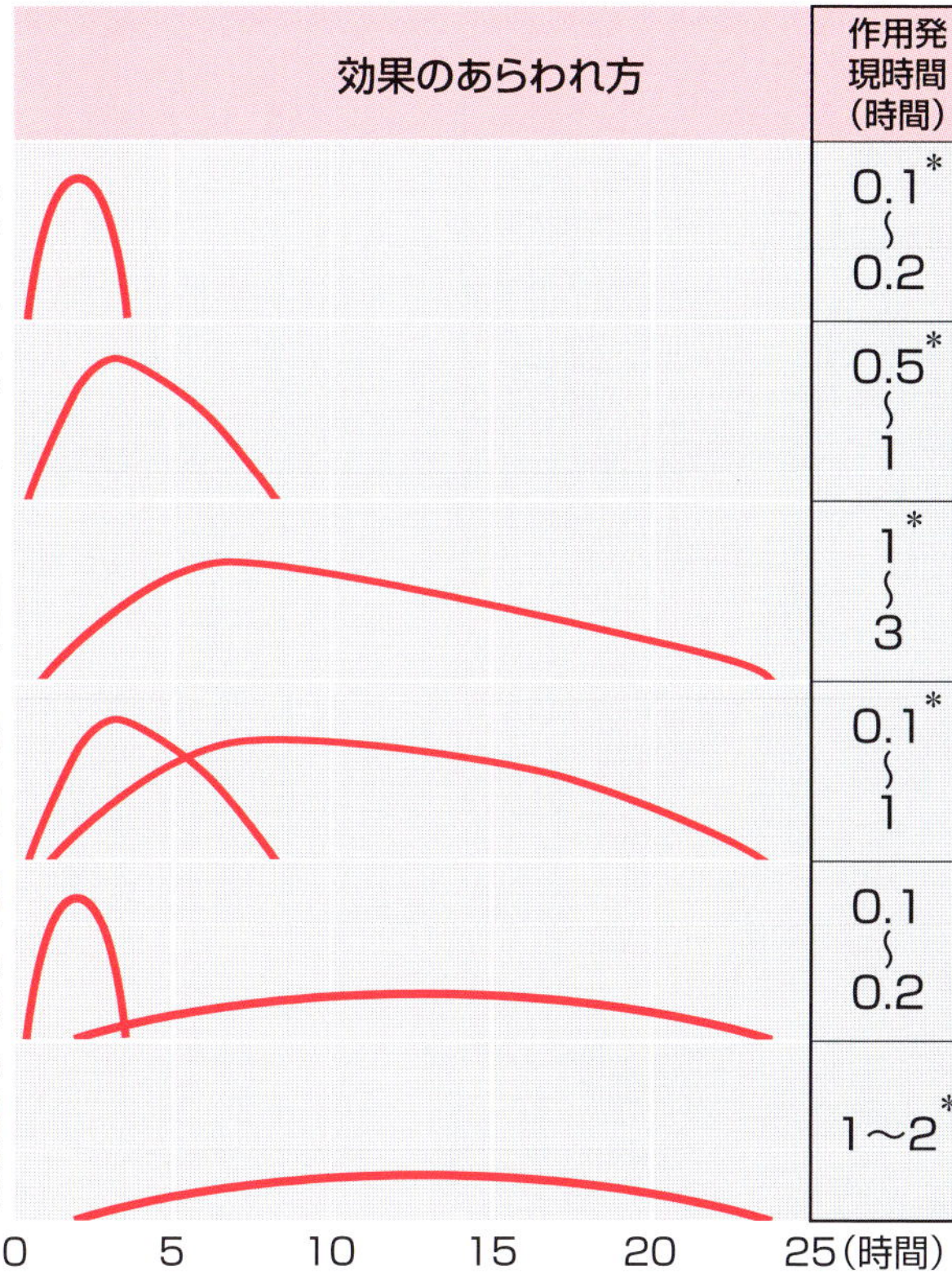

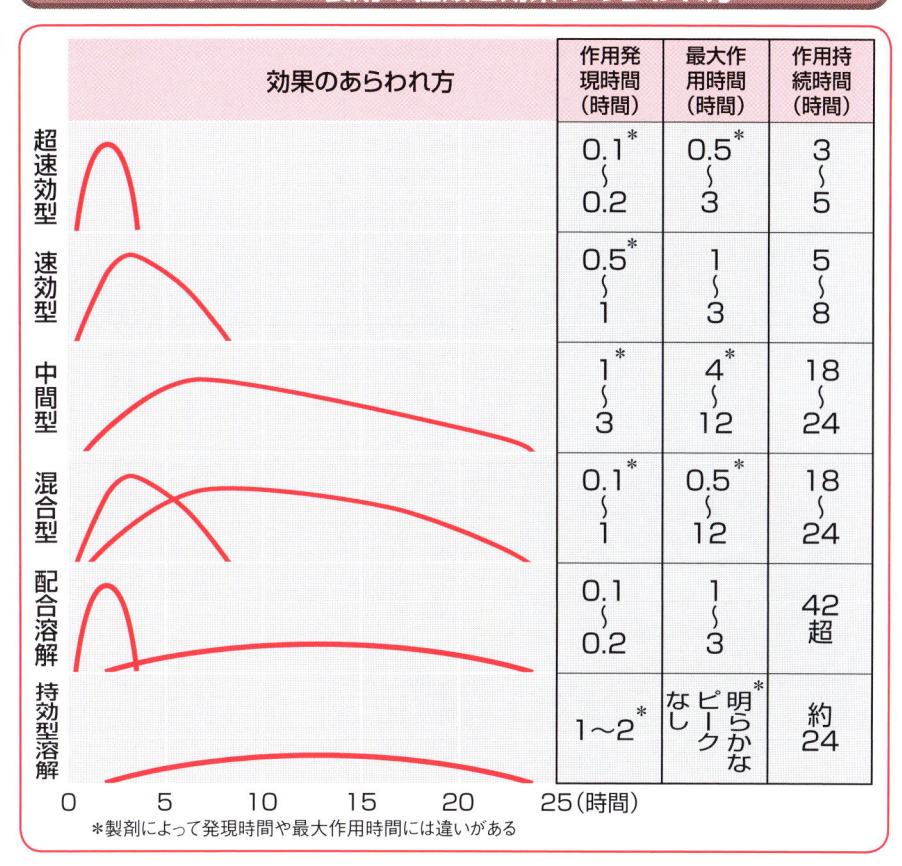

	作用発現時間（時間）	最大作用時間（時間）	作用持続時間（時間）
超速効型	0.1*～0.2	0.5*～3	3～5
速効型	0.5*～1	1～3	5～8
中間型	1*～3	4*～12	18～24
混合型	0.1*～1	0.5*～12	18～24
配合溶解	0.1～0.2	1～3	42超
持効型溶解	1～2*	明らかなピークなし*	約24

＊製剤によって発現時間や最大作用時間には違いがある

BREAK ミニ・コラム

強化インスリン療法とは？

強化インスリン療法とは、健康な人のインスリン分泌パターンに近づくように1日に3～4回インスリン注射をして、血糖値をより厳密にコントロールしていく方法です。

たとえば4回注射なら、朝昼夜の食前に(超)速効型を1回ずつ、就寝前に中間型（または持効型）を1回注射する方法が基本。(超) 速効型、中間型、持効型溶解の3つのインスリン製剤をどのように組み合わせて、いつ、どれぐらいの量を用いるかは、患者さんの生活パターンに合わせて決められます。血糖自己測定（76ページ参照）の併用により、よりよい血糖コントロールが達成できます。

強化インスリン療法は、いまや多くの糖尿病の専門医がもっとも注目・実践している治療法の一つです。

注射器の種類と注射の仕方

注射器には2つのタイプがありますが、現在では簡便で痛みの少ないペン型が一般的です。注射は、決められた部位に正しく行いましょう。

扱いが簡単で痛みも少ないペン型が主流

インスリン注射器には、「シリンジ型」と「ペン型」の2種類があります。

シリンジ型は、いわゆる注射器と同じ形で、容器に入ったインスリン製剤を吸引して注射するタイプです。

一方、ペン型は細くて短い注射針と、カートリッジ式などのインスリン製剤を用いる注射器です。使い方が簡単なうえ痛みも少なく、薬の分量を間違えにくい、持ち運びに便利なwhile どといった利点があることから、現在ではペン型が主流になっています。

さらにペン型には、カートリッジタイプと使い捨てタイプの2種類があります。前者は、インスリン製剤の入ったカートリッジと使い捨ての注射針を本体に装着して使用するもの、後者は初めからカートリッジがセットされ、使用後は本体ごと廃棄するタイプです。

インスリン注射はこの部位に打つ

インスリン注射は、基本的に食事の30分前（超速効型は食直前）に、皮下注射で行います。注射する部位は、上腕、腹壁、臀部《でんぶ》、大腿です（左ページのイラスト参照）。

もっとも吸収が速く、痛みの少ないのは腹壁で、（超）速効型の製剤はここに打つようにします。

注射部位は毎回変えないほうがよいですが、前回注射した場所から3cm以上離して打つようにします。吸収が速まり低血糖を起こす可能性がありますので、注射後はもんだりせず、その後1時間ぐらいは入浴や激しい運動も避けましょう。

インスリン注射の打ち方

注射を打つ部位

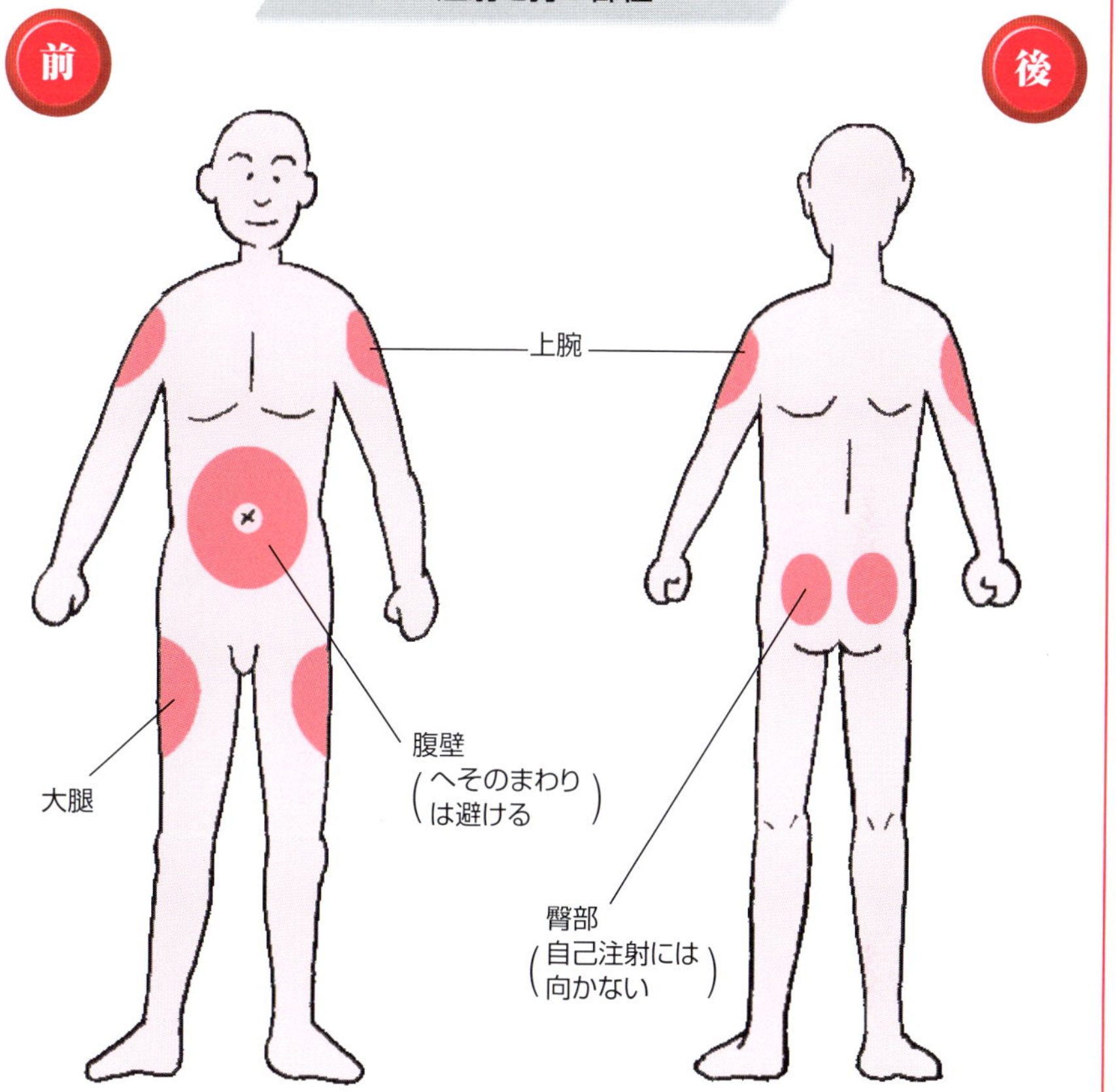

皮下注射の打ち方

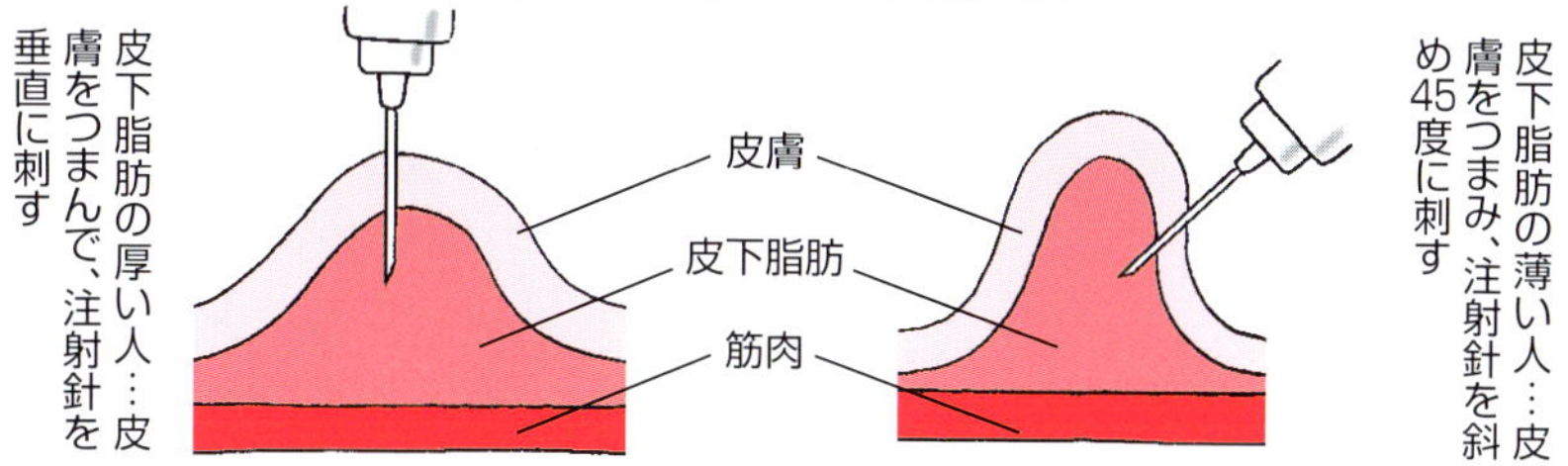

皮下脂肪の厚い人…皮膚をつまんで、注射針を垂直に刺す

皮下脂肪の薄い人…皮膚をつまみ、注射針を斜め45度に刺す

インスリン療法を行うときの注意点

インスリン療法をつづけるにあたって、低血糖の危険はいまのところ避けて通ることはできません。要は、いかにしてそれを防ぎ、対処するかということです。

インスリン注射にともなう低血糖を予防する

インスリン療法では、個々の生活パターンに合ったインスリン製剤の種類と量を選ぶことが大切です。

しかし、インスリン療法をつづけていると、ときには低血糖を起こすことも避けられません。激しい運動をしたり、食事の間隔があいて空腹状態がつづいたりすると、低血糖になることがあります。

それを防ぐためには、間食をとることを心がけたり、激しい運動をしたあとには補食をとることが大切です。あるいは事前に主治医と相談のうえ、あらかじめ運動前のインスリン量を減らすという方法もあります。

また、かぜや下痢などで食欲がないときも要注意です。とくに1型糖尿病の場合は、たとえ食事がとれなくても、注射は少量でも行わなければなりません。

インスリンが体内にまったく入ってこないと、急激に血糖値が上がり、糖尿病性昏睡《こんすい》（38ページ参照）に陥る危険性があります。

インスリン療法の大敵、肥満に注意

インスリン療法に限ったことではありませんが、血糖値を下げる薬を使い始めると、これまでと同じ食事をしていても太りやすくなります。肥満は合併症を誘発する要因となるばかりか、血糖コントロールを悪化させ、その結果、インスリンの増量という悪循環に陥りやすいのです。

太りすぎないようにきちんと体重コントロールを行い、インスリン療法との相乗効果を図りましょう。

カーボカウントで良好な血糖値コントロールを

●食事のカーボ量を把握

「カーボカウント」とは、食事の際に投与するインスリンの量を固定するのではなく、食事中の炭水化物量を計算し、それに合わせてインスリンの量を調整するという考え方です。炭水化物量（＝カーボ）を基準とするのは、食後の急激な血糖値の上昇に炭水化物が強く関与しているためです。食後の血糖値をコントロールするには食事に含まれるカーボ量を把握することが重要です。

カーボカウントを行うと、炭水化物量を計算する手間はかかりますが、より細やかに血糖値を調整することが可能になります。食事の内容にインスリン量を合わせるため、メニューの選択肢も増えます。しかし、摂取カロリーが増えすぎれば、生活習慣病や肥満の原因にもなりかねないため、食事内容には注意が必要です。

●食事に対して必要なインスリン

カーボカウントを行う際には、まず1カーボの炭水化物に対して必要なインスリンの量（＝インスリン／カーボ比）を設定します。次に、これから食べようとする食事に含まれる炭水化物量を計算し、インスリン／カーボ比で割り、必要なインスリンの量を計算します。食事に含まれる炭水化物量は、日本では「1カーボ＝10g」としている施設が多いようです。従来からある食品交換表に基づいた換算ができるので計算もしやすいでしょう。

●血糖値を補正するために必要なインスリン

食前の血糖値が高かった場合には、食後血糖値を下げるためにインスリンが必要になります。事前にインスリン1単位で自分の血糖値がどのくらい下がるのか（＝インスリン効果値）を確認します。そして、食前血糖値が個々の目標値よりどれくらい高いかを計算し、インスリン効果値で割ることで、追加するインスリンの量を算出できます。

なお、「インスリン／カーボ比」や「インスリン効果値」はあくまでも目安であり、個人差もあります。カーボカウントを行う場合は必ず主治医の指導を受けてください。

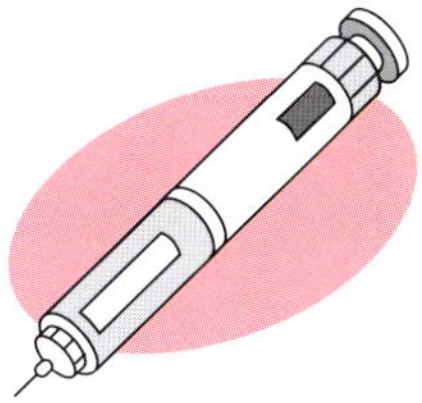

低血糖はこうして起こる

血糖コントロールのために外部から飲み薬やインスリンをとり入れ、その結果、血糖値が下がりすぎて起こるのが低血糖です。低血糖の原因や症状をくわしく見ていきましょう。

低血糖になるには いろいろな要因がある

経口血糖降下薬でもインスリン注射でも、薬物療法を行うと、低血糖を起こすことがあります。

低血糖とは、血糖値が必要レベルより下がりすぎてしまうことをいいます。放置すれば昏睡《こんすい》に陥ることもある、危険な状態です。

低血糖を起こす要因はさまざまですが、おもなものとして、

①インスリン製剤や経口薬の量が多すぎたり、注射や服用の時間を守らなかった
②食事時間の遅れや食事量の不足
③空腹時の激しい運動
④飲酒
⑤解熱剤や鎮痛剤を服用したとき
⑥下痢症状のとき

などがあげられます。

また、お年寄りや肝臓・腎臓の機能が低下している人は、低血糖を起こしやすい傾向にあります。

低血糖を起こすと このような症状が出る

低血糖を起こすと、段階をおってさまざまな症状があらわれます。

まず、あくびや不快感、急に空腹感に襲われたり、考えがまとまらないなどの軽い症状があらわれ、さらに眠気、だるさ、吐き気、イライラする、目がちらつく、頭痛・頭重などの症状が出始めます。

こうした初期症状を放置すると、急に体調がおかしくなって、ふるえ、動悸《どうき》、冷や汗、めまい、脈拍が速くなる、顔面蒼白などの症状が起こります。

そして最終的には意識を失い、けいれんや深い昏睡（低血糖昏睡）に

低血糖によってあらわれる症状

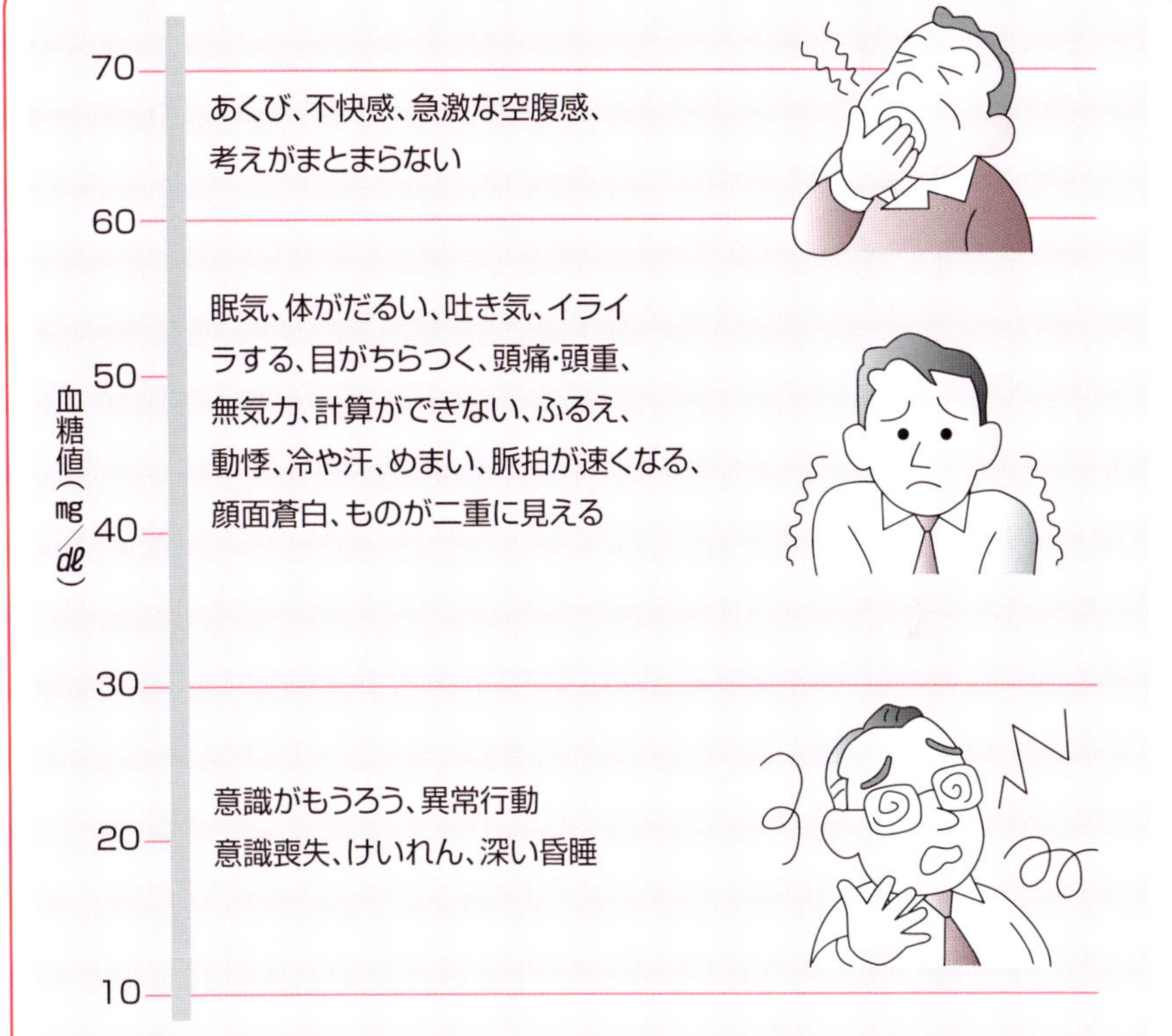

＊血糖値に対応する低血糖症状は一般的な例。症状のあらわれ方には個人差がある

陥ります。

これらの症状に至った場合は、一刻も早く病院へ運んで手当を受けなければなりません。万一、措置が遅れると、生死にかかわることもあるからです。とくに低血糖昏睡は、後遺症として脳障害が残る恐れがあります。

自分の初期症状をよく自覚することが大切

低血糖症状のあらわれ方には個人差がありますが、患者さんそれぞれの初期症状のあらわれ方には、ほぼ決まった傾向があります。

ですから、どんなときに低血糖を起こしやすいか、どんな初期症状があらわれるのかをよく知っておくことが大切です。

そうすることで、もし低血糖が起こっても、症状が軽いうちに素早く対処することができます。

低血糖になったときの対処法

低血糖を起こした場合は、どのような処置をとればよいのでしょうか。本人はもちろん、家族など周囲の人も、これだけは覚えておきたい対処法があります。

初期症状のうちはこのように対処する

低血糖の症状に気づいたら、まず本人が落ち着いて、初期のうちに適切な処置をとってください。

一般的には、すぐにブドウ糖10gまたは砂糖10~20gを食べて糖分を摂取します。なければ糖分を含んだジュースや炭酸飲料でもかまいません。

いつ、どこで低血糖が起こっても慌てずに対処できるよう、スティックシュガーやアメ、チョコレート、ジュースなどを常備・携帯しておくとよいでしょう。

ただし、経口治療薬でα-グルコシダーゼ阻害薬を服用している人は、砂糖を食べても効き目がないので、必ずブドウ糖をとります。また、本人に意識があっても、ふるえなどで食べられないときは、家族や周りの人が糖分をとらせてください。

そのまま安静を保ち、症状が落ち着いたら食事をとって、再発を防ぎます。

もし糖分をとっても症状が収まらなければ、主治医に連絡をとって指示を仰ぎます。

意識がなくなった場合の周囲の対応と措置

症状が進んで患者さんの意識がない場合は、周りの人の助けが必要です。インスリン療法を行っている患者さんの家族は、あらかじめ主治医からその症状と対処法について、くわしく説明を受けておきましょう。

学校の先生や職場の同僚などには、糖尿病で薬物療法を行っていることを説明し、以下の対処法を覚えてもらっておくとよいでしょう。

まず、無理に砂糖やジュースを口

●糖尿病カード見本

（表）

わたしは糖尿病です
I HAVE DIABETES

わたしが意識不明になったり、様子がおかしいときは、わたしの携帯している砂糖（ブドウ糖）を食べさせるか、またはジュースなどの甘いものを飲ませてください。
それでも回復しないときは、裏面の医療機関に電話して、指示を受けてください。

この見本は名刺大（原寸）です。このページをコピーして、不要な名刺または厚紙などに貼ってご利用ください。

（裏）

氏名:	電話:
住所:	
受診医療 機関名:	主治医名:
カルテ番号:	電話:
治療内容:	

に入れてはいけません。すぐに主治医や近くの病院へ連絡して指示を仰いでください。患者さんがグルカゴン注射製剤（血糖を上げるホルモン剤）を処方されており、その使用法を知る人がその場にいれば、筋肉注射を行って少し様子を見ます。意識が回復しないようなら、すぐに救急車を呼ぶか病院へ運びます。

予期せぬ発症に備えて糖尿病カードを携帯する

まったく予期しないところで低血糖を起こし、道に倒れたり、意識がないまま病院に運ばれたときに備えて、糖尿病連携手帳や糖尿病カードを常に携帯することも有効です。

自分が糖尿病患者であることや、使用している薬やインスリン製剤の名前と量、かかりつけの病院・医師の名前、連絡先などを記入しておきましょう。

糖尿病の最新治療

●インクレチン関連薬

インクレチンは、ブドウ糖を経口的に摂取した時と、経静脈的に投与した時のインスリン分泌の程度の差を説明する物質として、何らかの消化管因子（ホルモン）が腸管から分泌され、膵臓《すいぞう》のインスリン分泌細胞（B細胞）に働いて、インスリンを分泌させるのではないかと想定されていました。その後、インクレチンとしてGLP-1とGIPという2種類のホルモンが発見されました。

インクレチンは、分泌されたのち、すみやかにDPP-4という酵素の作用によって分解されてしまうことがわかりました。そこでDPP-4を阻害する経口薬が開発され、インスリン分泌を促進する作用機序をもつ経口血糖降下薬として使用されるようになりました。

DPP-4阻害薬としては、日本では9種類が認可され、単剤あるいはその他の経口血糖降下薬やインスリンと併用して、幅広く使われています。DPP-4阻害薬は、単独では低血糖を起こす可能性が低いこと、服用によって体重の増加がみられないことなどの利点があるため、インスリン分泌低下型の2型糖尿病患者さんが多い日本では、有用な経口血糖降下薬として広く使われています。

一方、インクレチンであるGLP-1に類似した構造をもち、DPP-4による分解を受けにくいペプチドホルモンを糖尿病治療に用いようと開発された薬がGLP-1受容体作動薬です。日本では経口薬も含め6種類が認可されています。これらのGLP-1受容体作動薬は用量についてはインスリンのようなこまかい調節は不要で、単独投与の場合には低血糖の可能性が低いことは利点といえます。ただし、DPP-4阻害薬もGLP-1受容体作動薬もSU薬と併用する場合には低血糖のリスクがあるので注意しなければなりません。

さらに最近、GLP-1受容体作動薬とインスリンの配合剤も開発され、使われるようになりました。

● SGLT2阻害薬

2014年に認可されました（2023年7月現在６種類）。SGLT２阻害薬とDPP-４阻害薬との配合薬が３種類発売されました。

● 新しいクラスの糖尿病治療薬

2021年にはミトコンドリアへの作用を介する新たな作用機序の薬として「イメグリミン塩酸塩」が発売。インスリン分泌低下とインスリン抵抗性のどちらにも有効な経口血糖降下作用が期待されています。2023年4月には持続性GIP/GLP-1受容体作動薬チルゼパチドが2型糖尿病治療薬として発売されました。

第7章

おもな合併症とその予防

合併症にはこんなものがある

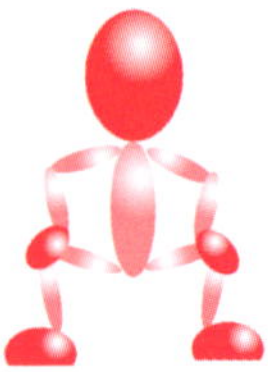

高血糖は全身にさまざまな合併症を引き起こします。慢性合併症は気づかないうちにじわじわと進行していく怖さがあり、急性合併症は短期間で死に至ることがあります。

高血糖が合併症を引き起こす

糖尿病で高血糖状態が長くつづくと、体のさまざまな臓器に不具合を生じる合併症が起こってきます。糖尿病の合併症には、急激に発症し、短期間のうちに死亡する可能性のある急性合併症と、時間をかけてじわじわと進行していく慢性合併症とがあります。

これらの合併症は、表面にあらわれる症状や病態は違っても、すべて血糖コントロールがうまくいかなかったことにより発症します。血糖値や血圧、コレステロールの管理をしっかりと行い、合併症の予防に努めることが重要です。

慢性合併症は細小血管の障害で起こる

慢性合併症は、糖尿病の人だけにあらわれる特有な病気と、糖尿病があることでより起こりやすくなる病気とに大別できます。

糖尿病の3大合併症といわれている網膜症《もうまくしょう》、腎症《じんしょう》、神経障害は、細小血管の障害が原因で起こる糖尿病に特有の合併症です。

糖尿病があることで起こりやすくなる合併症には、動脈硬化症とそれに起因する狭心症や心筋梗塞《こうそく》、脳梗塞などの病気、白内障《はくないしょう》、緑内障《りょくないしょう》、脂肪肝、高脂血症、高血圧、歯周病などがあります。

また、糖尿病の患者さんは抵抗力や免疫力の低下により、肺炎や膀胱《ぼうこう》炎、腎盂《じんう》腎炎、カンジダ症などの感染症にかかったり、足の病変を潰瘍《かいよう》や壊疽《えそ》などに悪化させやすいことが知られています。

慢性合併症の多くは初期のうちは

合併症の種類とおもな病名・症状

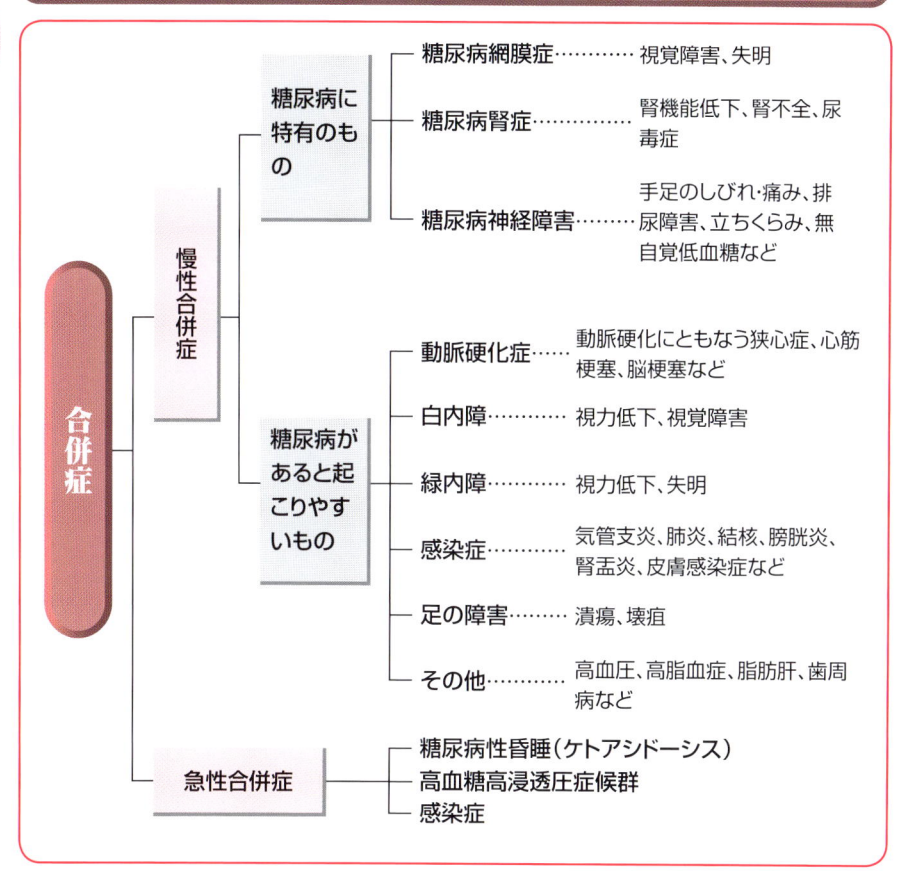

- **合併症**
  - **慢性合併症**
    - **糖尿病に特有のもの**
      - 糖尿病網膜症……視覚障害、失明
      - 糖尿病腎症……腎機能低下、腎不全、尿毒症
      - 糖尿病神経障害……手足のしびれ・痛み、排尿障害、立ちくらみ、無自覚低血糖など
    - **糖尿病があると起こりやすいもの**
      - 動脈硬化症……動脈硬化にともなう狭心症、心筋梗塞、脳梗塞など
      - 白内障……視力低下、視覚障害
      - 緑内障……視力低下、失明
      - 感染症……気管支炎、肺炎、結核、膀胱炎、腎盂炎、皮膚感染症など
      - 足の障害……潰瘍、壊疽
      - その他……高血圧、高脂血症、脂肪肝、歯周病など
  - **急性合併症**
    - 糖尿病性昏睡（ケトアシドーシス）
    - 高血糖高浸透圧症候群
    - 感染症

自覚症状がないので、定期検査などでできるだけ早く発見し、悪化させる前に治療を開始することが大切です。それぞれのくわしい症状などは次ページ以降を参照してください。

放置すると命にかかわる急性合併症

急性合併症は、インスリンが極度に不足したときに起こる「糖尿病性昏睡《こんすい》」や、高齢者の人に多い「高血糖高浸透圧症候群」などで、迅速に手当を受けないと命にかかわる危険なものです。

頻度はそれほど高くないのですが、指示どおりにインスリン注射をしなかったり、高齢者では脱水症状が高度になったときに起こりやすくなります。すぐに適切な治療を受ければ助かりますので、ただちに医師に連絡することが大切です（急性合併症については38ページ参照）。

3大合併症①　糖尿病網膜症

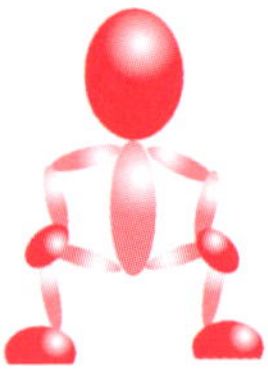

糖尿病網膜症は糖尿病によって起こる網膜障害で、目に起こる合併症の中で発病頻度の高い病気です。治療技術は進歩していますが、放置すると失明する場合もあります。

放置すると失明に至る怖い合併症

現在、成人の失明原因の第3位となっているのが、糖尿病網膜症《もうまくしょう》です。視力を失わないまでも、糖尿病発病から15年ほど経た人の約半数が、何らかの網膜異常を起こしているといわれています。

網膜は、目をカメラにたとえるとフィルムの部分にあたります。眼球内に入ってきた光を信号に変え、視神経を通して脳に伝える重要な役割を果たしています。

また、網膜には眼球に栄養や酸素を運ぶための毛細血管がたくさん集まっています。そのため、高血糖の状態がつづくと血管に障害が生じて、出血したり血流が悪くなるなどの血管異常が起きます。最終的には網膜剥離《はくり》、失明などの深刻な視覚障害を引き起こす危険性があります。

網膜症の進行のプロセスと症状

網膜症は段階を経て徐々に進行していきますが、初期の段階に適切な処置を行えば、進行を抑えることが可能です。

進行のプロセスは、おもに3つのステージがあります。

まず初期段階の「単純網膜症」から始まり、「増殖前網膜症」を経て、「増殖網膜症」へと進行していきます。それぞれの段階のおもな症状と治療方法を見ていきましょう。

血管に小さなコブが生じる単純網膜症の段階

初期の単純網膜症の段階では自覚症状はありません。しかし、網膜上ではさまざまな変化が起きています。

目の構造と病変

単純網膜症・増殖前網膜症　→　**増殖網膜症**

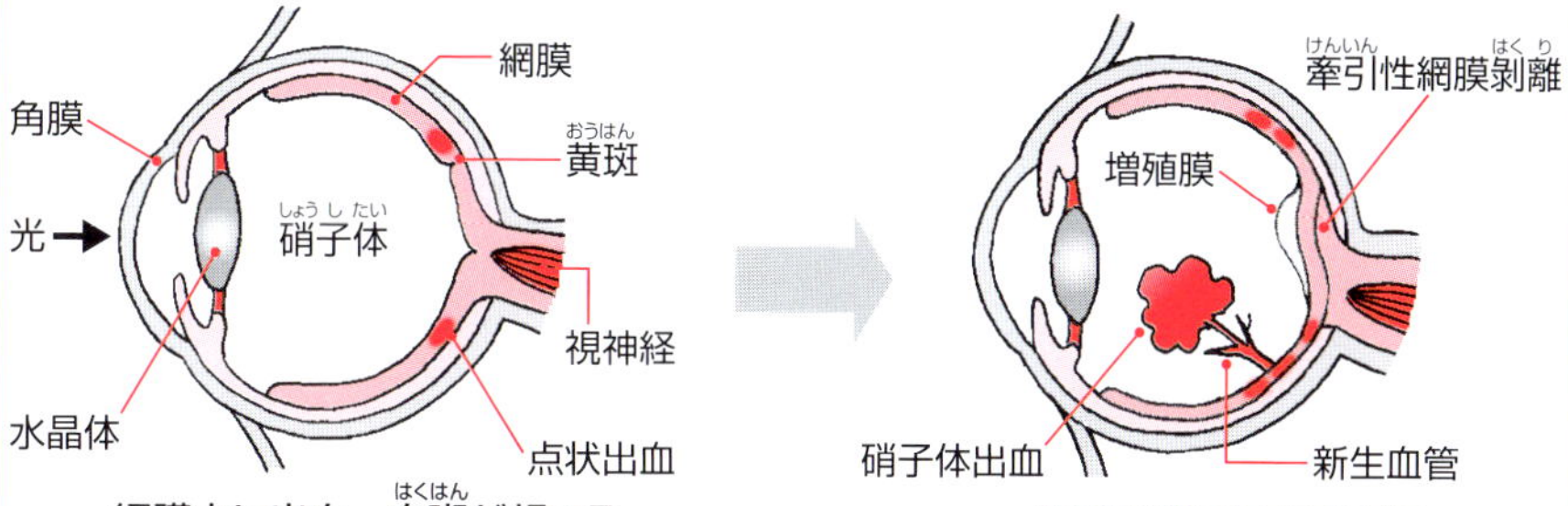

網膜内に出血・白斑《はくはん》が起こる　　病変が硝子体に広がる

糖尿病網膜症はこうして進行する

単純網膜症 ▶

障害の状況
- 網膜の毛細血管がもろくなる
- 毛細血管内にできた小さなコブが破れ、点状出血ができる
- 血液成分のたんぱく質、脂肪が網膜にしみ出て白斑が生じる

自覚症状
- なし

治療法
- 血糖のコントロール
- 定期的な眼底検査

増殖前網膜症 ▶

障害の状況
- 点状出血、白斑の数が多くなる
- 毛細血管内に大きなコブができ、一部が膨れるなどの異常血管が増える
- 網膜に血流のとどこおる領域ができる

自覚症状
- なし

治療法
- レーザーによる光凝固
- 血糖のコントロール
- 定期的な眼底検査

（単純網膜症・増殖前網膜症）病変は網膜内にとどまっている

増殖網膜症

障害の状況
- 新生血管ができる
- 新生血管が破れ、硝子体出血が起こる
- 増殖膜ができる
- 牽引性網膜剝離が起きる
- 大出血が起こると失明に至る

自覚症状
- 視力の極端な低下
- 黒いものがちらつく
- ものがぶれて見える

治療法
- 初期はレーザー光凝固
- 硝子体手術
- 血糖のコントロール
- 定期的な眼底検査

網膜の毛細血管は高血糖のために流れが悪くなり、もろくなった部分に小さなコブ（毛細血管瘤《りゅう》）ができてきます。やがてこのコブがつぶれ、「点状出血」といわれる小さな出血が起きます。また、出血によってしみ出た血液中の脂肪やたんぱく質が網膜上に沈着し、「白斑《はくはん》」をつくるようになります。

この段階の方針は、血糖のコントロールと定期的な眼底検査です。血糖コントロールがうまくいけば、進行を抑えることができ、点状出血も消えていきます。

レーザー治療が効果的な増殖前網膜症の段階

単純網膜症を放置すると、点状出血や白斑の数が増え、大きな眼底出血があらわれる増殖前網膜症になります。途中から完全にふさがってしまった毛細血管が増えてきますが、病変はまだ網膜内にとどまっているのが特徴です。この段階になっても多くの人は自覚症状を感じません。

増殖前網膜症の治療には血糖コントロールに加えて、レーザー光凝固と呼ばれるレーザー治療が効果的です。これは、レーザーで網膜の細胞を焼いて小さなやけど（凝固斑）をつくるもので、点状出血や白斑を消滅させる効果があります。

また、増殖網膜症への進行や末期段階にできる新生血管の発生を防ぐことができます。

硝子体出血、網膜剥離が起きる増殖網膜症

毛細血管の血流障害により、ますます酸素不足となった網膜には「新生血管」と呼ばれるひじょうにもろい血管が、はうように伸びてきます。一般に新生血管の発生で、増殖網膜症へ移行したと診断されます。

網膜症の病変

●点状出血・斑状出血

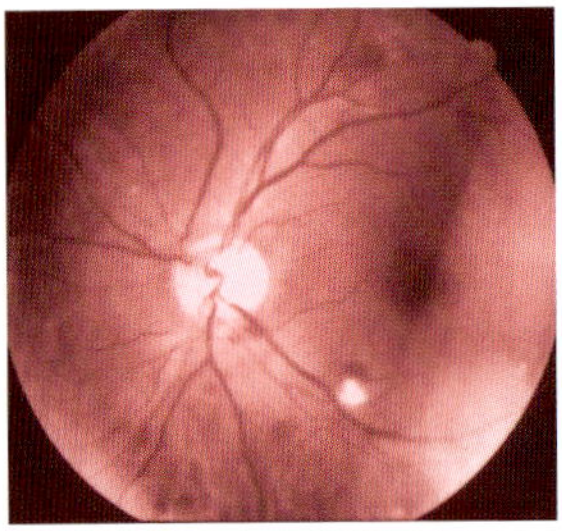

「単純網膜症」の段階の眼底写真。複数の小さな出血（点状・斑状出血）が見られる

●新生血管

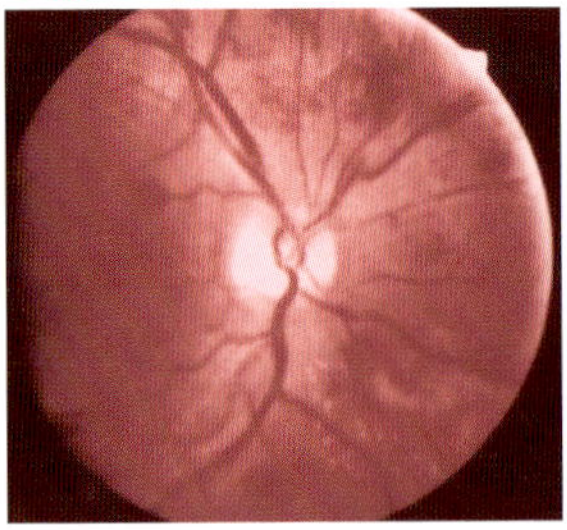

「増殖網膜症」の段階になると網膜上に新生血管ができる

●硝子体出血

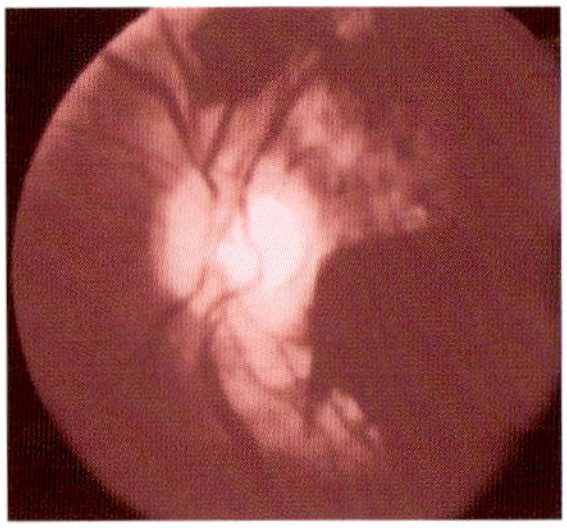

もろい新生血管が破れ大量の出血が硝子体に及ぶ

新生血管は、血圧の上昇などのわずかな刺激で、すぐに破れて出血します。出血は網膜内にとどまらず、硝子体《しょうしたい》内に広がることがあります。

硝子体出血が起こると、光がさえぎられて視力が著しく低下するため、視界がぼやける、黒いチリのようなものが眼前にちらつくなどの自覚症状があらわれてきます。硝子体内に大出血が起こった場合には急に失明することもあります。

新生血管からの出血が何度も起きると、網膜と硝子体の間に「増殖膜」と呼ばれるものができます。これが網膜を引っ張るために「牽引《けんいん》性網膜剥離」が起き、ものがゆがんで見えたり、視力が極端に低下するなどの症状があらわれます。網膜剥離が黄《おう》斑《はん》部で起こると失明に至ります。

新生血管が発生しても病変が網膜内にとどまっている時期には、レーザー光凝固法による治療が効果的です。硝子体出血、網膜剥離まで進んだ場合は、障害の起きた硝子体や増殖膜を切除する硝子体手術を行います。

眼底検査を受ける頻度

網膜症がない場合の定期検査

糖尿病と診断されたが、まだ網膜症を併発していない場合	6〜12ヵ月に1回

網膜症がある場合の定期検査

単純網膜症と診断され、点状出血や白斑が多い場合	3〜6ヵ月に1回
増殖前網膜症と診断、またはレーザー治療を受けた場合	1〜2ヵ月に1回
増殖網膜症で硝子体出血がある場合	2週間〜1ヵ月に1回

予防と対策のポイント

これまで見てきたように、糖尿病網膜症はかなり進行するまで自覚症状がなく、定期的に眼底検査を受けない限り早期発見は不可能です。初期には簡単に行える治療も、進行するにしたがって困難になります。

また血糖コントロールがうまくいかないと進行するので、通常の糖尿病の治療を行いつつ、定期検査をきちんと受けることがいちばんの予防対策になります。

増殖網膜症へと進み、新生血管が生じた場合は、出血を防ぐために、激しい運動を避けてください。

３大合併症② 糖尿病腎症

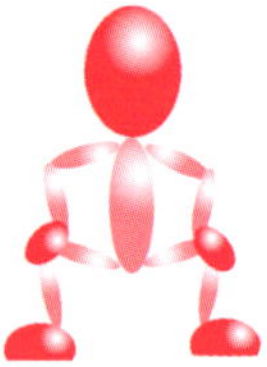

自覚症状のないまま進行していく糖尿病腎症は、命に直接かかわる怖い合併症です。定期検査による早期発見、早期治療が、進行を遅らせるもっとも有効な手段です。

徐々に悪化していく進行性の合併症

　高血糖でもろくなった細小血管は、生命維持に欠かせない腎臓の働きにも重大な障害を起こします。

　糖尿病腎症《じんしょう》は、長い時間をかけて徐々に悪化する進行性の病気で、糖尿病患者の死亡原因の約15％を占めています。治療をせず放置すると、糖尿病発症から約30年で、腎臓の機能が停止する腎不全《じんふぜん》によって尿毒症を起こすといわれています。最終的には透析《とうせき》療法を行わない限り、生命の維持ができなくなってしまいます。

　しかし、早期に発見して治療すれば、ほぼ１００％進行を抑えることが可能です。糖尿病と診断されたら定期的に通院をつづけて、よいコントロールをしていくことが大切です。

腎臓の血液ろ過機能に障害が起きる

　腎臓は体内の血液をろ過し、不要な老廃物を尿として排出、ブドウ糖やアミノ酸などの必要な成分を血液に再吸収させる役割を担っています。

　腎臓に送られた血液は、毛細血管が球状に密集している「糸球体《しきゅうたい》」という部位に流れていきます。

　この糸球体とそれに接する尿細管で、①血液のろ過、②尿の製造、③必要な成分の尿より血液への再吸収、という一連の作業が行われ、最終的に不要な老廃物が尿として排出されます。

　ところが、糖尿病で高血糖がつづくと、糸球体のフィルター機能が少しずつ悪くなっていきます。十分なろ過ができずに老廃物が体内にたまったり、本来はろ過されないはずのたんぱく質などの成分が、過剰に尿

腎臓のおもな働き

血液をろ過して体液を調整する

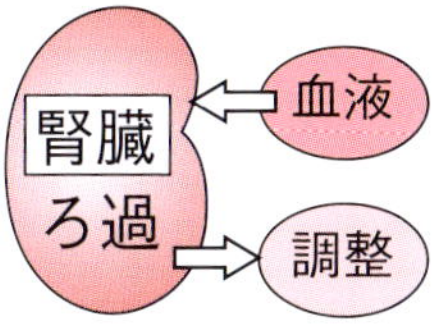

血液から余分な老廃物や塩分をとり除き、弱アルカリ性に保つ

尿をつくる

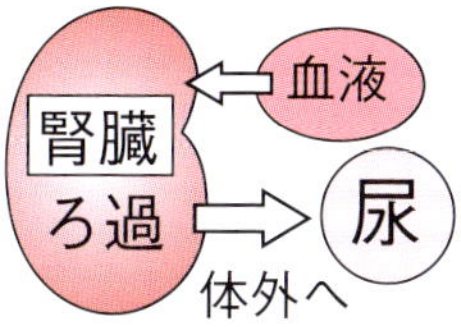

糸球体でろ過した原尿から、体外に排出する尿をつくる

血圧を調整する

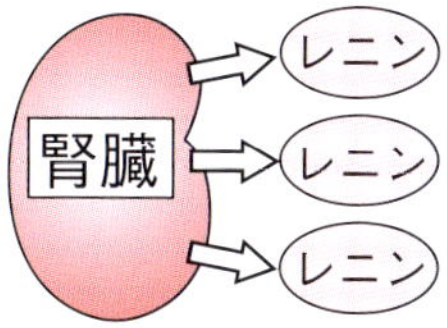

血行が悪くなるとレニンというホルモンを分泌し血圧を調整する

腎臓の構造と尿がつくられるしくみ

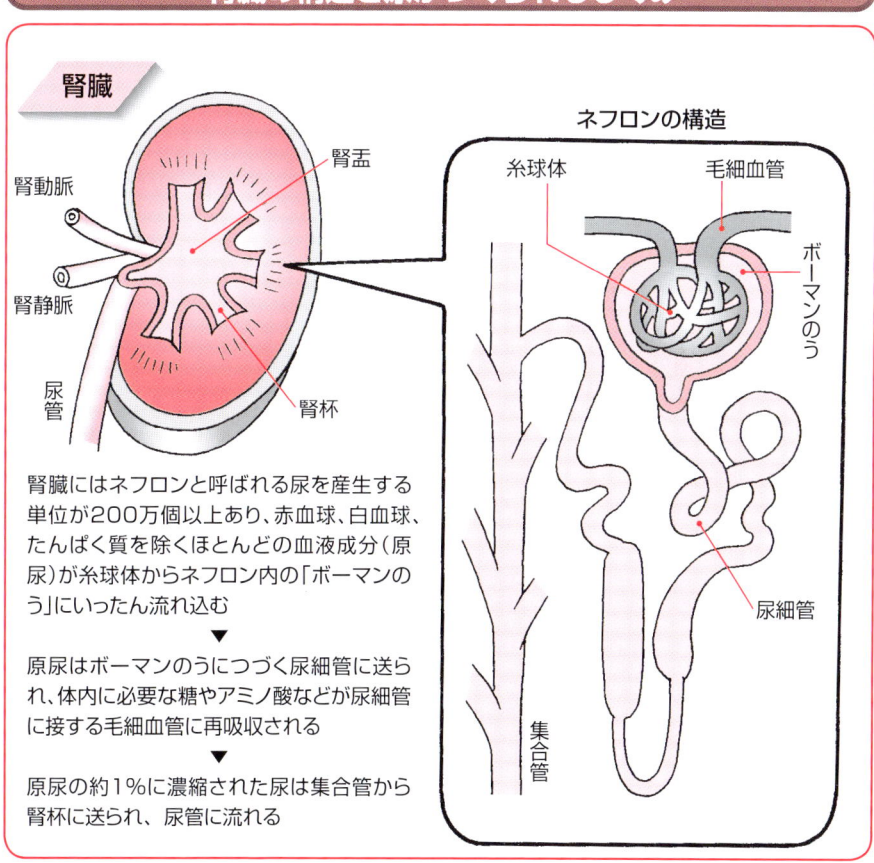

腎臓

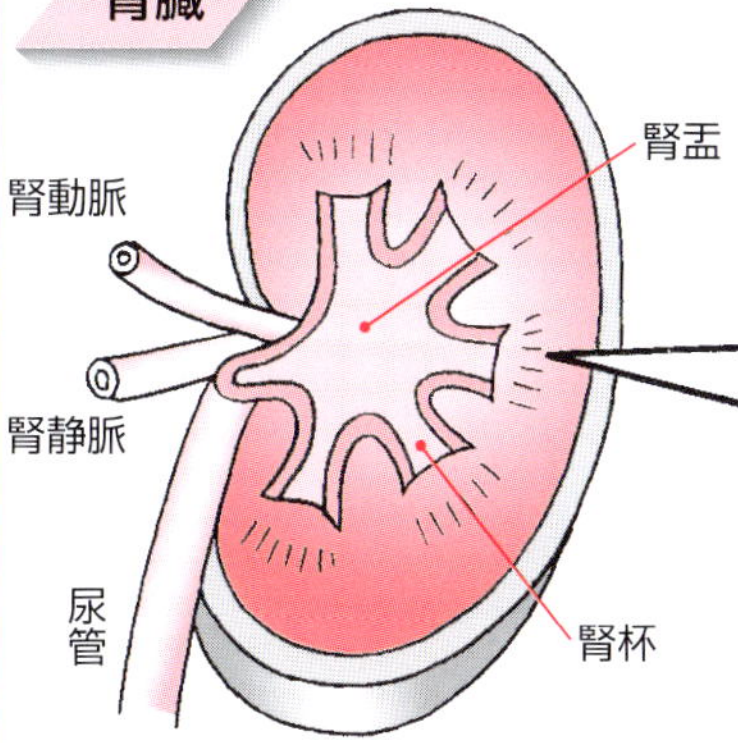

ネフロンの構造

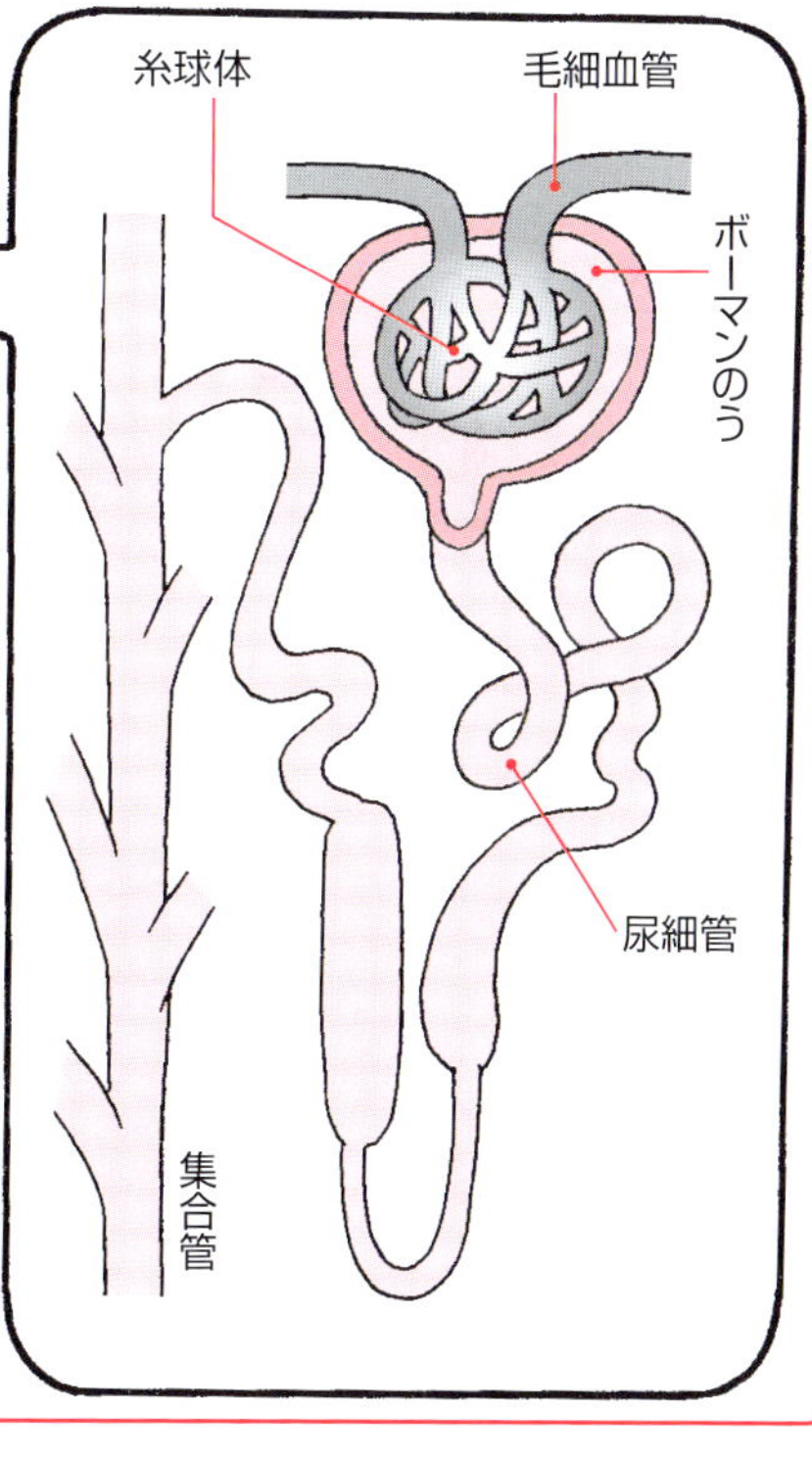

腎臓にはネフロンと呼ばれる尿を産生する単位が200万個以上あり、赤血球、白血球、たんぱく質を除くほとんどの血液成分（原尿）が糸球体からネフロン内の「ボーマンのう」にいったん流れ込む

▼

原尿はボーマンのうにつづく尿細管に送られ、体内に必要な糖やアミノ酸などが尿細管に接する毛細血管に再吸収される

▼

原尿の約1％に濃縮された尿は集合管から腎杯に送られ、尿管に流れる

中に排出されるようになるのです。障害が進むと、糸球体のろ過機能はまったく働かなくなります。

このように高血糖が原因で起こる腎臓障害が、糖尿病腎症です。

たんぱく尿が出る前に検査・治療を開始する

糖尿病腎症は早期には自覚症状がほとんどないので、定期的に尿検査や腎機能検査を受ける必要があります。腎臓病というと「たんぱく尿」が思い浮かびますが、尿にたんぱくが出るのはかなり進行してからです。この場合は腎機能も低下していますので、これを回復させることは困難です。

しかし、たんぱく尿が出る前なら進行をくい止めることが可能です。そのため、早期の尿検査ではアルブミンという、ごく微量のたんぱく質が尿に認められるかどうかを調べる「尿中アルブミン検査」を行います。この検査でごく初期の腎症も発見することができます。

また、病気の進行ぐあいによって、老廃物の血中濃度を調べる血液検査や、糸球体のろ過状態を見る腎機能検査なども定期的に行っていきます。

第1期と第2期で進行をくい止めよう

糖尿病腎症は、腎機能障害の程度によって第1期から第5期までの5つの段階に分けられます。

第1期は「腎症前期」と呼ばれ、アルブミン尿・たんぱく尿ともに陰性、腎機能検査の値も正常の状態です。まだ腎症の兆候は出ていませんが、糸球体に高血糖の血液が流れ込むと発症の可能性が高くなることから、腎症前期といわれています。

この段階での治療は血糖コントロールが中心で、年に1回は尿中アルブミン検査を受けます。

検査で微量アルブミン尿が認められると、第2期の「早期腎症」と診断されます。一般に、糖尿病を発症してから10～15年経つと、第2期に移行するといわれています。

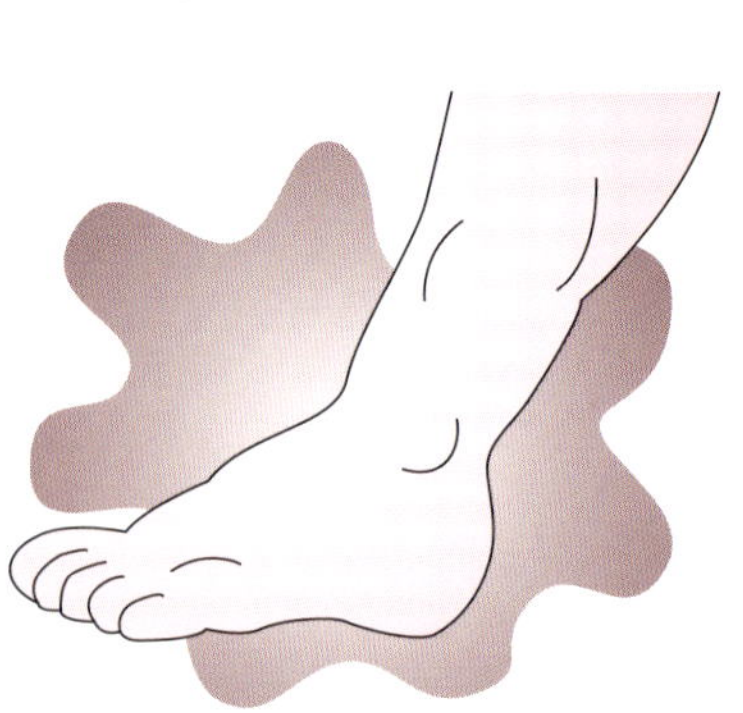

たんぱく尿が出つづけて血中のたんぱく質が減ると、血管の外に水分がしみ出て「むくみ」が起きる

自覚症状とたんぱく尿があらわれる第3期

第3期の「顕《けん》性《せい》腎症期」になると、持続的なたんぱく尿が認められるようになります。

糖尿病腎症の5つの病期

病期	進行状況	必要な定期検査	治療・食事
第1期 腎症前期	・糖尿病腎症の潜在期 ・糖尿病を発症している患者で、尿検査は陰性、腎機能検査の糸球体ろ過値も正常 自覚症状…なし	・年1回の尿中アルブミン検査 ・血液検査 ・腎機能検査	・食事療法、運動療法、薬物療法による血糖コントロール
第2期 早期腎症期	・尿検査で微量アルブミン尿が検出される ・腎機能検査は正常 自覚症状…なし	・少なくとも3カ月に1回は尿中アルブミン検査を受ける	・厳格な血糖コントロール ・降圧療法
第3期 顕性腎症期	・尿検査で持続性たんぱく尿が検出される ・顕性アルブミン尿(300以上)か、持続性たんぱく尿(0.5以上)	・尿たんぱく検査、腎機能検査を毎月受ける ・血液検査	・適切な血糖コントロール ・たんぱく質制限食
第4期 腎不全期	・持続性たんぱく尿が認められる ・糸球体ろ過値が著しく低下 ・血中に老廃物がたまる ・高血圧を起こす ・心不全、肺水腫、脳障害、尿毒症を起こす可能性がある ・ほとんどの腎機能が停止 自覚症状…倦怠感、全身のむくみ、手足のしびれなど	・血液検査で老廃物の血中濃度を定期的に調べる	・血糖コントロール ・低たんぱく食 ・降圧療法 ・透析療法の導入を検討
第5期　透析療法期			

一般に微量アルブミン尿が出始めてから10年経つと、顕性腎症期に移行するといわれています。

腎不全から透析療法に進む第4期、第5期

持続性たんぱく尿、糸球体ろ過値の著しい低下など、腎機能がほとんど働かなくなった状態が、第4期の「腎不全期」です。顕性腎症期に治療せずにいると、約5年で腎不全期に進行してしまいます。

慢性的な貧血状態に陥り、自覚症状として、疲れやすい、手足のしびれ、倦怠感《けんたいかん》、顔色が悪い、全身のむくみなどがあらわれてきます。

腎不全期まで進んだ腎症をもとの状態に戻すのは、残念ながら不可能です。病状の進行とともに、全身に中毒症状があらわれる尿毒症になると、肺水腫《はいすいしゅ》や脳の神経機能障害などから命を落とす場合もあります。

腎不全期の末期には腎機能がほとんど停止するため、透析療法（下コラム参照）を行わない限り、生命の維持はできなくなります。

尿毒症による死亡を避けるために、透析療法を導入した段階が第5期の「透析療法期」です。

腎症が始まったら減塩とたんぱく質制限食が必要

食事に関して注意したいのが、たんぱく質の過剰摂取が腎臓に負担をかけ、腎症の進行を促進してしまう点です。そのため、腎症を合併した患者さんの食事療法では、たんぱく質の摂取を控えることが大切です。

第1期と第2期は通常の糖尿病食でかまいませんが、進行に合わせて「たんぱく質制限食」「低たんぱく食」へと切り替えていきます。

とくに腎不全期に入ると、たんぱく質の代謝の際に生じた老廃物が体

BREAK　ミニ・コラム

2種類の透析療法

故障した腎臓に代わって血液の老廃物をとり除いてくれる人工透析は、腎症の患者さんにとって最後の砦。一生のつきあいとなります。

透析療法には、血液透析と腹膜透析の2つの方法があります。

血液透析は透析装置を用いて行う方法です。腕の血管から血液を透析装置に送り込み、そこで老廃物をとり除き、きれいになった血液を再び体内に戻します。1回に約4時間かかり、週に3回ほど専門医療機関で行います。

一方、腹膜透析は自分の腹膜を利用する方法です。腹腔内に透析液を注入すると、血液中の老廃物が腹膜を通って、透析液の中ににじみ出ていきます。汚れた透析液は1日に4回とり替え、1回の交換に約30分かかります。

内にたまり、尿毒症を起こす引き金となります。発症を抑える特効薬はなく、厳格な食事療法がもっとも有効な治療法となります。

顕性腎症期に入ったら、血圧上昇の原因となる塩分の摂取を控えた減塩食を基本にします。一般に腎症が進行すると高血圧になりやすくなりますが、高血圧は血管に過度の負担をかけ、腎症をさらに悪化させる要因となっています。

糖尿病腎症の治療のポイント

腎症前期までは

たんぱく尿が出たら

腎不全期になったら

血糖の管理 ＋ 血圧の管理 ＋ たんぱく質量の制限

血糖の管理

食事療法で摂取エネルギーを制限し、運動療法でエネルギーを消費する血糖コントロールが基本。腎症前期に微量アルブミン尿が検出された場合は、血糖の管理がうまくいかなかった証拠。食事療法を見直す

血圧の管理

病態に応じ、血糖コントロールに影響しない血圧降下剤を服用する。最大血圧を130mmHg以下、最小血圧は80mmHg以下に抑えるようにする。激しい運動や無理は避け、塩分を抑えた減塩食を心がける

低たんぱく食

腎不全期の治療は、腎臓に負担をかけない低たんぱく食がもっとも効果的。低たんぱく食用の特殊食品を利用するなど、1日の摂取たんぱく質を体重1kgにつき0.6〜0.8gぐらいに抑える

3大合併症③ 糖尿病神経障害

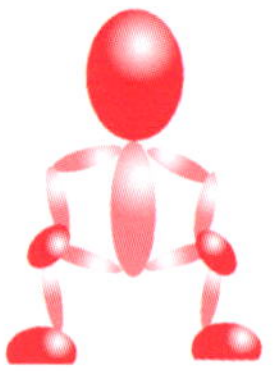

糖尿病神経障害は、合併症の中でも比較的早い時期に発症し、手足のしびれや痛み、立ちくらみ、胃腸障害など全身にさまざまな症状を引き起こします。

末梢神経の伝達作用に障害が起こる

高血糖により末梢《まっしょう》神経の伝達作用に障害が起こり、手足のしびれや痛み、立ちくらみ、内臓の不具合など、全身にさまざまな症状をもたらすのが糖尿病神経障害です。

日常生活の質を落とすだけでなく、進行すると絶えず激しい痛みに悩まされたり、逆に神経が麻痺《まひ》して痛みを感じなくなり、無痛性の心筋梗塞《こうそく》や無自覚低血糖から突然死を起こすこともあります。

末梢神経には知覚・運動・自律神経がある

人間の神経は、脳と脊髄《せきずい》で構成される中枢神経と、そこから枝分かれして全身の各部位を結ぶ末梢神経に大別できます。

このうち末梢神経は、痛みや温冷を感じる知覚神経、手や足の動きを担当する運動神経、内臓とホルモンの分泌を調節する自律神経に分かれています。

糖尿病による高血糖は、この末梢神経の細胞をおかし、知覚・運動・

神経障害が起こるおもな原因

高血糖

1. 高血糖のため、細小血管の血流が悪くなり、十分な栄養や酸素が神経細胞にいき渡らない。そのため神経組織が障害を受ける
2. 高血糖がつづくと、ブドウ糖の代謝時に生じるソルビトールという物質が神経細胞内にたまり、神経細胞が正常に機能しなくなる

おもな神経障害と症状

自律神経障害による症状

循環不全
血液の循環が悪くなったため、体にほてりや冷えを感じる

発汗異常
それほど暑くないときでも、体の局所に異常な汗をかく。食事中に、首筋や顔、額などに多量の汗をかく。あるいは暑くても汗が出なくなる

起立性低血圧
急に立ちあがったときなど、脳の血圧調整がうまくいかずに一時的に血液が流れなくなるため、立ちくらみ、めまいが起きる

胃腸障害
胃から腸へ消化物を送り出す機能が低下し、むかつき、吐き気、食欲不振が起こる

便通の異常
下痢·便秘になりやすい。または交互に繰り返す。腹痛をあまりともなわず、突然下痢する

膀胱障害
膀胱に尿がたまっても尿意を感じず尿が出ない。たまった尿のため下腹部がふくらむ。失禁したり、残尿感がある

勃起障害(ED)
勃起障害が起こる

運動·知覚神経障害による症状

手足のしびれ·痛み
手や足の先がピリピリ、あるいはジンジンとしびれるような感じがする。手足が冷たく感じる

疼痛(とうつう)
手足にときどき刺すような痛みが起こる。進行すると全身のいたるところに痛みが走るようになる

こむらがえり
ふくらはぎの筋肉がつり、激しい痛みが起こる。運動中よりリラックス時、就寝時に起こりやすい

感覚鈍麻
熱いものや冷たいものに触れたときの感覚が鈍くなる。悪化するとやけどをしても気づかないことがある

顔面神経麻痺
顔面の筋肉を動かす神経が麻痺し、口からものがこぼれてうまく食べられない、口元がゆがむ、しわがよらない、よだれをたらすなどの症状が出る

外眼筋麻痺
目を動かす筋肉が麻痺し、目が一方によるなどの症状が出る

神経障害が進行すると起こる怖い症状

神経麻痺
知覚神経の麻痺が進み、痛い、熱いなどの感覚が消失。やけどやケガに気づかず、潰瘍や壊疽を起こす

無自覚低血糖
血糖の変化にホルモン(グルカゴン)の分泌が反応できないため低血糖を起こしやすく、突然意識を失って昏睡状態に陥る

無痛性心筋梗塞
狭心症、心筋梗塞の胸の痛みを感じなくなる。ある日突然大発作を起こしたり、突然死することがある

自律神経が調節している体の各部位に不調を起こします。

自律神経の障害とおもな症状

自律神経は、血圧や体温の調節、心臓の拍動や胃腸での消化・吸収作用など、本人の意思で止めたり速めたりできない体の働きを調節している神経です。

自律神経に障害が生じると、これらの調節がうまくいかなくなるため、異常に汗をかく、冷えやほてりが起こる、便秘・下痢を繰り返す、排尿がうまくいかない、立ちくらみ、勃起《ぼっき》しなくなるといった、さまざまな症状があらわれます。

たとえば排尿がうまくいかなくなるのは膀胱《ぼうこう》障害の一種で、尿がたまってきたと感じる機能と、排尿のために尿を押し出す膀胱収縮機能に障害が生じて起こります。

知覚・運動神経の障害と症状

知覚神経と運動神経の障害は、糖尿病の早い時期からあらわれます。

おもな症状としては、手や足がしびれる・痛い、熱さ・冷たさに鈍感になる、ふくらはぎの筋肉がつる（こむらがえり）、足の裏に何かが貼りついている感じがする、筋力が低下するなどがあげられます。

これらの症状は上半身より下半身に、活動時より睡眠中に起こりやすいという特徴があります。また、手足のしびれは指先などの末端から体の中心に向かって、左右対称にあらわれることが多くみられます。

神経障害が悪化すると深刻な事態を招く

神経障害が進行すると、神経線維が著しく傷ついて、痛みなどの刺激を伝達できなくなります。痛みを感じなくなるため、合併症の発見が遅れたり、ときには命にかかわる事態を招くことがあります。

たとえば狭心症などを併発している場合、通常は胸痛などのサインがありますが、神経障害が進行すると痛みを感じなくなります。しかし、狭心症が治ったわけではありません。ある日突然、激しい発作を起こす可能性があります。

同様に、低血糖に気づかず（無自覚低血糖）、急に昏睡《こんすい》に陥る危険性も高くなります。また、高度の神経障害があると、発作時に呼吸停止や不整脈を起こし、突然死を招きやすくなることがわかっています。

治療のポイントと注意点

神経障害は全身にさまざまな症状を起こしますが、どのような症状であれ、治療の基本は血糖コントロールです。初期であれば神経障害を回復させ、症状をなくすことができます。痛みや不快感が強いときは、症状に応じて、消化器科や整形外科、内科などの専門医の治療を並行して受けます。

複数の病院にかかる場合は、必ず糖尿病患者であることと、現在受けている治療を告げ、同じ効用の薬や同時に服用すべきでない薬が処方されるのを避けなければなりません。

また、痛みや症状が消えても薬を飲むのを勝手にやめないことです。神経麻痺を起こし、痛みを感じなくなっているおそれがあります。

神経障害の多様な症状は、加齢やほかの病気が原因であることも考えられます。痛みやしびれを感じたら自分で勝手に判断せずに、腱《けん》反射テストや振動覚検査などの神経障害の検査を受けることが大切です。

神経障害の検査

腱反射テスト

①アキレス腱反射検査

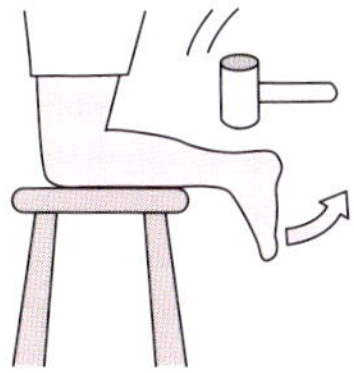

立てひざで椅子に乗り、アキレス腱の上を打腱器で軽くたたく

②膝蓋腱《しつがいけん》反射検査

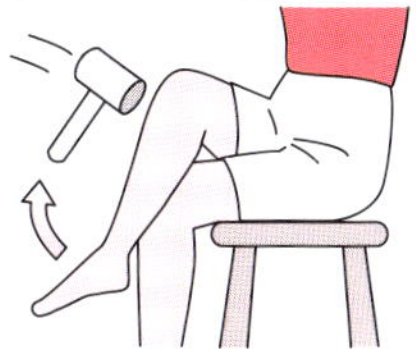

足を組んで椅子に座り、上になった足のひざの下を打腱器で軽くたたく

振動覚検査

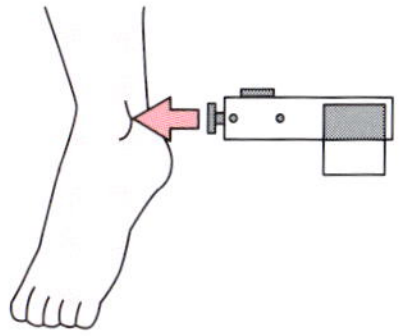

くるぶしの上に振動した音叉を乗せ、振動の感じ方を調べる

BREAK　ミニ・コラム

勃起障害（ED）

勃起障害は男性患者にとってかなり気になる問題のようですが、糖尿病だからといって、誰もが勃起障害を起こすわけではありません。神経障害とは関係なく心理的要因で起こることも多いので、一人で悩まず、医師に相談することをおすすめします。

なお、勃起不全治療薬のバイアグラなどは、糖尿病性勃起障害にも有効と報告されていますが、服用にあたっては必ず医師に相談してください。狭心症の薬（ニトログリセリンなど硝酸剤）を服用している人は禁忌となります。

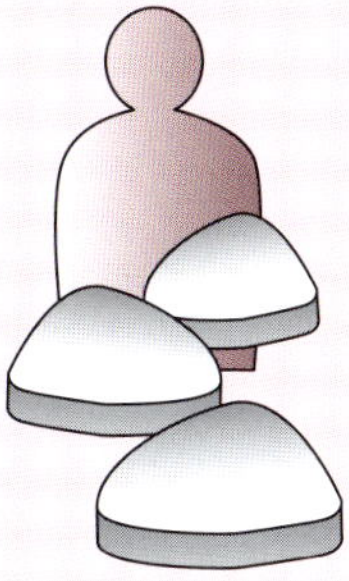

その他の合併症① 動脈硬化による疾病

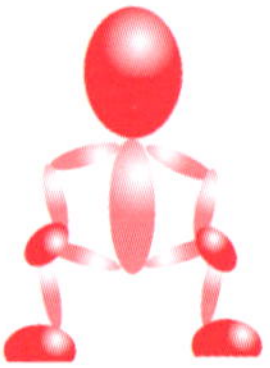

糖尿病になると動脈硬化を起こしやすくなります。動脈硬化は、狭心症や心筋梗塞などの心臓病、脳卒中などの脳血管障害など、命にかかわる重大な合併症を引き起こします。

血管が詰まり、深刻な障害を招く動脈硬化

動脈硬化とは、動脈の内側の壁に脂肪やコレステロールがたまり、その部分の血管が狭く、もろくなるものです。血流が悪くなるだけでなく、血管が詰まると、心筋梗塞《こうそく》や脳梗塞など命にかかわる深刻な障害を引き起こします。

動脈硬化は、いわば血管の老化現象で、年をとれば誰にでも起こるものです。しかし、糖尿病があるとより起きやすく、進み方も速くなるので、とくに注意が必要です。

心臓の血管が詰まると狭心症や心筋梗塞が起こる

心臓の筋肉に酸素や栄養を供給する冠動脈に動脈硬化が生じると、「虚血《きょけつ》性心疾患」を引き起こします。

虚血性心疾患とは、血液が十分に流れなくなるために（虚血）、心臓の筋肉が酸素不足となって障害を起こすもので、「狭心症」と「心筋梗塞」とがあります。

狭心症は冠動脈が狭くなった状態で、運動や興奮したときなどに、みぞおちから胸の中央にかけて圧迫感と痛みを感じます。発作は通常5分程度つづき、安静にしていると痛みは自然に消えていきます。

心筋梗塞は、血栓《けっせん》（血の塊）で冠動脈が完全に詰まり、血流が途絶えてしまった状態です。手当が遅れると心不全や重い不整脈を起こし、死亡することがあります。

神経障害があると痛みを感じないことも

通常、狭心症や心筋梗塞は激しい胸の痛みをともなうものです。

しかし、糖尿病の患者さんの場合、

①神経障害を合併していると痛みを感じないため、発見が遅れがち

②動脈硬化の進行が速く、狭心症から心筋梗塞、さらに心不全へと進みやすい

といった危険な特徴があります。

ですから、少なくとも1年に1回は心臓の検査を受け、状態をチェックすることが大切です。

また、胸痛が30分以上つづくときや、回数や痛みが増したときは、心筋梗塞を疑い、すぐに病院で手当を受けるようにしてください。

脳梗塞は発作のサインを見逃さない

脳や脳へつながる血管に動脈硬化が生じると「虚血性脳卒中」、いわゆる脳梗塞を起こします。

脳梗塞には、脳内の血管が詰まる「脳血栓症」と、脳以外の血管にできた血栓が脳まで流れて詰まる「脳塞栓《そくせん》症」があります。糖尿病は全身の血管に動脈硬化が起こるため、両者とも起こる危険があります。

脳梗塞では、発作の前にめまいがしたり、ろれつが回らない、片方の目だけ見えにくい、体の片側だけがしびれるなどの兆候が見られます。これらは血栓が一時的に脳の血管をふさいだときにあらわれる症状で、「一過性脳虚血発作（TIA）」と呼

心臓と冠動脈

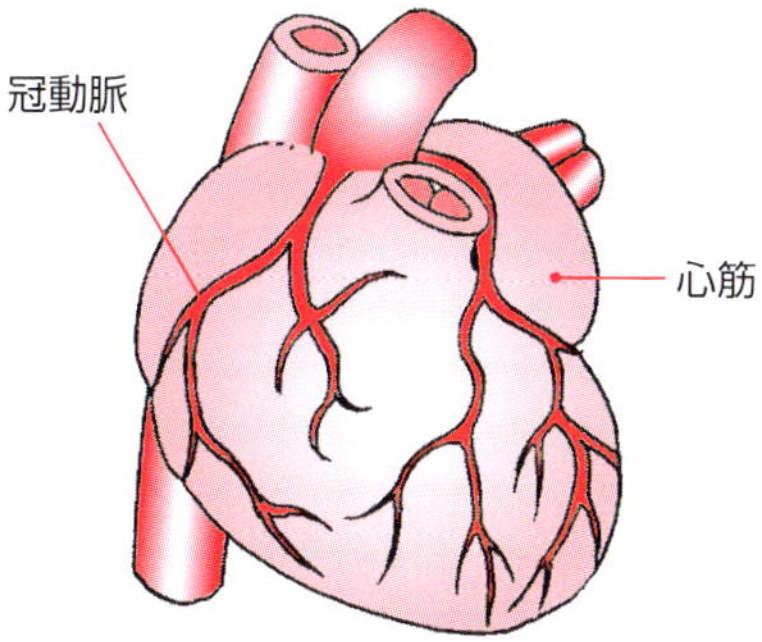

心臓をとり巻くように走る冠動脈は、心筋に酸素と栄養を補給する

動脈硬化を起こした血管

狭心症

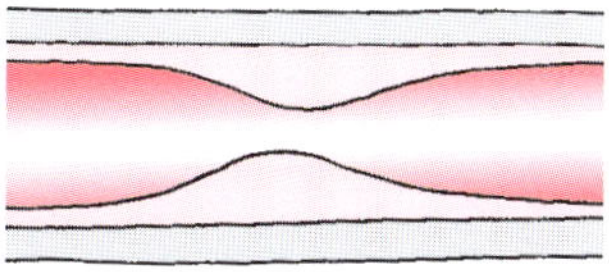

冠動脈の内側の壁に脂肪やコレステロールが沈着し、その部分の血管が狭くなる。血流が減少して、心筋が酸欠になる

心筋梗塞

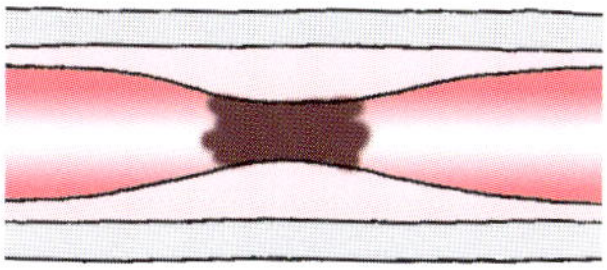

冠動脈の狭くなった部分に血栓が詰まり、血管の内腔が埋まってしまう。血流が遮断されてしまうため、その先の心筋に酸素がいかなくなり、心筋の細胞が壊死する

ばれています。

この前兆のあと、本格的な脳梗塞が起こる可能性が高いので、要注意です。

脳梗塞は、死亡したり、半身麻痺、失語症など深刻な後遺症の出ることの多いやっかいな病気です。一過性脳虚血発作のサインを見逃さずに、すぐに病院へ行くことが大切です。

足の血管が詰まる 下肢閉塞性動脈硬化症

心臓や脳以外に起こる動脈硬化で多いのが、足の血管に起こる「下肢《かし》閉塞《へいそく》性動脈硬化症」です。症状としては、歩くと足が痛い、足が冷たく感じる、足の脈拍を感じないなどがあげられます。

最初は歩きにくいと感じる程度ですが、そのうち激痛のために休みながらでないと歩けなくなります（間欠性跛行《はこう》）。また、悪化すると足の先が壊疽《えそ》（184ページ参照）を起こすことがあります。

動脈硬化を予防するポイント

以上のような障害を避けるためには、まず、動脈硬化の予防に努めることが第一です。

動脈硬化を引き起こすおもな要因としては、高血糖、高血圧、高脂血症、喫煙などがあげられます。糖尿病の患者さんは最初の3つの要因をすでに持っていることが多いため、どうしても動脈硬化が起きやすくなってしまうのです。

血糖コントロールや降圧療法などの治療をきちんと行うとともに、コレステロールや動物性脂肪、塩分のとりすぎに注意し、また、喫煙、ストレス、疲労など、日常生活の中の危険因子をできるだけ避けることが大切です。

動脈硬化の予防のポイント

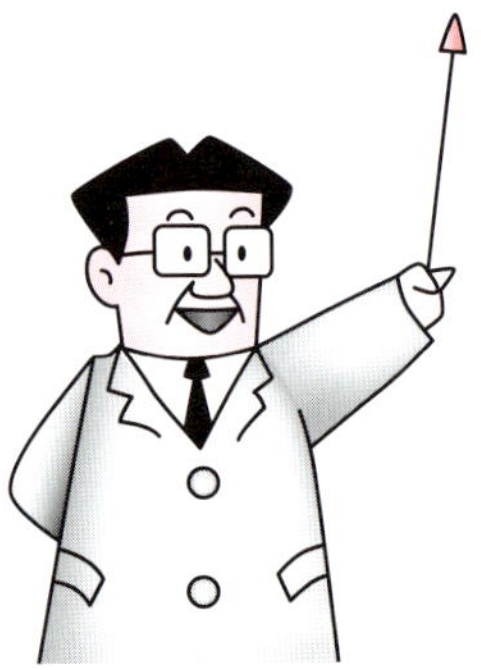

1. 食事療法をきちんと守り、肥満しない
2. コレステロールと動物性脂肪をとりすぎない
3. 塩分を控える
4. 食物繊維を多くとる
5. 禁煙
6. 飲酒を控える
7. ストレスをため込まない
8. 適度な運動を心がける
9. 日頃から血圧をチェックする
10. 血液検査を定期的に受ける

動脈硬化で起こりやすい虚血性脳卒中

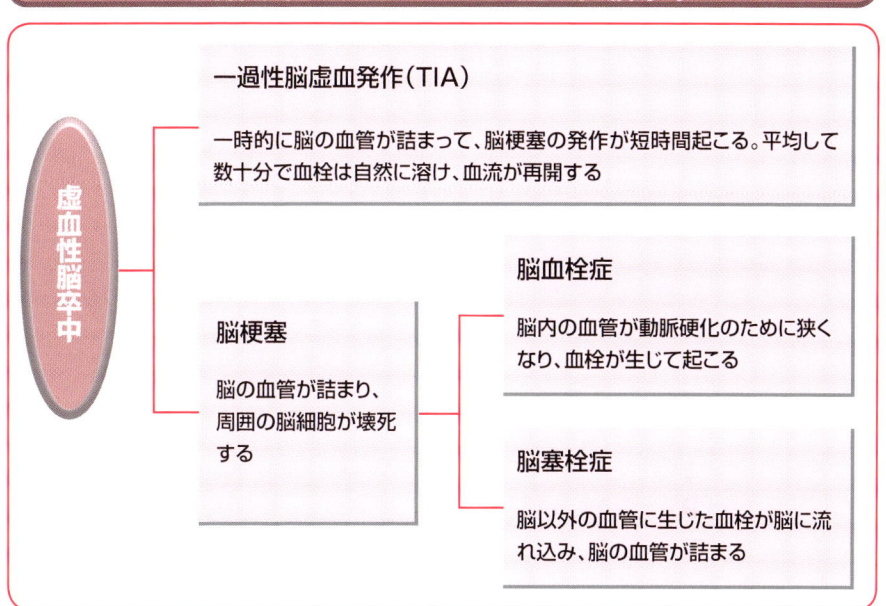

虚血性脳卒中

- **一過性脳虚血発作（TIA）**
  一時的に脳の血管が詰まって、脳梗塞の発作が短時間起こる。平均して数十分で血栓は自然に溶け、血流が再開する
- **脳梗塞**
  脳の血管が詰まり、周囲の脳細胞が壊死する
  - **脳血栓症**
    脳内の血管が動脈硬化のために狭くなり、血栓が生じて起こる
  - **脳塞栓症**
    脳以外の血管に生じた血栓が脳に流れ込み、脳の血管が詰まる

よく見られる脳梗塞の症状

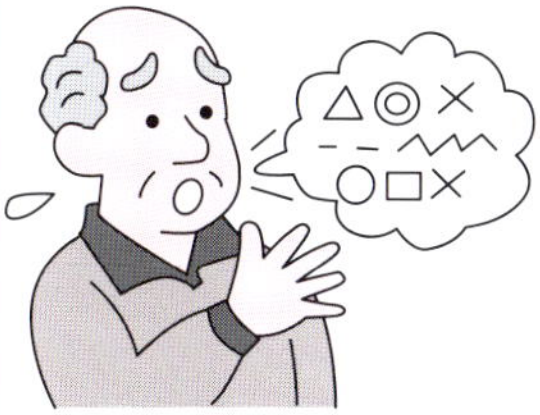

ろれつが回らなくなり、うまく話せない

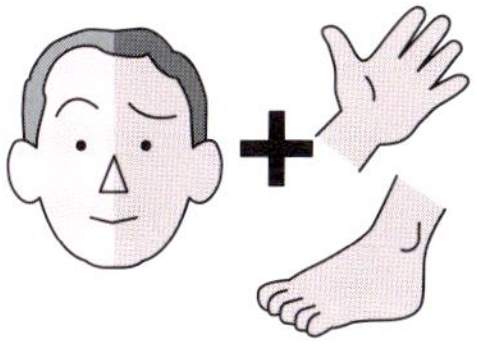

顔の片側と手足が同時にしびれる

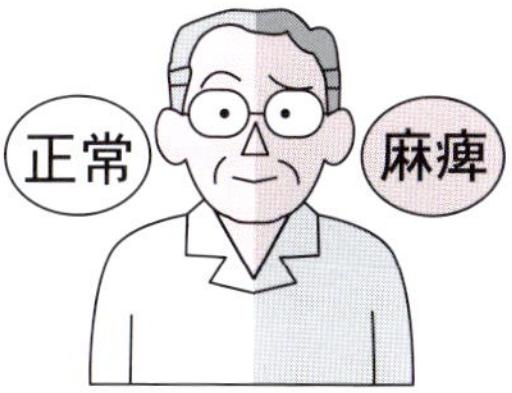

体の片側だけが麻痺する

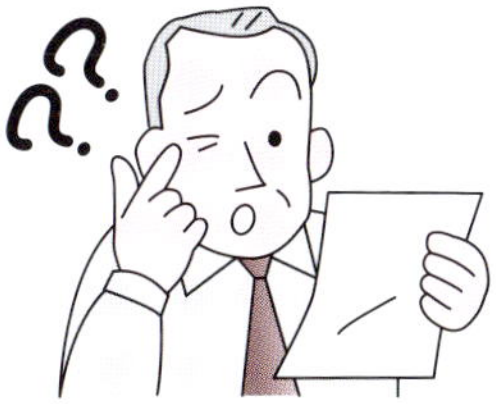

片方の目だけが見えにくくなる

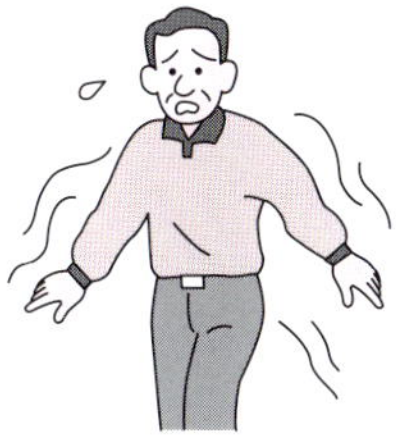

バランスがとれず、うまく歩けない

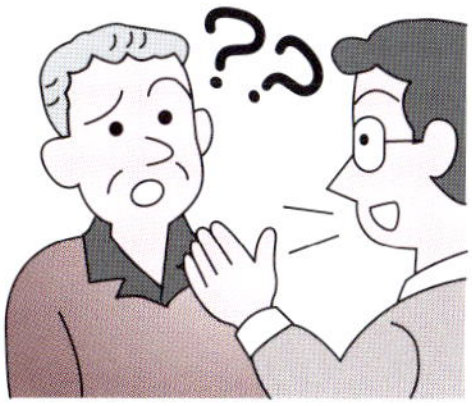

言葉が理解できない

その他の合併症② 白内障と緑内障

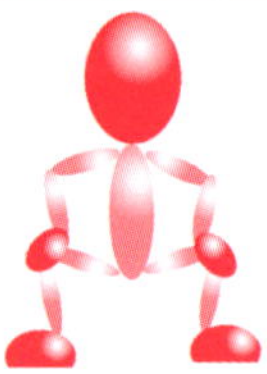

高血糖は白内障の発症時期を早め、また、血管新生緑内障という糖尿病に特有の緑内障を起こしやすくします。緑内障は治療が遅れると、かなりの確率で失明に至ります。

糖尿病は白内障の発症時期を早める

白内障《はくないしょう》は目のレンズにあたる水晶体が白く濁る病気で、濁りが光の通過を妨げたり、乱反射を起こすために、ものが見えにくくなります。

水晶体の濁りは加齢によって起こる一種の老化現象ですが、糖尿病があると発症の時期をとくに早める傾向があります。

糖尿病性白内障は、水晶体の網膜に近い後方から濁り始めるのが特徴です。そのため、明るい場所でまぶしさを感じたり、明るいところほどものが見えにくいといった症状の出ることが多く、進行すると視力が極端に低下します。

白内障の治療は進歩しており、手術による視力の回復が可能です。手術は水晶体の前面の膜をとり除き、人工のレンズを入れるものですが、糖尿病による白内障の場合、手術で残した水晶体の後面の膜（後のう）に再び濁りが起こる「後発性白内障」が発症しやすいので要注意です。後発性白内障の治療は、濁った後のうの中央をレーザーで切りとります。

また、糖尿病の患者さんの中には、白内障の手術後に網膜症が発症したり、悪化を促すことがあるので、手術後も定期的にチェックを受ける必要があります。

眼圧が上昇し、失明の危険が高い緑内障

緑内障《りょくないしょう》は、高眼圧などで視神経が障害を受けて、視力が落ちたり視野が狭くなる病気です。一度障害を受けた視神経はもとに戻らないので、治療が遅れると失明してしまいます。最近のデータによれば、後天的な

目の合併症と障害が起こる場所

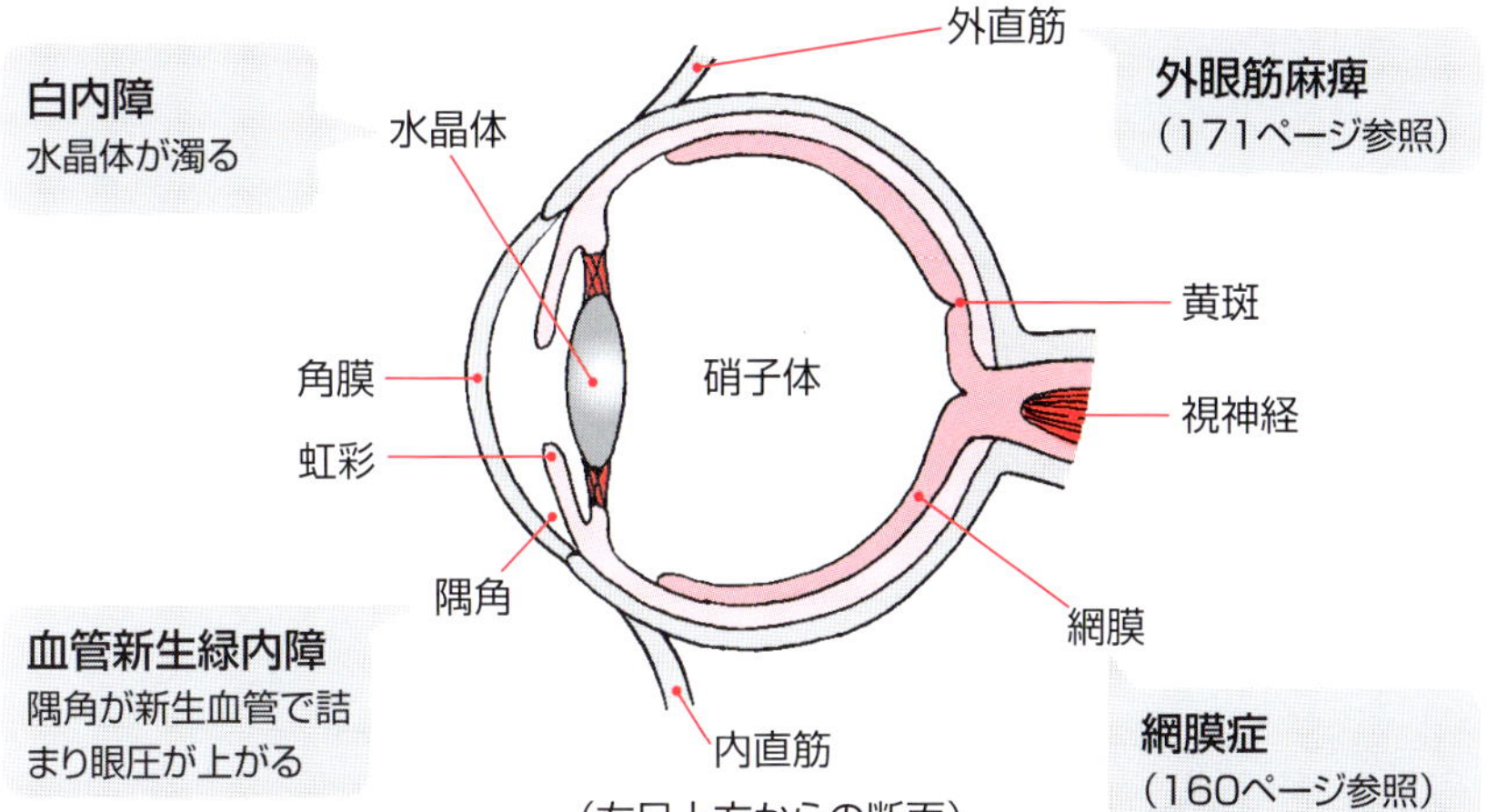

(右目上方からの断面)

白内障と緑内障の症状と治療

	白内障	緑内障
障害	水晶体が白く濁り、もやがかかったように見える。著しい視力低下	眼圧が上がり、視神経が障害される。視力低下、視野狭窄、失明
自覚症状	明るいところほど見えにくい、まぶしい、視力低下	目の激痛、光のまわりに虹が見える、吐き気、頭痛、視力低下
よく行われる治療	手術	レーザー治療、手術

失明原因の第1位になりました。

眼圧は、角膜と水晶体の間を満たしている房水という液体によって一定に保たれています。ところが、何らかの原因で眼圧が高くなると視神経が障害を受け、緑内障が発症してしまいます。

糖尿病に特有の「血管新生緑内障」は、網膜症《もうまくしょう》で生じた新生血管が、房水の排出口である隅角《ぐうかく》をふさぐために、眼圧が上昇して起こります。

通常、緑内障になると目の激痛、視力低下、吐き気、頭痛などの自覚症状がありますが、神経障害を併発している患者さんの中には、痛みを感じない人も少なくありません。少しでもおかしいと感じたら、すぐに診察を受けることが大切です。

糖尿病による緑内障の治療には、眼圧を下げる点眼剤などはあまり効果がないため、レーザー治療が中心となります。

その他の合併症③ さまざまな感染症

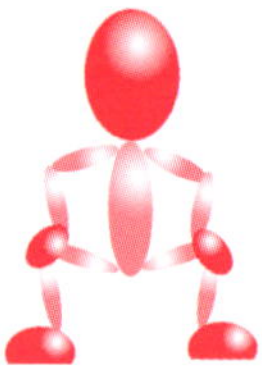

糖尿病になると体の抵抗力が弱くなるため、かぜや膀胱炎、皮膚炎など、さまざまな感染症を起こしやすくなります。予防には血糖管理と規則正しい生活がいちばんです。

感染症を起こしやすく、悪化しやすい

感染症とは、ウイルスや細菌の感染が原因で起こる病気をいいます。

糖尿病の患者さんは体の免疫システムが弱くなるため、かぜをはじめとするさまざまな感染症を起こしやすく、またいったん発症すると悪化しやすい傾向にあります。

よく「かぜをこじらせる」といいますが、単なるかぜから気管支炎へ、気管支炎から肺炎へと、まさに「かぜをこじらせる」状態に陥りやすくなってしまうのです。

また、健康な人には無害な常在菌で感染症にかかったり、再発を繰り返すことも少なくありません。

感染症が起こりやすくなる理由

体内にウイルスや細菌などが侵入すると、人間の免疫システムはそれらの病原菌を排除するために働き出します。

免疫システムの中心的な役割を担っているのは血液中の白血球ですが、血糖値が高いと働きが低下し、病原菌を撃退する力や、抗体をつくる力が減少します。一方、細菌やウイルスにとって高血糖は好都合で、血糖を栄養分にした細菌はますます増殖していきます。

また、血管障害によって血流が悪くなると、体内の組織に十分な酸素や栄養がいき渡らないため、細胞の動きが低下します。加えて白血球も病変部まで到達しにくくなり、回復に時間がかかってしまうのです。

そのほか、神経障害を合併している人は、ケガや感染症の痛みに気づかずに治療が遅れ、悪化させてしま

感染症にかかりやすくなる理由

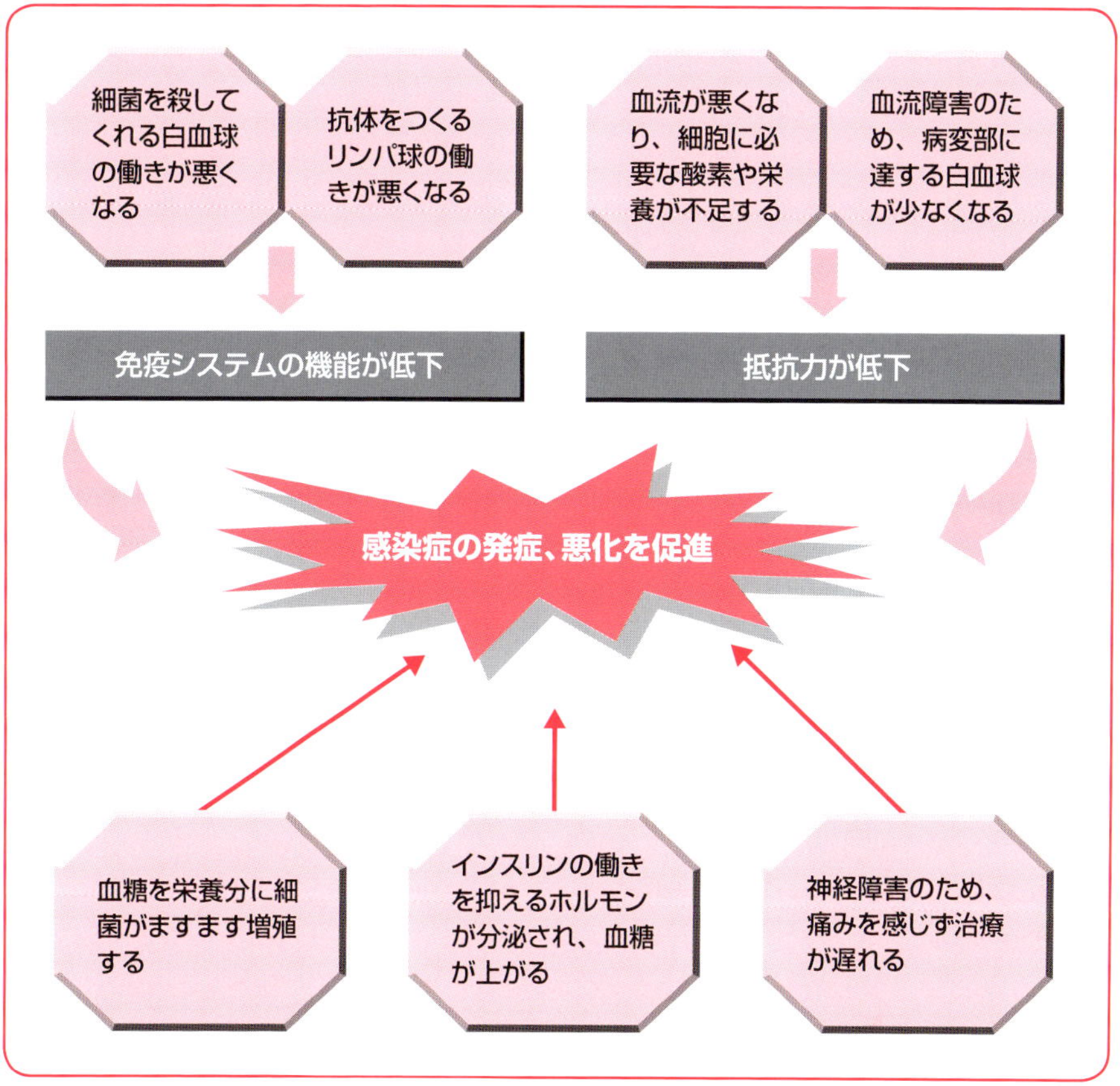
細菌を殺してくれる白血球の働きが悪くなる
抗体をつくるリンパ球の働きが悪くなる
血流が悪くなり、細胞に必要な酸素や栄養が不足する
血流障害のため、病変部に達する白血球が少なくなる
免疫システムの機能が低下
抵抗力が低下
感染症の発症、悪化を促進
血糖を栄養分に細菌がますます増殖する
インスリンの働きを抑えるホルモンが分泌され、血糖が上がる
神経障害のため、痛みを感じず治療が遅れる

うことが少なくありません。

また感染症にかかると、インスリンの働きを阻止するホルモンが分泌されるため、ますます高血糖になっていきます。これらのことが糖尿病に悪影響を及ぼし、さらに感染症をも悪化させるという悪循環に陥ってしまうのです。

全身に起こるさまざまな感染症

糖尿病の人にとくによく見られる感染症は、

①かぜ、気管支炎、肺炎、結核などの呼吸器系の感染症
②膀胱《ぼうこう》炎、腎盂《じんう》炎、腎盂腎炎などの尿路感染症
③白癬菌《はくせんきん》症（水虫）、カンジダ症などの皮膚感染症
④虫歯、歯周病などの口腔内感染症

などです。また、胆石を持っている人は胆のう炎も起こしやすくなります。

尿路感染症はとくに女性や、自律神経障害を起こし、膀胱収縮機能低下のため残尿のある人に多く見られます。膀胱に残った尿に雑菌が入り、そこから膀胱炎、腎盂炎、腎盂腎炎へと悪化しやすくなります。

皮膚感染症のカンジダ症は、カンジダというカビの一種によって起こります。カンジダは口や膣《ちつ》の中、消化管の常在菌ですが、体の抵抗力が弱くなると増殖し、女性の外陰部や膣、爪の周囲、わきの下などに激しいかゆみを起こします。

白癬菌症は水虫、たむしなどで、足や手の指、足の裏などによくできます。足の水虫を放置しておくと二次感染を起こし、壊疽《えそ》に進んでしまうことがあるので注意が必要です。

予防と治療のポイント

感染症を予防するためには、血糖コントロールをきちんと行い、免疫システムがうまく働くよう、抵抗力を高めることがもっとも大切です。仕事のしすぎでストレスをためたり、暴飲暴食をせず、睡眠を十分にとって、規則正しい生活を心がけましょう。

感染症にかかってしまった場合は、無理をせず安静にし、できるだけ早く専門医の治療を受けることが望まれます。

どの感染症にも共通する基本治療は、体の抵抗力を高め、血糖値を下げることです。感染症によっては、検査で進行の程度を調べたり、抗生物質や薬物による治療を行っていきます。

また、ふだんは食事療法や経口薬で血糖コントロールをしている人でも、重症の感染症にかかった場合は、一時的にインスリン注射を用いて、血糖を下げるようにします。

BREAK ミニ・コラム

免疫システムのしくみ

免疫システムは白血球の中でも、細菌を食べて分解する「マクロファージ」と、２つの「リンパ球」（Ｔ細胞とＢ細胞）が協力し合って担当しています。

Ｂ細胞の仕事は侵入した異物を発見・攻撃するための抗体をつくることです。Ｔ細胞はヘルパーＴとキラーＴの２種類があり、キラーＴ細胞はマクロファージと同じく、細菌を攻撃して分解します。

一方ヘルパーＴ細胞は、Ｂ細胞やマクロファージ、キラーＴ細胞を活性化するのが仕事で、これが働かないと免疫システムはうまく機能しません。

エイズを発症させるＨＩＶは、ヘルパーＴ細胞を標的にすることが知られています。そのため免疫力が弱まり、さまざまな感染症を起こすのです。

注意すべき感染症

感染症の種類		特　徴	自覚症状	予　防
呼吸器系の感染症	・かぜ ・気管支炎 ・肺炎 ・結核	かぜはもっとも多い感染症で、体力や抵抗力が落ちていると感染する。かぜから気管支炎、気管支炎から肺炎へと悪化しやすい。結核にもかかりやすくなる	発熱、だるさ、筋肉やのど、胸の痛みなど、かぜの諸症状	・血糖コントロール ・外から帰ったらうがいをし、手を洗う ・暴飲暴食を避け、禁煙を心がける
尿路感染症	・膀胱炎 ・腎盂炎 ・腎盂腎炎	自律神経障害で残尿のある人、糖尿病歴の長い人に多い。膀胱に残った尿に細菌が入り、膀胱、尿管、腎臓の尿細管が炎症を起こす。女性はとくに注意	残尿感、血尿、頻尿、尿が濁る、発熱、悪寒、腰痛など	・血糖コントロール ・尿をがまんしない ・ウォシュレットを使うなど清潔を心がける ・尿検査を受ける
皮膚感染症	・カンジダ症 ・白癬菌症（水虫・たむし） ・非クロストリジウム性ガス壊疽	・ふだんは無害なカンジダ菌だが、体調が悪いと増殖し、陰部などにかゆみを起こす ・水虫は治療しないと悪化し、潰瘍や壊疽になる ・非クロストリジウム性ガス壊疽は、ガスを産生する細菌による壊疽で、足に起こる	激しいかゆみ、皮膚のただれ、痛み、水ぶくれなど	・清潔を保つ ・足や手の状態をチェックし、悪化させる前に治療する ・靴ずれや小さな傷もすぐに手当する
口腔内感染症	・虫歯 ・歯周病	歯の表面に付着した細菌が歯や歯茎に炎症を起こす。糖尿病患者は口腔内の血管障害、コラーゲン代謝の低下などのため、虫歯や歯肉炎、歯周炎になりやすい	歯痛、歯茎のはれ、歯茎からの出血、口臭など	・毎食後、歯を磨き、清潔を保つ ・歯間ブラシやフロスで歯間も磨く ・虫歯を放置しない
その他	・胆のう炎 ・悪性外耳炎 ・鼻脳ムコール症	・胆石を持っている糖尿病患者は、神経障害のため胆汁がとどこおりやすい ・悪性外耳炎や鼻脳ムコール症はまれな病気だが、発症すると脳まで感染が広がる	胆のう炎は、発熱、黄疸、上腹部の痛みなど	・脂肪やコレステロールの多い食事は避ける ・鼻炎や外耳炎をこじらせない

その他の合併症④ 足の壊疽

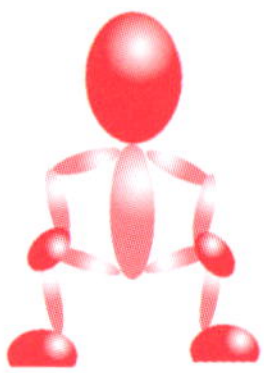

糖尿病になると足にさまざまな病変が生じやすくなります。悪化すると潰瘍や壊疽を起こし、足を切断することにもなりかねません。

小さな傷が悪化して潰瘍や壊疽を起こす

糖尿病になると、靴ずれややけど、水虫などのちょっとした傷や感染症が悪化して、潰瘍《かいよう》や壊疽《えそ》になりやすいことがわかっています。これを「糖尿病足病変」といいます。

糖尿病性壊疽には、おもに血管障害から起こるものと、神経障害によるものがあります。どちらも治療が遅れると、皮膚や皮下組織の細胞がどんどん腐っていき、足の切断さえ招きかねません。

糖尿病性壊疽が起こる原因とその症状

血管障害による壊疽は、動脈硬化などで足先の血流が悪くなることが原因で起こります。血流が悪くなると、細菌を殺す白血球や傷の回復を促す血液成分も減少します。その結果、小さな傷でも膿《う》みやすくなり、潰瘍や壊疽へと悪化するのです。

血管障害による潰瘍や壊疽は、病変部がコブのように盛り上がり、かなり激しい痛みをともないます。

一方、神経障害による壊疽は、知覚神経が麻痺して痛みに鈍感になり、小さな傷を悪化させてしまうことが原因です。病変に気づかなかったり、痛くないからと放置している間に、病変部に感染した細菌が増殖し、潰瘍や壊疽を起こしてしまうのです。

神経障害による潰瘍や壊疽は、病変部がはれて崩れたようになります。患部はじくじくと湿っていて、かなり悪臭がします。

治療方法は壊疽のタイプで異なる

治療方法は、壊疽の原因が血管障

害か神経障害かで変わるため、まず足に血管の狭窄《きょうさく》や閉塞《へいそく》がないかを調べる検査を行います。検査の結果、血管障害による壊疽と診断された場合は、末梢《まっしょう》循環改善薬の投与や、狭くなった血管を広げるバルーン療法などを行います。病態によっては、新たな血管を移植するバイパス手術

足の病変が起こりやすい場所

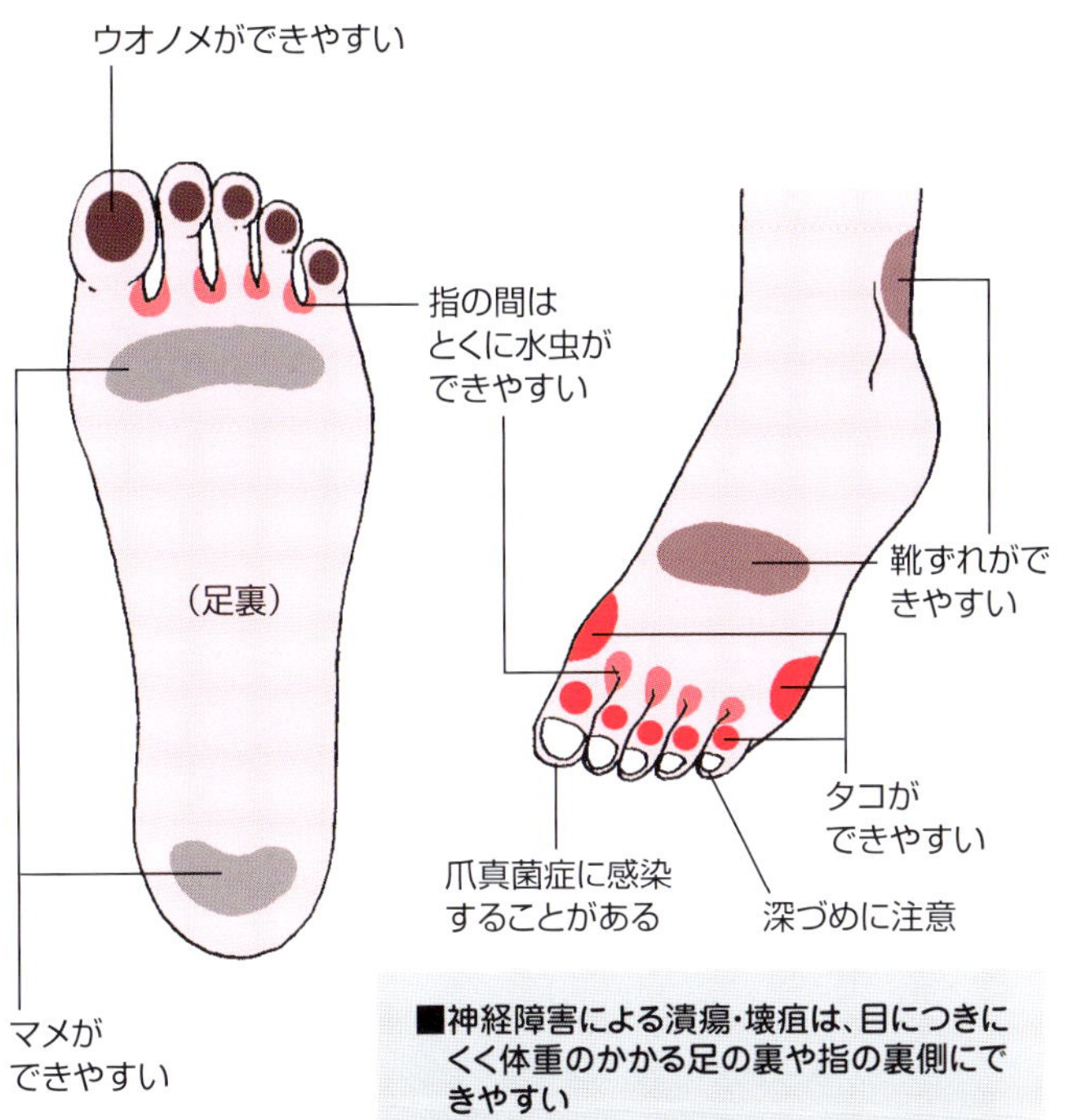
ウオノメができやすい
指の間は
とくに水虫が
できやすい
（足裏）
靴ずれができやすい
タコが
できやすい
爪真菌症に感染することがある
深づめに注意
マメが
できやすい

- ■神経障害による潰瘍・壊疽は、目につきにくく体重のかかる足の裏や指の裏側にできやすい
- ■マメやウオノメを自分でつぶしたり、市販薬などを使ってとらないこと。専門医に診てもらう

糖尿病にともなった足の潰瘍と壊疽

●血管障害による病変

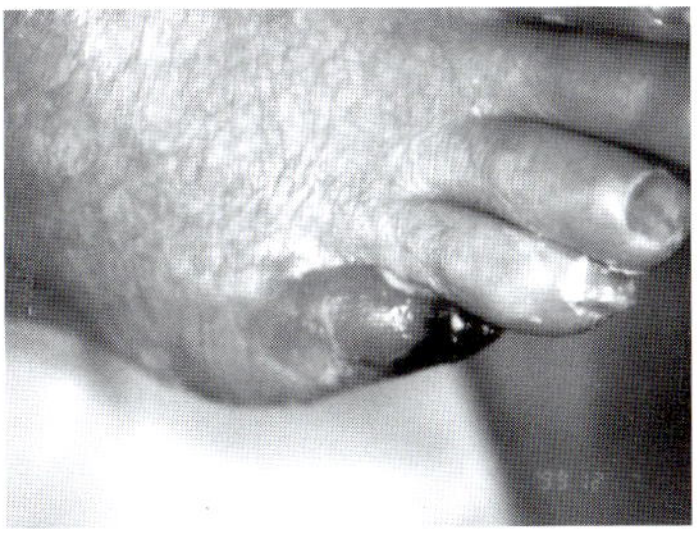

血管障害による潰瘍や壊疽は乾いたタイプで、病変部がはれてコブのように盛り上がる

●神経障害による病変

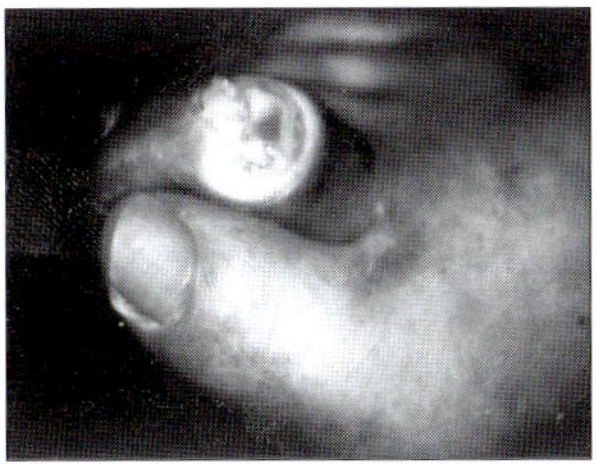

ハンマートゥ（足の変形）があり、靴ずれから潰瘍を形成

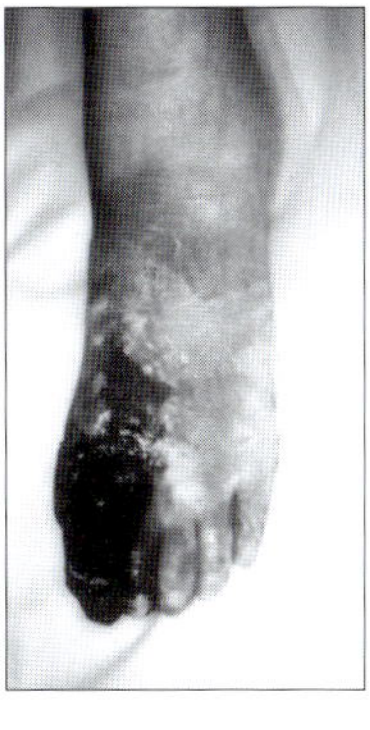

低温やけどから広範な壊疽を生じた例

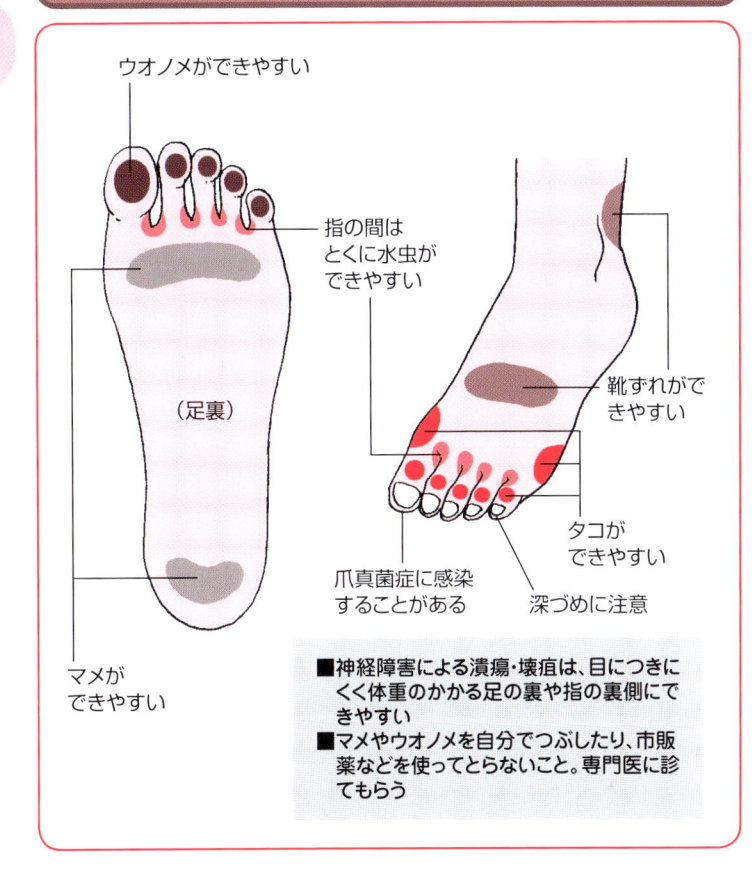

日常生活の注意と予防

1 足のチェックを習慣づける

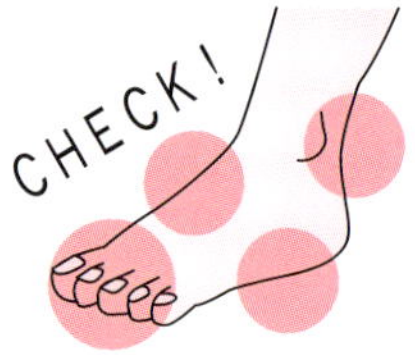

傷や靴ずれ、水虫、ウオノメ、タコができていないか、皮膚の色やただれ、指やつめの変形をチェック

2 はだしで歩かない

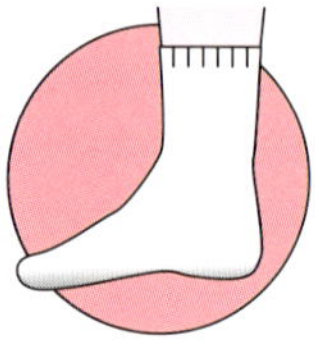

通気性のよい靴下を家の内外、夏でもはき、ケガや靴ずれを避ける。毎日はきかえる。素足に靴をはかない

3 足に合った靴をはく

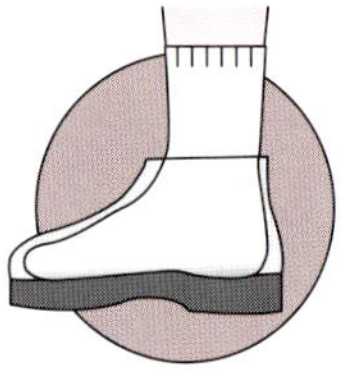

指先がゆったりと動き、圧迫感のない自分の足に合った靴をはく。かかとの後ろがこすれる靴はダメ

4 深づめをしない

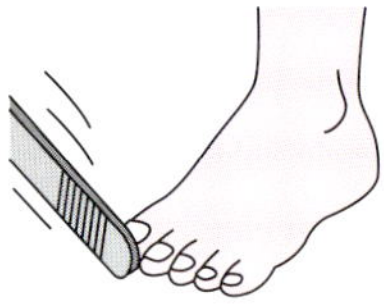

つめを切るときは、できればつめやすりで磨くようにする。深づめをしないように注意する

5 清潔を保ち、こまめにケアする

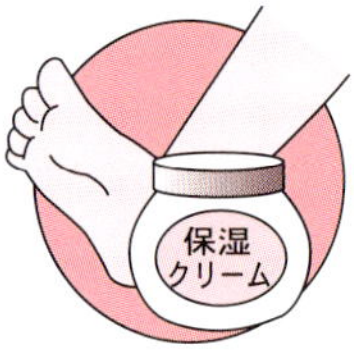

毎日、足の裏や指のすきまを石鹸でていねいに洗う。乾燥しないように保湿クリームなどをぬる

6 低温やけどに注意

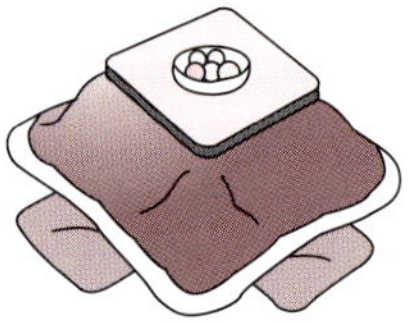

神経障害があると、こたつやホットカーペット、床暖房による低温やけどを起こしやすい。素肌に直接ふれないようにする

が必要なこともあります。

一方、神経障害による壊疽の多くは細菌に感染しています。細菌検査を行い、必要に応じて抗生物質による治療を行います。

足の清潔を保ち、毎日のチェックを

壊疽の予防は血糖コントロールや血圧管理をきちんと行うとともに、足の清潔を保つことが大切です。毎日、足をぬるま湯につけて、石鹸でていねいに洗ってください。

また足に傷などがないか、毎日欠かさずチェックします。傷がある場合は傷口を消毒し、清潔なガーゼをあてて軽く包帯をし、軽傷でも病院で治療を受けてください。

このほか、はだしで歩かない、深づめをしない、足に合った靴をはくなど、日頃から病変をつくらないよう十分な注意が必要です。

血糖値が気になる人の簡単

献立集

献立集の利用の仕方

この献立集では、1日のエネルギー摂取量20単位（1600kcal）をベースに、朝食6単位前後、昼食7単位前後、夕食7単位前後の献立を紹介しています。どの献立を組み合わせても、おおむね1日20単位の食事が栄養バランスよくとれるようになっています。

●朝食・昼食・夕食の組み合わせは、なるべく食材の種類が偏らないように選ぶのがコツです。

●組み合わせによって生じる１日の単位数の違いを調整したい場合は、主食（ご飯など）の量を加減してください。また、１日のエネルギー摂取量が異なる方も、同様の方法で調整してください。

●各料理にエネルギー量を表示してありますので、ご家庭の献立にとり入れるなど、毎日の献立づくりにもご活用ください。

※医療機関にて食事指示票に基づいた食事療法の指導を受けている方、厳格な血糖コントロールを必要とする方などは、必ず主治医や栄養士の指導に従ってください。

朝食の献立

たんぱく質をバランスよくとり入れたパン食、和食の定番メニューのほか、胃にやさしいあずきがゆなど、朝食にふさわしい献立を揃えました。

MENU

ロールパン90ｇ(3個) …	3.6単位
ほうれん草とベーコンのソテー …	0.5単位
キャベツ貝柱スープ煮……	0.5単位
和風サラダ……………………	0.3単位
春雨スープ……………………	0.6単位
りんご(50ｇ) ……………	0.3単位
牛乳（120cc） …………	1.0単位
	合計 6.8単位

▶表示のエネルギー量(単位)は１人分です。

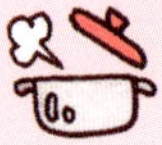

■材料（2人分）

ほうれん草とベーコンのソテー▼ほうれん草100ｇ／ベーコン12ｇ／にんにく1/2かけ／ナツメグ・塩・こしょう各少々

キャベツ貝柱スープ煮▼キャベツ140ｇ／帆立30ｇ／とりがらスープ60cc／酒小さじ2／しょうゆ小さじ1弱／塩少々／片栗粉適量

和風サラダ▼生わかめ4ｇ／サニーレタス20ｇ／りんご20ｇ／きゅうり40ｇ／マヨネーズ小さじ1/2／しょうゆ小さじ1弱／削り節少々

春雨スープ▼春雨10ｇ／干ししいたけ1枚／とりがらスープ280cc／しょうゆ小さじ1/2／塩・こしょう各少々／ごま油小さじ1強

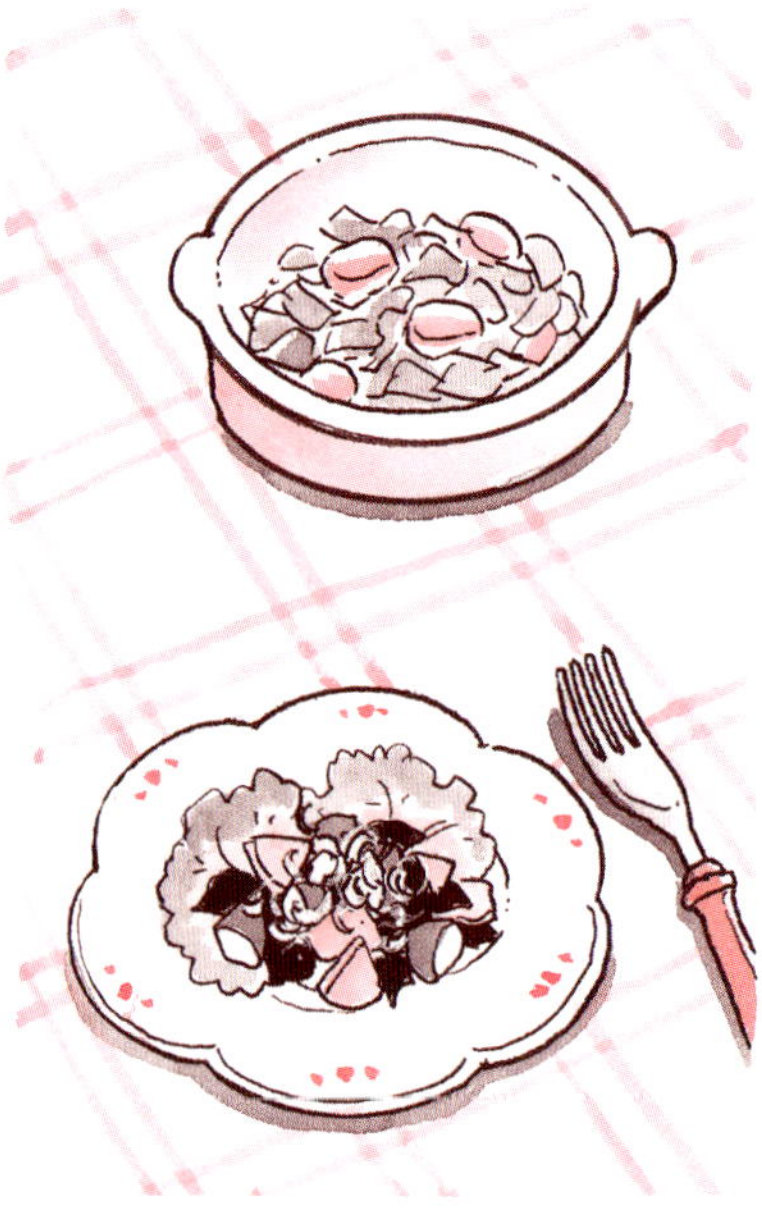

●つくり方

キャベツ貝柱スープ煮

①キャベツは2㎝角に切る。帆立はヒモをとっておく。

②とりがらスープを火にかけ、酒、塩、しょうゆを加える。❶を入れてキャベツが柔らかくなるまで煮込み、水溶き片栗粉でとろみをつける。

和風サラダ

①わかめは水に浸して塩抜きし、さっとゆでて水にさらす。水気を切って食べやすい大きさに切る。

②りんごは皮をむいて芯をとり、5㎜

厚さのいちょう切りにする。
③きゅうりは小口切りにする。
④マヨネーズとしょうゆを混ぜ、❶❷❸をあえる。
⑤器にちぎったサニーレタスをしき、❹を盛り、削り節をのせる。

春雨スープ

①春雨はゆでもどして水にさらし、水気を切って4cmに切る。
②干ししいたけは水でもどして細切りにし、下ゆでする。
③とりがらスープを火にかけて塩、こしょう、しょうゆを加え、❶❷を入れて3分ほど煮込む。最後にごま油を加えて風味をつける。

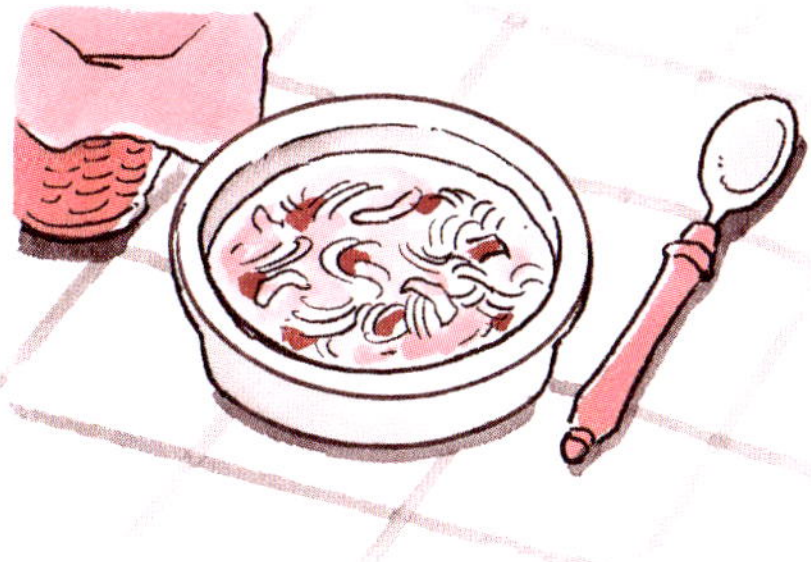

MENU

セルフサンド	3.4単位
えびクリーム煮	1.5単位
コーンソテー	0.5単位
キャロットゼリー	0.3単位
ミルクティー	0.7単位
合計	6.4単位

▶表示のエネルギー量(単位)は1人分です。
▶この献立は口絵Ⅱページに写真が掲載されています。

■材料（2人分）

セルフサンド▼食パン120g(6枚切り2枚)／ツナ(缶)40g／たまねぎ40g／きゅうり60g／トマト80g／マヨネーズ小さじ2／塩少々

えびクリーム煮▼ブラックタイガー120g／チンゲンサイ60g／たまねぎ40g／ロースハム20g／マッシュルーム(缶)40g／牛乳100cc／とりがらスープ60cc／塩・こしょう各少々／片栗粉適量

コーンソテー▼とうもろこし(缶)60g／赤ピーマン30g／バター2g／塩・こしょう各少々／パセリ適量

キャロットゼリー▼にんじん100g／水60cc／オレンジジュース40cc／パルスイート(人工甘味料)1.5g／粉寒天1g／粉ゼラチン2g

ミルクティー▼紅茶120cc／牛乳160cc／パルスイート2.4g

●つくり方

セルフサンド

①ツナはザルにあけて油を切っておく。たまねぎは薄切りにして水にさらす。
②きゅうりは5mm厚さの斜め切りにする。トマトは湯むきをして皮を除き、5mm厚さに切る。
③マヨネーズ、塩、❶を混ぜる。
④食パンの耳を落として半分に切る。
⑤器に❷❸❹を盛りつける。

えびクリーム煮

①ブラックタイガーは殻をむき、背わたをとって下ゆでしておく。
②たまねぎとマッシュルームは薄切り、チンゲンサイとロースハムは3cmに切る。
③なべにとりがらスープと牛乳を入れ

て温め、❷を入れて煮る。塩、こしょうで味を整え、最後に❶を加えて、水溶き片栗粉でとろみをつける。

キャロットゼリー

①粉寒天と粉ゼラチンはそれぞれ水(分量外)でもどしておく。
②にんじんは皮をむき、竹串がすっと通るまでゆで、ミキサーにかけてペースト状にする。
③なべに❷、水、オレンジジュース、パルスイートを入れて火にかけ、水でもどした寒天を加えて煮溶かし、沸騰する手前で火を止める。
④50度ぐらいに冷めたらゼラチンを加えてかき混ぜ、器に流し入れて冷蔵庫で冷やし固める。

MENU

あずきがゆ	2.4単位
生揚げのそぼろ煮	1.4単位
ポテトのクリームソース	1.1単位
ツナの酢の物	0.5単位
なめこ汁	0.2単位
すいか(80g)	0.4単位
合計	6.0単位

▶表示のエネルギー量(単位)は1人分です。

■材料（2人分）

あずきがゆ▼あずき20g／米80g／もち米20g／水220cc／塩少々

生揚げのそぼろ煮▼生揚げ100g／豚ひき肉20g／絹さや20g／長ねぎ10g／だし汁100cc／酒小さじ1/2／みりん小さじ2/3／砂糖小さじ2/3／しょうゆ小さじ2

ポテトのクリームソース▼じゃがいも120g／バター4g／小麦粉大さじ3/4／牛乳70cc／塩・こしょう各少々／パセリ適量

ツナの酢の物▼ツナ(缶)20g／きゅうり40g／生わかめ4g／酢大さじ1/2／みりん小さじ2/3／だし汁小さじ2

なめこ汁▼なめこ適量／万能ねぎ適量／だし汁280cc／みそ大さじ1弱

●つくり方

あずきがゆ

①あずきはよく洗い、たっぷりの水に一晩つけておく。つけ汁ごと火にかけ、柔らかくなるまで弱火で煮る。煮上がったらザルにあけておく。
②なべに洗った米ともち米、分量の水、塩を入れて火にかけ、煮立ったら弱火にして炊く。
③炊き上がる直前に❶を入れてかき混ぜる。

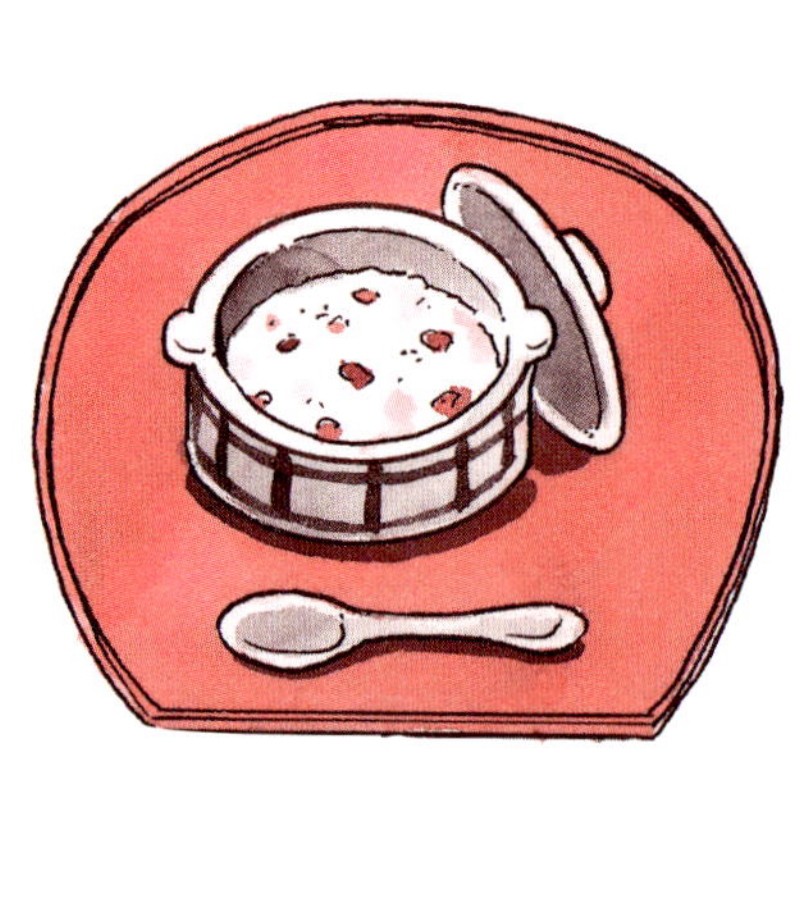

生揚げのそぼろ煮

①生揚げは熱湯を回しかけて油抜きをし、食べやすい大きさに切る。

②絹さやは筋をとって下ゆでし、半分に切る。長ねぎは小口切りにする。

③だし汁を火にかけて酒、みりん、砂糖を加え、ひき肉を入れる。煮立ったらアクをとり、❶の生揚げを入れて6分ほど煮込み、しょうゆを加える。

④最後に絹さやを入れてひと混ぜし、器に盛って長ねぎを散らす。

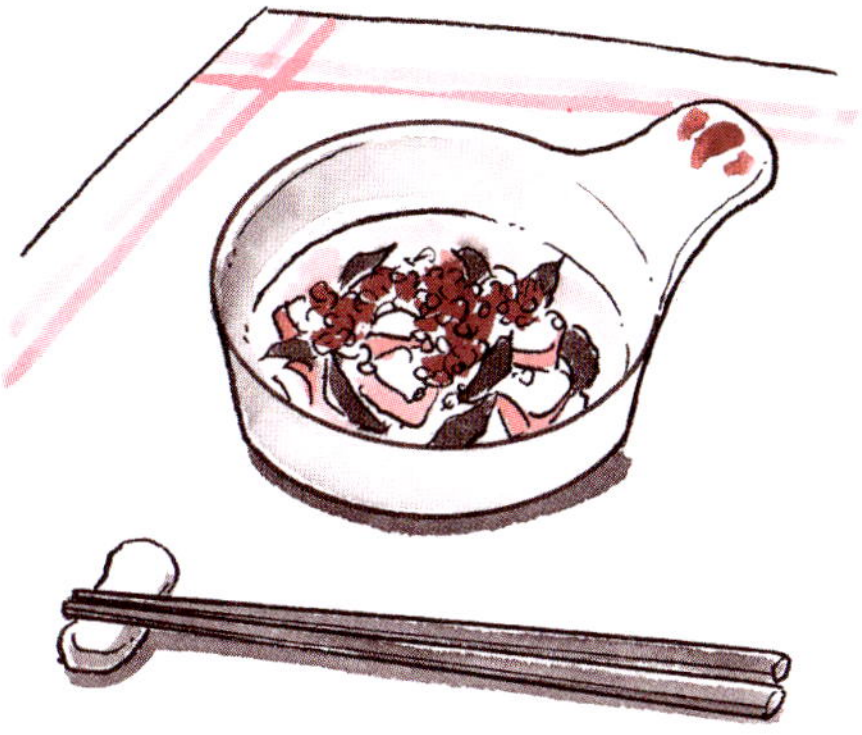

ポテトのクリームソース

①じゃがいもは皮をむいてひと口大に切り、竹串が通るまでゆでる。

②クリームソースをつくる。なべにバターを入れて火にかけ、溶けたら小麦粉を加え、こげないように木べらでよく混ぜながら炒める。粉っぽさがなくなったら牛乳を少しずつ入れてかき回し、塩、こしょうで味を整える。

③器に❶を盛り、❷をかけ、パセリのみじん切りを散らす。

MENU

ご飯（200g）	4.0単位
たらの煮つけ	1.3単位
ナムル	0.7単位
なすのみそ炒め	0.6単位
きゅうりのしょうが漬け	0.1単位
みそ汁	0.3単位
	合計 7.0単位

▶表示のエネルギー量（単位）は1人分です。

▶この献立は口絵Ⅳページに写真が掲載されています。

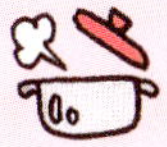

■材料（2人分）

たらの煮つけ▼たら200g（2切れ）／だし汁大さじ2／しょうゆ小さじ$2\frac{1}{2}$／砂糖小さじ2／しょうが適量／つけ合わせ＝小松菜80g

ナムル▼セロリ40g／にんじん40g／ほうれん草60g／ベーコン12g／にんにく少々／しょうゆ大さじ$\frac{1}{2}$／酢小さじ1強／ごま油小さじ$1\frac{1}{2}$／みりん少々／豆板醤少々／いりごま小さじ1弱

なすのみそ炒め▼なす100g／ピーマン40g／白みそ小さじ2／ごま油小さじ1

きゅうりのしょうが漬け▼きゅうり80g／しょうが$\frac{1}{3}$かけ／塩少々

みそ汁▼キャベツ60g／絹さや10g／だし汁280cc／みそ大さじ1弱

●つくり方

ナムル

①セロリとにんじんは千切りにし、ゆでて水にさらし、水気を切る。

②ほうれん草はゆでて水にさらし、水気を切って3cmに切る。

③ベーコンは1cmに切り、ゆでる。

④すりおろしたにんにく、しょうゆ、酢、ごま油、みりん、豆板醤、いりごまを混ぜてたれをつくり、❶❷❸をあえる。

なすのみそ炒め

①なすとピーマンはへたと種をとり、それぞれ乱切りにする。

②フライパンにごま油を熱し、❶を炒める。しんなりしたらみそを加え、味をからませる。

きゅうりのしょうが漬け

①きゅうりは輪切りにし、塩でもむ。

②しょうがは千切りにする。

③❶と❷をあえる。

MENU

ご飯（150ｇ）……………	3.0単位
生揚げ網焼き ……………	1.3単位
根菜のスープ煮……………	0.4単位
かぼちゃサラダ……………	0.9単位
三色ソテー…………………	0.6単位
みそ汁………………………	0.3単位
	合計 6.5単位

▶表示のエネルギー量（単位）は１人分です。

▶この献立は口絵Ⅵページに写真が掲載されています。

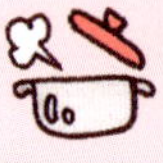

■材料（2人分）

生揚げ網焼き▼生揚げ160g／だし汁小さじ1強／しょうゆ小さじ1強／しょうが$\frac{1}{3}$かけ

根菜のスープ煮▼れんこん40g／にんじん40g／グリーンピース20g／とりがらスープ40cc／塩・こしょう各少々

かぼちゃサラダ▼かぼちゃ100g／たまねぎ10g／マヨネーズ小さじ1強／酢小さじ1弱／こしょう少々／レタス適量

三色ソテー▼にら40g／赤ピーマン20g／卵20g／サラダ油小さじ$\frac{2}{3}$／塩・こしょう各少々

みそ汁▼大根60g／大根の葉20g／だし汁280cc／みそ大さじ1弱

●つくり方

生揚げ網焼き

①生揚げは熱湯を回しかけて油抜きをし、網にかけて両面を焼く。

②なべにだし汁としょうゆを入れ、ひと煮立ちさせる。

③器に生揚げを盛り、❷をかけ、すりおろしたしょうがをのせる。

根菜のスープ煮

①れんこんは皮をむいて2cm厚さの半月切りにし、酢を加えた水で下ゆでする。にんじんは皮をむいて乱切りにし、下ゆでする。

②グリーンピースは下ゆでする。

③とりがらスープに❶を入れて10分ほど煮込み、塩、こしょうで味を整える。

④器に❸を盛り、❷を散らす。

かぼちゃサラダ

①かぼちゃは3cm角に切り、竹串が通るまでゆでる。

②たまねぎは薄切りにして水にさらし、水気を切る。

③マヨネーズ、酢、こしょうを混ぜ、❶❷を入れてあえる。

④器にレタスをしき、❸を盛る。

MENU

ご飯（150g）……………	3.0単位
巣ごもり卵 ………………	1.8単位
若竹煮…………………………	0.3単位
きゅうりの松風酢あえ……	0.4単位
みそ汁…………………………	0.4単位
キウイフルーツ（90g）…	0.4単位
	合計 6.3単位

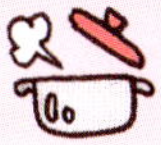

▶表示のエネルギー量（単位）は1人分です。

■材料（2人分）

巣ごもり卵▼卵2個／キャベツ80g／サラダ油小さじ$\frac{2}{3}$／つけ合わせ＝じゃがいも80g／塩少々

若竹煮▼たけのこ（ゆでたもの）120g／生わかめ4g／だし汁60cc／みりん小さじ$\frac{2}{3}$／しょうゆ大さじ$1\frac{1}{2}$

きゅうりの松風酢あえ▼干しゆば10g／きゅうり60g／酢小さじ$2\frac{1}{2}$／だし汁小さじ2／けしの実適量

みそ汁▼里いも60g／長ねぎ10g／だし汁280cc／みそ大さじ1弱

●つくり方

巣ごもり卵

①キャベツは太めの千切りにして下ゆでし、水にさらし、水気を切る。

②フライパンに油を熱し、❶のキャベツを半量ずつリング状に並べ、それぞれ真ん中に卵を割り入れて焼く。

③じゃがいもは皮のままゆで、熱いうちに皮をむいて適当な大きさに切り、塩をふる。

④器に❷❸を盛りつける。

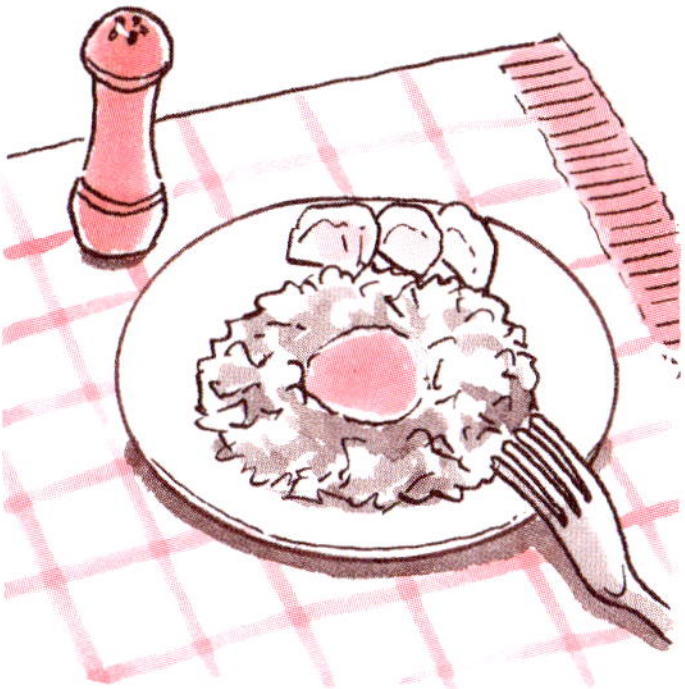

若竹煮

①たけのこは米ぬかを加えたたっぷりの水でゆでてアク抜きをし、皮をむいて水にとり、乱切りにする。

②わかめは塩抜きし、食べやすい大きさに切る。

③❶をだし汁、みりん、しょうゆで炊き、❷を加える。

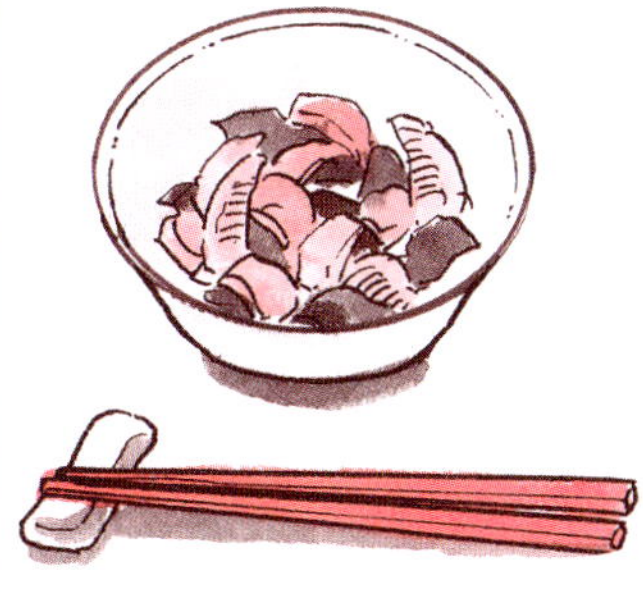

きゅうりの松風酢あえ

①きゅうりは小口切りにする。ゆばは水でもどし、適当な大きさに切る。

②酢、だし汁、けしの実を混ぜ合わせ、❶をあえる。

昼食の献立

昼食の定番ともいえる丼物やラーメンなどは手軽ですが、栄養バランスはあまりよいとはいえません。品数豊富で野菜もたっぷりとれる献立を紹介します。

MENU

ご飯（150g）……………	3.0単位
鶏とチンゲンサイのクリーム煮	1.8単位
さつまいものプルーン煮…	1.1単位
ミモザサラダ………………	0.5単位
ピーマンのソテー…………	0.4単位
わかめスープ…………………	0単位
合計	6.8単位

▶表示のエネルギー量（単位）は1人分です。

▶この献立は口絵Ⅵページに写真が掲載されています。

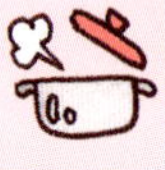

■材料（2人分）

鶏とチンゲンサイのクリーム煮▼鶏もも肉（皮なし）100g／チンゲンサイ120g／マッシュルーム（缶）40g／牛乳120cc／バター6g／とりがらスープ60cc／塩・こしょう各少々／片栗粉適量

さつまいものプルーン煮▼さつまいも100g／乾燥プルーン12g／レモン10g／砂糖小さじ$1\frac{1}{3}$

ミモザサラダ▼卵20g／ブロッコリー80g／プチトマト20g／サラダ油小さじ$\frac{1}{3}$／酢大さじ$\frac{1}{2}$／塩・こしょう各少々

ピーマンのソテー▼ピーマン60g／サラダ油小さじ$1\frac{1}{2}$／塩・こしょう各少々

わかめスープ▼生わかめ6g／にんじん10g／長ねぎ10g／とりがらスープ280cc／塩・こしょう各少々

●つくり方

鶏とチンゲンサイのクリーム煮

①鶏肉はひと口大に切り、塩・こしょうをして1時間ほどおき、ゆでる。

②チンゲンサイは芯をとり3㎝に切る。マッシュルームは薄切りにする。

③なべにバターを溶かし、牛乳ととりがらスープを加え、❶❷を入れてさっと煮る。塩、こしょうで味を整え、水溶き片栗粉でとろみをつける。

さつまいものプルーン煮

①乾燥プルーンは水でもどしておく。

②さつまいもは皮をむいて乱切りにし、水にさらしてから下ゆでする。

③なべに砂糖、レモン、水を切った❶と❷を入れ、ひたひたの分量の水を加えて煮る。水分がなくなったら火を止め、器に盛る。

ミモザサラダ

①ブロッコリーは小房に分けてゆで、水にさらし、水気を切っておく。

②ゆで卵をつくり、細かく刻む。

③サラダ油、酢、塩、こしょうをよく混ぜ、へたをとったプチトマトと❶をあえて器に盛り、❷を散らす。

MENU

ご飯（150g）……………	3.0単位
さけの香草焼き …………	1.7単位
がんもと野菜の煮物………	0.7単位
ミモザサラダ………………	0.5単位
大根とにんじんのきんぴら	0.9単位
みそ汁………………………	0.3単位
合計	7.1単位

表示のエネルギー量（単位）は1人分です。

■材料（2人分）

さけの香草焼き▼さけ140g（小2切れ）／セルフィーユ・ケッパー・パセリ・大葉・万能ねぎ各適量／にんにく1/2かけ／オリーブ油小さじ1強／パン粉大さじ1/2／塩・こしょう各少々／つけ合わせ＝レタス10g／キウイフルーツ60g

がんもと野菜の煮物▼がんもどき30g／ごぼう60g／にんじん40g／だし汁60cc／砂糖小さじ2/3／酒小さじ1/2／しょうゆ大さじ1/2

ミモザサラダ▼卵20g／レタス30g／きゅうり20g／サラダ油小さじ1強／酢大さじ1/2／塩・こしょう各少々

大根とにんじんのきんぴら▼大根120g／にんじん30g／しょうゆ小さじ1強／みりん小さじ2/3／サラダ油小さじ2／いりごま小さじ1弱

みそ汁▼たまねぎ40g／だし汁280cc／みそ大さじ1弱

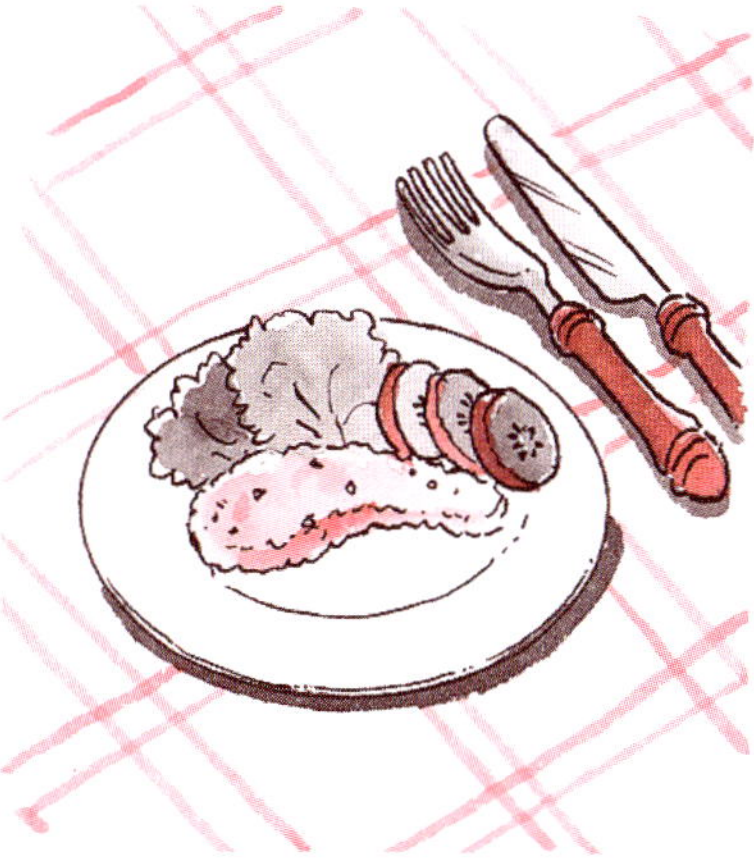

●つくり方

さけの香草焼き

①さけは塩、こしょうをする。

②万能ねぎは小口切り、にんにくは芯をとって薄切り、セルフィーユ、パセリ、大葉はみじん切りにし、オリーブ油と混ぜ合わせ、ケッパーを加える。

③❶を❷に40分ほど漬け込み、パン粉をふりかけてオーブンで焼く。

④器に❸を盛り、適当な大きさにちぎったレタスと、スライスしたキウイフルーツを添える。

がんもと野菜の煮物

①がんもどきは熱湯を回しかけて油抜きし、食べやすい大きさに切る。

②ごぼうは乱切りにし、酢を加えた水で下ゆでする。にんじんも乱切りにし、下ゆでする。

③だし汁に酒、砂糖、しょうゆを加え、❶❷を入れて煮込む。

大根とにんじんのきんぴら

①大根は拍子切り、にんじんはマッチ棒くらいの太さに切り、下ゆでする。

②なべにサラダ油を熱して❶を炒め、しょうゆとみりんを加えて煮る。煮汁がなくなる直前に火を止め、いりごまを加える。

MENU

ご飯（150g）……………	3.0単位
なすのひき肉炒め ………	1.5単位
大豆の煮物…………………	1.2単位
野菜のミニ春巻き…………	0.6単位
カリフラワーの甘酢漬け…	0.4単位
吸い物………………………	0.2単位
合計	6.9単位

▷表示のエネルギー量（単位）は1人分です。

■材料（2人分）

なすのひき肉炒め▼なす120g／豚ひき肉60g／ピーマン20g／長ねぎ20g／しょうが1/3かけ／にんにく少々／とりがらスープ大さじ2／酒小さじ1弱／砂糖小さじ2/3／しょうゆ大さじ1/2／片栗粉適量／サラダ油小さじ1強／ごま油小さじ1/3

大豆の煮物▼乾燥ひじき6g／大豆20g／にんじん20g／油揚げ20g／だし汁40cc／しょうゆ大さじ1/2／砂糖小さじ2

野菜のミニ春巻き▼たけのこ（水煮）6g／にんじん6g／春雨4g／干ししいたけ2g／春巻きの皮2枚／ごま油小さじ1/3／しょうゆ小さじ1/2／塩・こしょう各少々／つけ合わせ＝サニーレタス適量／しょうゆ・練りがらし各適量

カリフラワーの甘酢漬け▼カリフラワー80g／にんじん20g／酢大さじ1 2/3／だし汁大さじ1/2／砂糖小さじ2 2/3／塩少々／たかのつめ少々

吸い物▼うずら卵4個／みつば10g／だし汁280cc／しょうゆ・塩各少々

●つくり方

なすのひき肉炒め

①なすは縦半分に切り、2.5cm幅の斜め切りにする。ピーマンはへたと種を除き、千切りにする。

②長ねぎとにんにくはみじん切り、しょうがはすりおろす。

③フライパンに油を熱して❷を炒め、香りが立ったら豚ひき肉、❶の順に入れてさらに炒める。材料に火が通ったら、とりがらスープ、酒、砂糖、しょうゆを加え、水溶き片栗粉でとろみをつけて、最後にごま油を回しかける。

野菜のミニ春巻き

①たけのこ、にんじん、水でもどした干ししいたけを千切りにし、下ゆでして水にさらし、水気を切る。

②春雨は熱湯でゆでて水にさらし、水気を切って1cmくらいに切る。

③❶❷をごま油で炒め、塩、こしょう、しょうゆで味を整え、火から下ろして冷ます。

④春巻きの皮を10cm四方の大きさに切り、❸を半量ずつ包んで2個つくり、サラダ油で揚げる。

⑤器にサニーレタスをしいて❹を盛り、からしじょうゆでいただく。

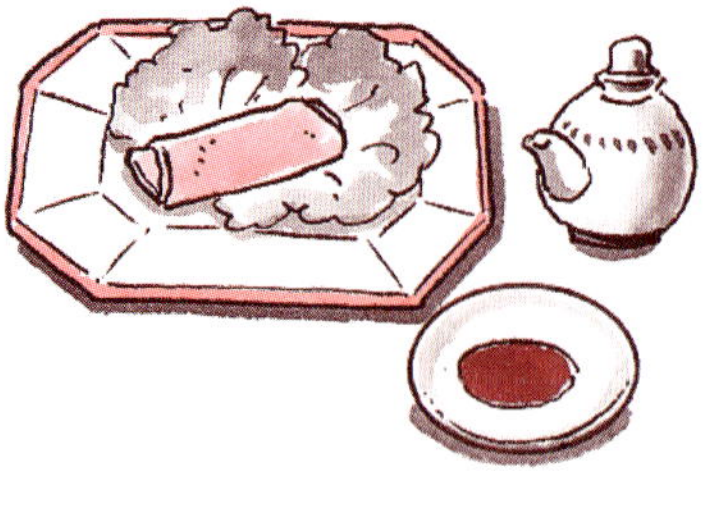

付録

大豆の煮物

①乾燥ひじきと大豆は前日に水につけてもどしておき、それぞれ下ゆでする。
②にんじんは1cm角のサイコロ状に切り、下ゆでする。
③油揚げは熱湯を回しかけて油抜きし、1cm幅に切る。
④だし汁に砂糖、しょうゆを加え、❶❷❸を入れて煮る。

カリフラワーの甘酢漬け

①カリフラワーは小房に分け、にんじんは千切りにし、それぞれゆでて水にさらし、水気を切る。
②なべに酢、だし汁、砂糖、塩、たかのつめを入れてひと煮立ちさせる。
③❷が十分に冷めたら❶を入れ、30～40分漬け込む。

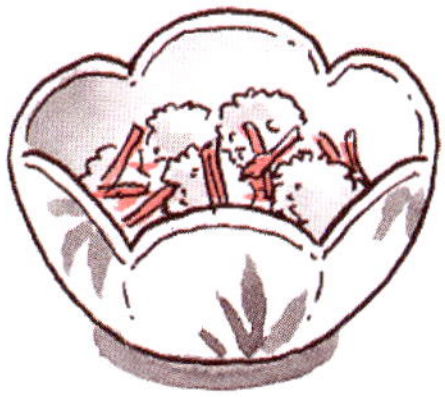

MENU

ご飯（150g）……………	3.0単位
白身魚のもみじ焼き ……	2.1単位
あさり大根煮………………	0.5単位
きのことセロリの酢の物…	0.1単位
吸い物………………………	0.1単位
フルーツ盛り合わせ………	0.3単位
合計	6.1単位

▶表示のエネルギー量（単位）は1人分です。
▶この献立は口絵Ⅳページに写真が掲載されています。

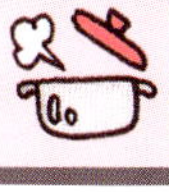

■材料（2人分）

白身魚のもみじ焼き▼メルルーサ180g（2切れ）／にんじん40g／卵10g／小麦粉大さじ2 1/2／塩・こしょう各少々／サラダ油小さじ2 1/2／大葉2枚／さやいんげん・レモン適量

あさり大根煮▼あさり（むき身）40g／大根80g／大根の葉20g／しょうゆ大さじ1/2／みりん小さじ2/3／酒小さじ1弱／サラダ油小さじ2/3／片栗粉適量／しょうが適量

きのことセロリの酢の物▼えのきだけ40g／セロリ40g／だし汁小さじ1弱／酢小さじ1強

吸い物▼冬瓜60g／生しいたけ20g／だし汁280cc／しょうゆ小さじ1/2／塩少々

フルーツ盛り合わせ▼りんご60g／キウイフルーツ40g

●つくり方

白身魚のもみじ焼き

①メルルーサは塩、こしょうをして、1時間ほどねかせておく。
②にんじんは皮をむき、すりおろす。
③卵、小麦粉、❷のにんじん、適量の水を混ぜて衣をつくり、❶につけてサラダ油を熱して焼く。
④器に大葉をしき、❸を盛り、ゆでたいんげんとレモンを添える。

あさり大根煮

①あさりは熱湯でさっとゆでる。大根は皮をむいて乱切りにし、下ゆでする。
②大根の葉はゆでて3cmに切る。
③なべに油を熱して❶を軽く炒め、ひたひたにかぶる程度のだし汁（分量外）、しょうゆ、みりん、酒を加えて

煮る。火を止める直前に❷を入れ、最後に水溶き片栗粉でとろみをつける。
④器に❸を盛り、千切りにしたしょうがを散らす。

きのことセロリの酢の物

①えのきだけは石づきから2～3cmをとり除いて2等分に切り、ゆでて水にさらし、水気を切っておく。
②セロリは2mm厚さの斜め切りにし、ゆでて水にさらし、水気を切っておく。
③だし汁と酢を混ぜ、❶❷をあえる。

MENU

ご飯（150g）……………	3.0単位
ゆで豚さしみ ……………	1.3単位
絹さやオイスターソース…	0.2単位
みそバター肉じゃが………	1.2単位
ほうれん草の煮びたし……	0.7単位
吸い物…………………………	0単位
	合計 6.4単位

▶表示のエネルギー量（単位）は１人分です。

■材料（2人分）

ゆで豚さしみ▼豚もも肉140g／たまねぎ40g／きゅうり20g／たれ＝しょうゆ大さじ$\frac{1}{2}$／粉わさび・塩・こしょう各少々

絹さやオイスターソース▼絹さや60g／干ししいたけ1g／サラダ油小さじ$\frac{2}{3}$／オイスターソース小さじ$\frac{1}{2}$／塩少々

みそバター肉じゃが▼じゃがいも120g／豚もも肉40g／たまねぎ40g／とうもろこし(缶)20g／だし汁60cc／みそ大さじ1／砂糖小さじ$\frac{2}{3}$／酒小さじ1強／バター2g／こしょう少々／万能ねぎ適量

ほうれん草の煮びたし▼ほうれん草100g／油揚げ14g／だし汁60cc／みりん小さじ1／しょうゆ小さじ1強

吸い物▼しめじ20g／だし汁280g／しょうゆ小さじ$\frac{1}{2}$／塩少々

●つくり方

ゆで豚さしみ

①豚肉はゆで、火が通ったら氷水にさらし、水気を切って1.5cmに切る。
②たまねぎは薄切りにして水にさらし、水気を切る。きゅうりは千切りにし、たまねぎと合わせる。
③器に❶❷を盛り、たれをかける。

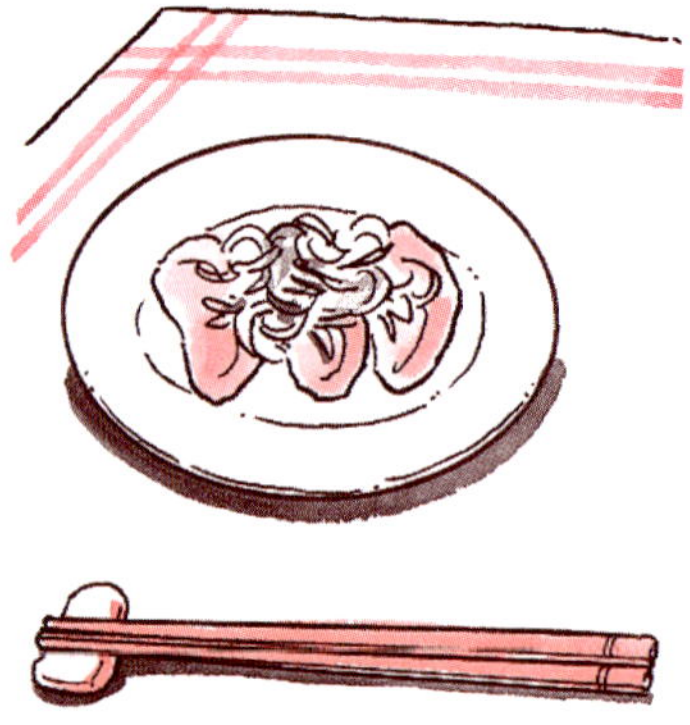

絹さやオイスターソース

①絹さやは筋をとる。干ししいたけはもどしてそぎ切りにする。それぞれ下ゆでして水にさらし、水気を切る。
②フライパンに油を熱して❶を炒め、オイスターソースと塩で調味する。

ほうれん草の煮びたし

①ほうれん草はゆでて水にさらし、水気を切って3cmに切る。油揚げは熱湯をかけて油抜きし、1cm幅に切る。

②だし汁にみりん、しょうゆを加え、❶を入れて2～3分煮る。

MENU

ご飯（150g）	3.0単位
鰻巻玉子	2.2単位
えび団子の炊き合わせ	0.5単位
海藻サラダ	0.3単位
豆苗のおひたし	0.3単位
吸い物	0.3単位
合計	6.6単位

▶表示のエネルギー量（単位）は1人分です。

▶この献立は口絵Ⅲページに写真が掲載されています。

■材料（2人分）

鰻巻玉子▼うなぎ（蒲焼き）40g／卵2個／だし汁大さじ1 1/3／砂糖小さじ2/3／みりん小さじ2/3／しょうゆ小さじ1弱／サラダ油小さじ2／つけ合わせ＝しょうが（ガリ）適量

えび団子の炊き合わせ▼むきえび40g／たけのこ（水煮）10g／生しいたけ10g／たまねぎ10g／卵白5g／酒・塩各少々／片栗粉適量＝以上えび団子の材料／さやいんげん20g／たけのこ（水煮）60g／だし汁40cc／薄口しょうゆ大さじ1/2／砂糖小さじ2/3／みりん小さじ1/3／酒小さじ1/2

海藻サラダ▼レタス40g／赤とさか・青とさか各20g／生わかめ4g／サラダ油小さじ1強／酢小さじ2 1/2／塩・こしょう各少々

豆苗のおひたし▼豆苗60g／鶏ささみ20g／しょうゆ小さじ1弱／ごま油少々／砂糖小さじ2/3／だし汁小さじ2

吸い物▼むきえび20g／そうめん（乾燥）6g／絹さや適量／だし汁300cc／しょうゆ小さじ1/2／塩少々

●つくり方

鰻巻玉子

①卵を溶きほぐし、だし汁、砂糖、みりん、しょうゆと合わせておく。

②うなぎは卵焼き器の幅に合わせて切っておく。

③卵焼き器に油をひき、❶の1/4量を流し入れて焼き、❷のうなぎを芯にして巻く。あとは卵焼きと同じ要領で卵液がなくなるまで巻いていく。

④少し冷ましてから2cmぐらいに切って皿に盛り、ガリを添える。

えび団子の炊き合わせ

①えび団子をつくる。材料をみじん切りにし、卵白、酒、塩、片栗粉を加えて混ぜ合わせ、4等分にして団子状に丸める。沸騰した湯に入れ、浮き上がったら水にとり、水気を切る。

②たけのこは乱切りにし、下ゆでする。

③さやいんげんは筋をとってだし汁（分量外）でゆで、斜め半分に切る。

④だし汁に酒、砂糖、みりんを加え、沸騰したら❶❷を入れて煮る。

⑤❹にしょうゆを入れ、ひと煮立ちしたら器に盛り、いんげんをのせる。

豆苗のおひたし

①豆苗はさっとゆでて水にさらし、水気を切る。鶏ささみは熱湯でゆでて水にとり、水気を切って細かくさく。

②しょうゆ、ごま油、砂糖、だし汁を合わせてよく混ぜ、❶をあえる。

夕食の献立

家族が集う夕食にふさわしく、カロリーを抑えながらもボリューム感がある和食・洋食・中華のメニューを揃えました。

MENU

ご飯(150g)	3.0単位
かれいの中華蒸し	1.3単位
ふきと豚肉炒め	0.4単位
長いもとしいたけのごまじょうゆ	0.5単位
アボカドみぞれ酢	0.6単位
みそ汁	0.6単位
合計	6.4単位

▶表示のエネルギー量(単位)は1人分です。

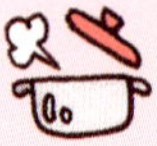

■材料(2人分)

かれいの中華蒸し▼かれい140g(2切れ)／長ねぎ40g／しょうが1/2かけ／酒小さじ1弱／しょうゆ小さじ2／とりがらスープ小さじ2／サラダ油小さじ2/3／豆板醤少々／つけ合わせ＝チンゲンサイ120g

ふきと豚肉炒め▼ふき80g／豚もも肉20g／だし汁大さじ1 1/3／しょうゆ小さじ1強／酒小さじ1/2／みりん小さじ2/3

長いもとしいたけのごまじょうゆ▼長いも60g／生しいたけ20g／いりごま小さじ2弱／しょうゆ大さじ1/2／だし汁小さじ1強

アボカドみぞれ酢▼アボカド40g／大根60g／レモン10g／酢小さじ1弱／だし汁小さじ1強／塩少々

みそ汁▼もやし40g／生揚げ30g／だし汁280cc／みそ大さじ1弱

●つくり方

かれいの中華蒸し

①長ねぎとしょうがはみじん切りにし、酒、しょうゆ、とりがらスープ、サラダ油、豆板醤と混ぜ合わせる。
②かれいに❶をのせ、蒸し器で蒸す。
③芯をとったチンゲンサイをゆで、横半分、根元側をさらに縦半分に切る。
④器に❷を盛り、❸を添える。

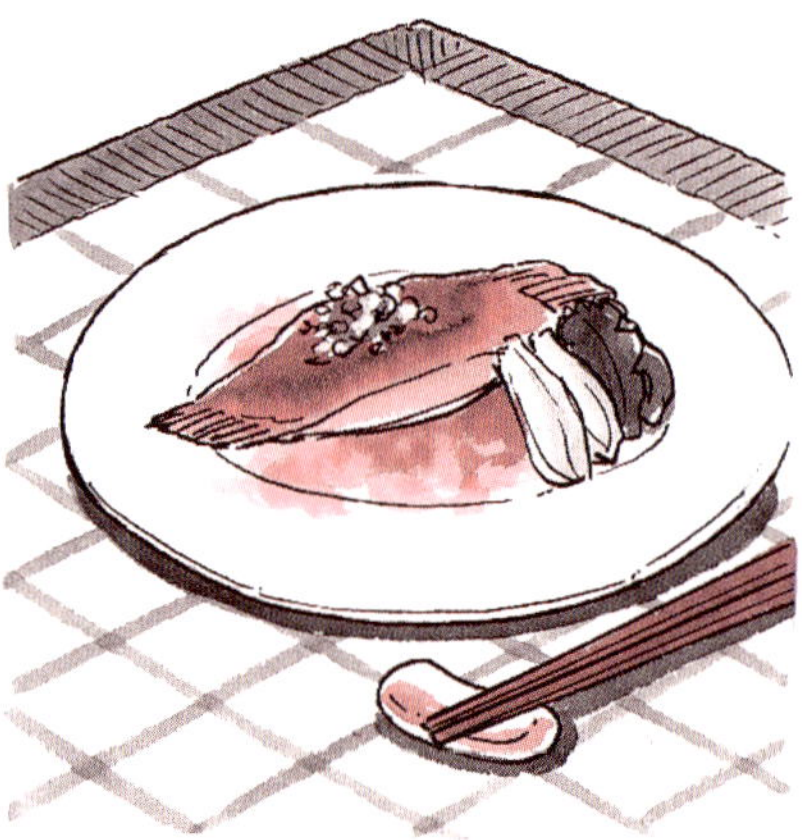

ふきと豚肉炒め

①ふきは板ずりをして、たっぷりの熱湯でゆでる。水にとって皮をむき、水気を切って3cmに切る。

②豚もも肉はひと口大に切る。
③なべに酒を入れて❶❷を炒め、だし汁、しょうゆ、みりんで調味する。

長いもとしいたけのごまじょうゆ

①長いもは千切りにして酢水にさらし、水気を切る。
②しいたけは千切りにしてゆで、水にさらし、水気を切る。
③だし汁、しょうゆを合わせて❶❷をあえ、ごまをかける。

アボカドみぞれ酢

①アボカドは種を除いて皮をむき、サイコロ状に切ってレモン汁をまぶす。
②大根はおろして余分な水分を絞り、だし汁、酢、塩を混ぜ合わせる。
③❶と❷をあえる。

MENU

中華風豆ご飯	3.6単位
きすのごまだれ焼き	1.1単位
もやしのあえ物	0.3単位
ツナサラダ	1.0単位
吸い物	0.2単位
なし（100g）	0.5単位
	合計6.7単位

▷表示のエネルギー量（単位）は1人分です。
▷この献立は口絵Ⅶページに写真が掲載されています。

■材料（2人分）

中華風豆ご飯▼米300g（2合）、大豆20g／干しえび10g／塩少々／みつば適量

きすのごまだれ焼き▼きす120g（開き4枚）／酒小さじ1強／練りごま10g／みりん小さじ2/3／しょうゆ小さじ1強

もやしのあえ物▼もやし60g／きゅうり40g／酢小さじ2 1/2／しょうゆ小さじ1弱／ごま油小さじ1/2／塩・こしょう各少々

ツナサラダ▼ツナ（缶）40g／たまねぎ40g／きゅうり40g／マヨネーズ小さじ1／白ワイン小さじ1弱／サラダ菜適量

吸い物▼じゅんさい10g／そうめん（乾燥）6g／だし汁280cc／しょうゆ小さじ1/2／塩少々

●つくり方

中華風豆ご飯

①大豆、干しえびは前日に水につけ、もどしておく。もどした大豆を柔らかくなるまで煮る。
②炊飯器に米を入れ、❶と塩を加え、通常の分量の水で炊く。
③炊き上がったご飯を茶碗に盛り、刻んだみつばを散らす。

きすのごまだれ焼き

①酒、練りごま、みりん、しょうゆを混ぜ合わせる。
②きすに❶をぬり込み、焼く。

ツナサラダ

①ツナはザルにあけて油を切っておく。
②たまねぎは薄切り、きゅうりは薄い小口切りにし、それぞれ水にさらし、水気を切る。
③マヨネーズと白ワインを合わせ、❶❷をあえる。
④器にサラダ菜をしき、❸を盛る。

MENU

ご飯（150ｇ）……………	3.0単位
和風ミートローフ ………	2.5単位
かみなり豆腐…………………	0.9単位
サラダ………………………	0.5単位
吸い物………………………………	0単位
菜果レモンあえ……………	0.4単位
	合計7.3単位

▶表示のエネルギー量（単位）は１人分です。

■材料（2人分）

和風ミートローフ▼牛ひき肉120ｇ／卵10ｇ／たまねぎ60ｇ／パン粉大さじ3/4／みそ小さじ1 2/3／しょうゆ小さじ1弱／サラダ油小さじ1強／つけ合わせ＝にんじん20ｇ／じゃがいも60ｇ／塩少々

かみなり豆腐▼豆腐（木綿）80ｇ／小松菜80ｇ／サラダ油小さじ2/3／しょうゆ大さじ1/2／みりん小さじ1/3／砂糖小さじ2/3／削り節適量

サラダ▼トマト100ｇ／レタス20ｇ／マヨネーズ大さじ1/2／酢小さじ1/2／塩・こしょう各少々

吸い物▼絹さや20ｇ／生しいたけ20ｇ／だし汁280cc／しょうゆ小さじ1/2／塩少々

菜果レモンあえ▼あんず30ｇ／りんご40ｇ／レモン6ｇ／砂糖小さじ1 1/3／白ワイン小さじ1/2／塩少々

●つくり方

和風ミートローフ

①たまねぎはみじん切りにしてサラダ油で炒める。

②牛ひき肉、❶のたまねぎ、卵、パン粉、みそ、しょうゆを練り合わせ、型に入れて蒸し焼きにする。

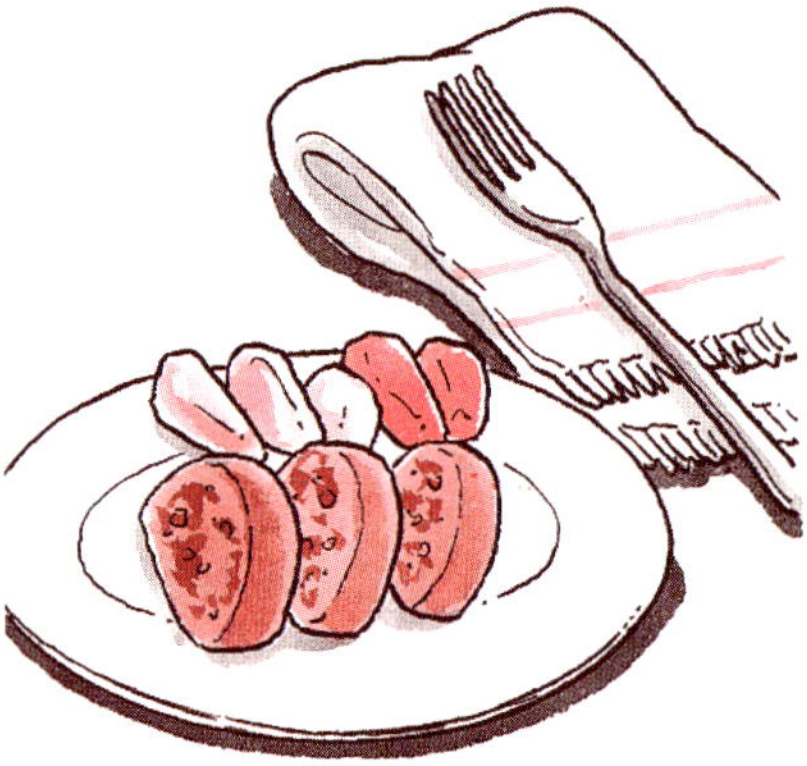

③にんじん、じゃがいもは皮をむき、ひと口大に切ってゆで、塩をふる。

④❷を1cm厚さに切って器に盛り、❸を添える。

かみなり豆腐

①豆腐はゆで、水にさらして水気を切り、さらにふきんをかぶせて重しをのせ、水抜きをしておく。

②小松菜は下ゆでして水にさらし、水気を切って3cmに切る。

③なべに油をひき、❶❷を入れて豆腐を荒くつぶしながら炒め、しょうゆ、みりん、砂糖で調味する。

④器に❸を盛り、削り節をかける。

サラダ

①トマトはくし形に切る。

②レタスをちぎる。

③マヨネーズ、酢、塩、こしょうを混ぜ、ドレッシングを作る。

④器にレタスとトマトを盛り、❸をかける。

菜果レモンあえ

①あんずは白ワインに1時間ほど漬けておき、半量を漬けたワインと一緒にミキサーにかけてペースト状に、残りの半量をみじん切りにする。
②りんごは皮をむき、8等分にして芯をとり、3㎜厚さに切る。
③レモン汁、砂糖、塩、❶を混ぜ合わせ、❷をあえる。

MENU

ご飯（150g）……………	3.0単位
ポテト焼き…………………	1.8単位
きのこのミルク煮…………	0.5単位
大根と貝柱のサラダ………	0.8単位
いんげんそぼろ炒め………	0.6単位
みそ汁……………………	0.3単位
	合計7.0単位

▶表示のエネルギー量（単位）は1人分です。
▶この献立は口絵Ⅱページに写真が掲載されています。

■材料（2人分）

ポテト焼き▼じゃがいも80g／たまねぎ40g／ピーマン10g／赤ピーマン10g／豚もも肉60g／ベーコン20g／ピザ用チーズ10g／塩・こしょう・ガーリックパウダー各少々

きのこのミルク煮▼しめじ40g／えのきだけ40g／生しいたけ20g／グリーンピース20g／牛乳100cc／コンソメスープの素少々／塩・こしょう各少々／片栗粉適量

大根と貝柱のサラダ▼大根80g／帆立フレーク（缶）30g／貝割れ大根10g／マヨネーズ大さじ1/2／塩・しょうゆ・粉わさび各少々／サラダ菜適量

いんげんそぼろ炒め▼さやいんげん60g／豚ひき肉20g／しょうゆ小さじ1弱／みりん小さじ2/3／しょうが少々／サラダ油小さじ2/3

みそ汁▼キャベツ60g／生わかめ10g／だし汁280cc／みそ大さじ1弱

●つくり方

ポテト焼き

①じゃがいもは皮をむいて7㎜厚さに切り、ゆでる。
②2種のピーマンはへたと種を除いて千切り、たまねぎは薄切り、豚肉とベーコンは細切りにする。
③❷を炒め、塩、こしょう、ガーリックパウダーを加える。
④耐熱皿に❶のじゃがいもをしきつめて❸とピザ用チーズをのせ、180度のオーブンでこげ目がつく程度まで焼く。

きのこのミルク煮

①しめじは石づきをとり、適当な大きさに分ける。えのきだけは石づきから2～3㎝をとり2等分にする。しいたけは石づきをとり千切りにする。
②グリーンピースは下ゆでする。
③なべに牛乳を温めてコンソメスープの素、塩、こしょうを加え、❶を入れて煮込む。最後に水溶き片栗粉でとろみをつける。

大根と貝柱のサラダ

①大根は千切りにして水にさらし、水気を切る。貝割れは3等分にする。

②帆立は缶からあけ、細かくほぐす。汁も半分ぐらいとっておく。
③マヨネーズ、塩、しょうゆ、わさび、帆立の汁を混ぜ合わせ、❶❷をあえる。
④器にサラダ菜をしき、❸を盛る。

いんげんそぼろ炒め

①いんげんは筋をとり、下ゆでして水にさらし、水気を切って半分に切る。
②サラダ油でひき肉を炒め、色が変わったらいんげんを入れ、しょうゆ、みりん、すりおろしたしょうがを加える。

MENU

ご飯(150g) ……………	3.0単位
豚ソテーレモンソース …	1.4単位
切干大根の煮物…………	0.3単位
ツナピーマン炒め………	0.4単位
白酢あえ…………………	0.7単位
みそ汁……………………	0.3単位
	合計6.1単位

▶表示のエネルギー量(単位)は1人分です。

■材料（2人分）

豚ソテーレモンソース▼豚ロース肉（脂身を除いたもの）80g／塩・こしょう各少々／サラダ油小さじ$\frac{2}{3}$／レモンソース＝えのきだけ40g／まいたけ40g／バター4g／レモン20g／とりがらスープ40cc／塩・こしょう各少々／つけ合わせ＝クレソン適量

切干大根の煮物▼切干大根10g／にんじん20g／しょうゆ大さじ$\frac{1}{2}$／砂糖小さじ2／だし汁40cc

ツナピーマン炒め▼ツナ（缶）20g／ピーマン40g／たまねぎ20g／酒小さじ$\frac{1}{2}$／カレー粉小さじ$\frac{3}{4}$／塩・こしょう各少々

白酢あえ▼豆腐（木綿）80g／にんじん60g／いりごま小さじ$\frac{1}{2}$／砂糖小さじ$1\frac{1}{3}$／酢小さじ1強／だし汁40cc／塩少々

みそ汁▼なす60g／だし汁280cc／みそ大さじ1弱

●つくり方

豚ソテーレモンソース

①えのきだけとまいたけは石づきをとり、えのきだけは2等分に切る。
②❶をバターで炒め、とりがらスープ、塩、こしょう、レモン汁を加えてひと煮立ちさせる。
③フライパンにサラダ油を熱し、塩、こしょうをした豚肉を焼く。
④器に❸を盛り、❷のソースをかけ、クレソンを添える。

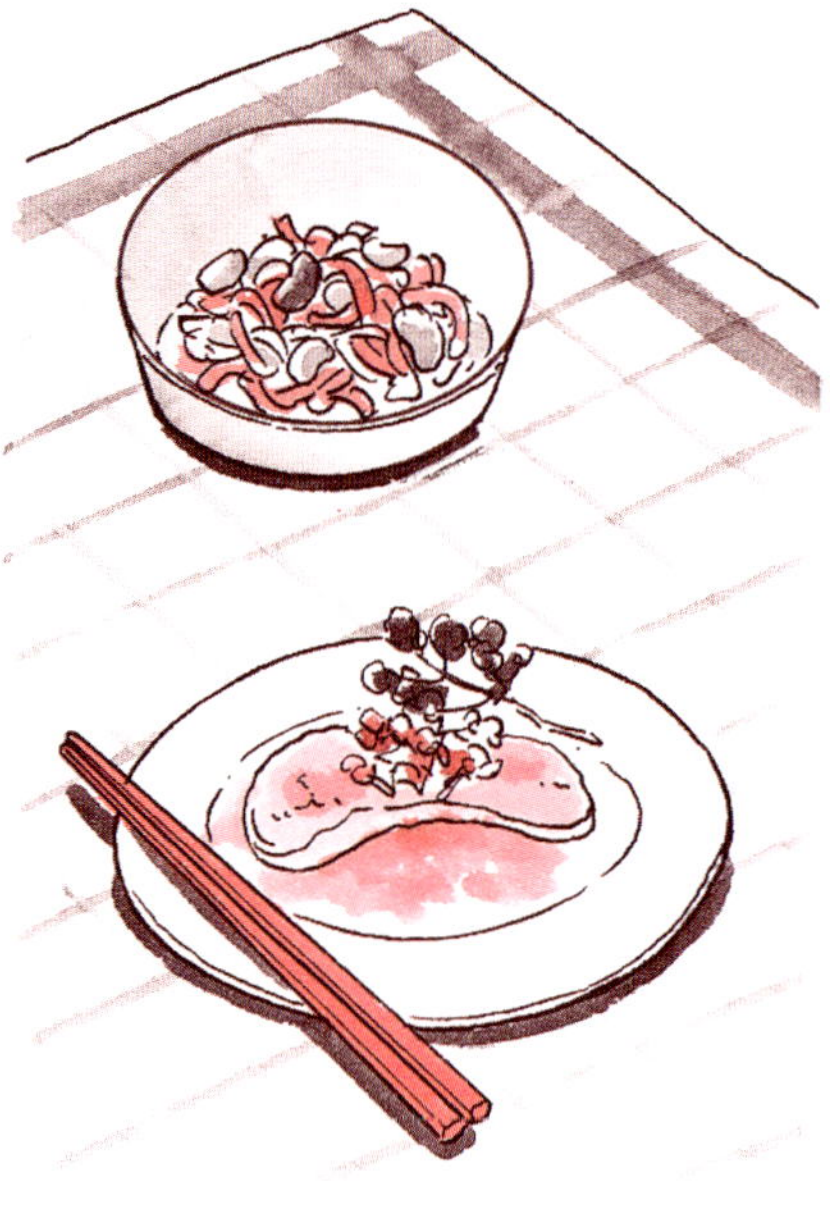

切干大根の煮物

①切干大根は水でもどし下ゆでする。にんじんは長さ3㎝くらいの短冊切りにする。

②なべにだし汁と砂糖を合わせ、❶を入れて煮る。最後にしょうゆを加え、さらに5分ほど煮込む。

ツナピーマン炒め

①ツナはザルにあけて油を切っておく。

②ピーマンはヘタと種をとり千切りに、たまねぎは薄切りにする。

③なべに酒を入れて❷を炒め、しんなりしたら❶を加え、カレー粉、塩、こしょうで調味する。

白酢あえ

①豆腐は水抜きをし、十分に水が抜けたらつぶす。にんじんは千切りにしてゆで、水にさらし、水気を切る。

②いりごま、砂糖、酢、だし汁、塩を合わせ、❶をあえる。

MENU

ご飯(150g) ……………	3.0単位
ハンバーグトマトソース煮	2.0単位
里いものえびあんかけ……	0.6単位
トマトサラダわさび風味…	0.2単位
青菜のごまあえ……………	0.4単位
みそ汁………………………	0.7単位
	合計6.9単位

▷表示のエネルギー量(単位)は1人分です。

▷この献立は口絵Ⅴページに写真が掲載されています。

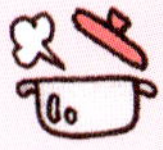

■材料(2人分)

ハンバーグトマトソース煮▼牛ひき肉40g/豚ひき肉40g/豆腐(絹)40g/たまねぎ40g/生しいたけ20g/牛乳小さじ2/パン粉大さじ1強/卵6g/サラダ油小さじ$1\frac{1}{2}$/トマトソース=たまねぎ40g/ピーマン20g/とりがらスープ60cc/トマトケチャップ大さじ1強/片栗粉適量

里いものえびあんかけ▼里いも120g/むきえび20g/グリーンピース10g/だし汁大さじ$1\frac{1}{3}$/しょうゆ大さじ$\frac{1}{2}$/みりん小さじ$\frac{2}{3}$/片栗粉適量

トマトサラダわさび風味▼トマト80g/オクラ40g/だし汁大さじ$1\frac{1}{3}$/しょうゆ小さじ1弱/わさび少々/サラダ菜適量

青菜のごまあえ▼豆苗60g/いりごま小さじ2弱/砂糖小さじ$1\frac{1}{3}$/しょうゆ小さじ1強

みそ汁▼油揚げ20g/しめじ20g/だし汁280cc/みそ大さじ1弱

●つくり方

ハンバーグトマトソース煮

①豆腐は水抜きをしておく。

②たまねぎ、しいたけはみじん切りにして炒め、冷ましておく。

③2種のひき肉、❶❷、牛乳、パン粉、溶き卵を混ぜこね、2等分にし、小判形にまとめる。

④ソースをつくる。とりがらスープに薄切りにしたたまねぎ、千切りにしたピーマンを入れて煮る。柔らかくなったらトマトケチャップを加え、最後に水溶き片栗粉でとろみをつける。

⑤フライパンに油を熱し、❸を焼いて

器に盛る。
⑥❺のフライパンに❹のソースを入れて木べらでかき混ぜ、ハンバーグにかける。

里いものえびあんかけ

①里いもは皮をむき、酢を加えた水で下ゆでし、だし汁（分量外）で炊く。
②むきえびは熱湯でさっとゆでる。
③グリーンピースは下ゆでしておく。
④だし汁、しょうゆ、みりんを合わせて温め、❷を入れ、水溶き片栗粉でとろみをつける。
⑤器に里いもを盛り、❹のあんをかけ、グリーンピースをのせる。

トマトサラダわさび風味

①トマトは湯むきにし、水気を切って1cm厚さの輪切りにする。
②オクラはゆでて水にさらし、水気を切る。ヘタをとり、斜め切りにする。
③だし汁、しょうゆ、わさび、ごま油を混ぜ合わせ、❶❷をあえる。
④器にサラダ菜をしき、❸を盛る。

低カロリーの一品料理

口絵Ⅷページに写真が掲載されています。

えのきだけ梅肉あえ

0.1単位（1人分）

■材料（2人分）
えのきだけ60g／きゅうり20g／練り梅小さじ1強／酒小さじ1弱

●つくり方
①えのきだけは石づきをとって2等分にし、ゆでて水にさらし、水気を切る。
②きゅうりは千切りにする。
③練り梅と酒を合わせ、❶❷をあえる。

ひじきサラダ

0.6単位（1人分）

■材料（2人分）
乾燥ひじき8g／にんじん20g／きゅうり60g／だし汁大さじ$1\frac{1}{3}$／しょうゆ小さじ1弱／みりん小さじ$\frac{1}{3}$／マヨネーズ小さじ2／塩少々／いりごま小さじ1／サラダ菜適量

●つくり方
①ひじきは水でもどし、下ゆでする。
②にんじんは千切りにしてゆで、水にさらして水気を切る。きゅうりも千切りにする。
③だし汁、しょうゆ、みりん、マヨネーズ、塩を合わせ、❶❷をあえる。
④器にサラダ菜をしいて❸を盛り、いりごまをかける。

こんにゃくからしみそ

0.2単位（1人分）

■材料（2人分）
こんにゃく80g／赤みそ小さじ1／だし汁小さじ1弱／砂糖小さじ$\frac{2}{3}$／練りがらし小さじ$\frac{1}{2}$／大葉2枚

●つくり方
①こんにゃくは食べやすい大きさに切り、ゆでて水にさらし、水気を切る。
②みそ、だし汁、砂糖、練りがらしを混ぜ合わせる。
③器に大葉と❶を盛り、❷をかける。

携帯用　外食のエネルギー量目安カード

- 昼食などでよく食べる外食メニューのエネルギー量の目安を表示しました。点線で切りとり、カードケースなどに入れて携帯すると便利です。
- エネルギー量は地方や飲食店によって異なります。
- マークのあるものはとくに脂肪の多い料理です（脂肪がおおむね80kcal以上）。汁や料理を残すなどして調整しましょう。

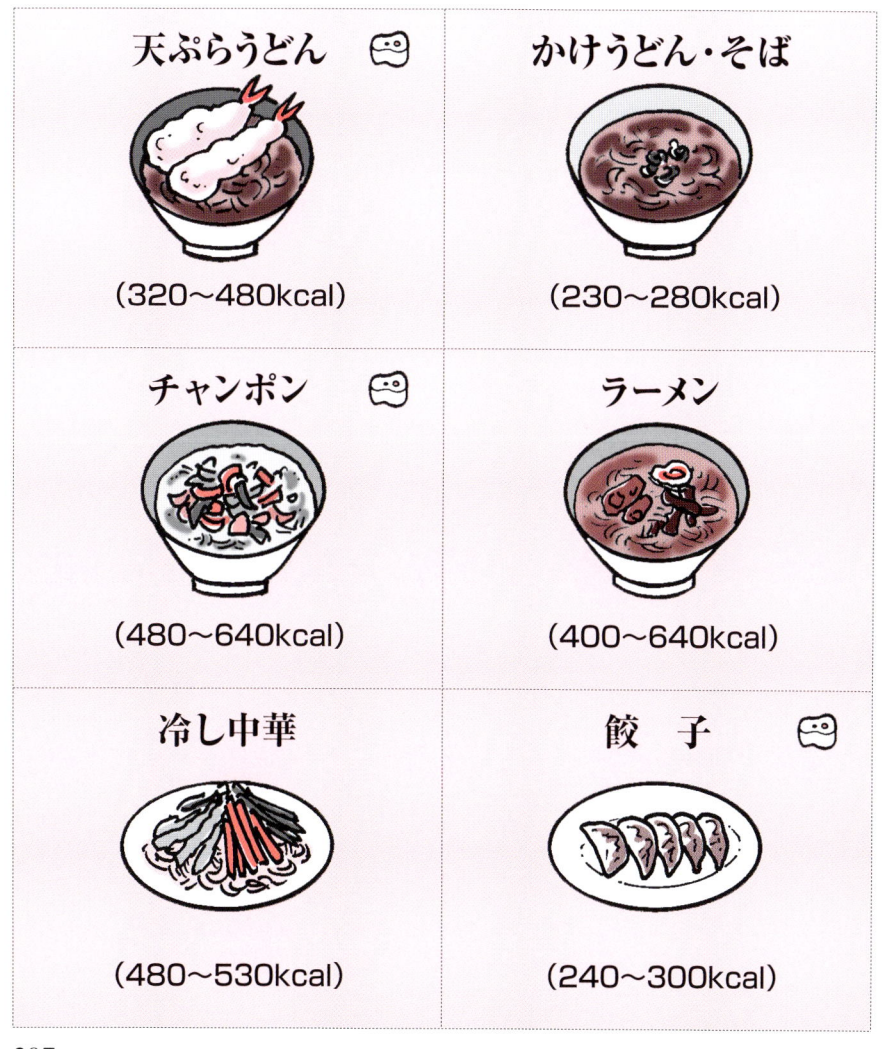

天ぷらうどん

（320～480kcal）

かけうどん・そば

（230～280kcal）

チャンポン

（480～640kcal）

ラーメン

（400～640kcal）

冷し中華

（480～530kcal）

餃　子

（240～300kcal）

マカロニグラタン

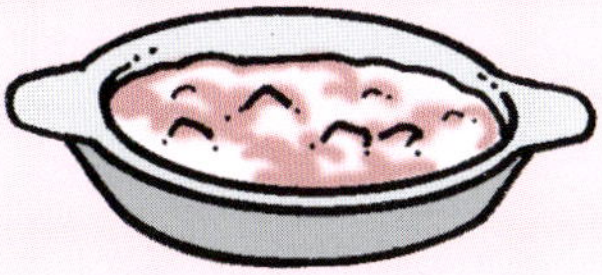

（370～560kcal）

スパゲッティ（ミートソース）

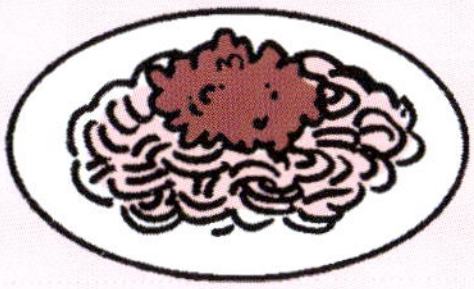

（500～700kcal）

オムライス

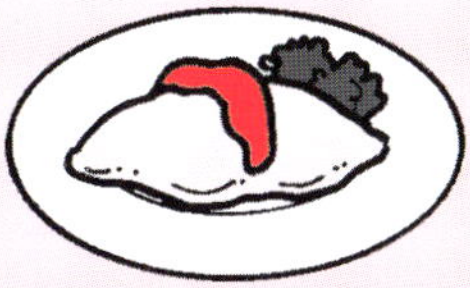

（600～800kcal）

カレーライス

脂身の多い肉を使用している場合

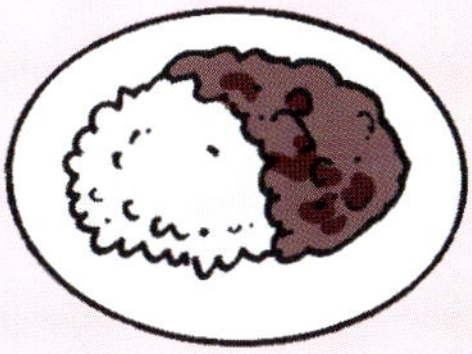

（550～800kcal）

親子丼

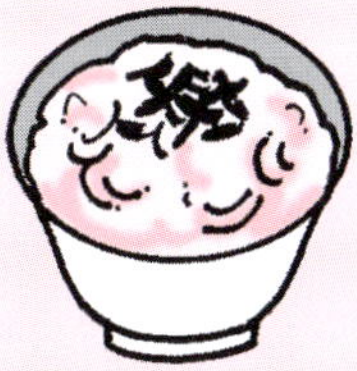

（600～700kcal）

チャーハン

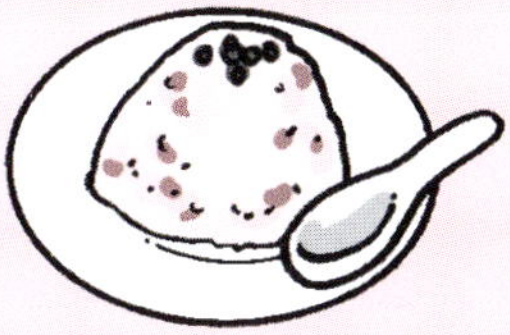

（550～700kcal）

かつ丼

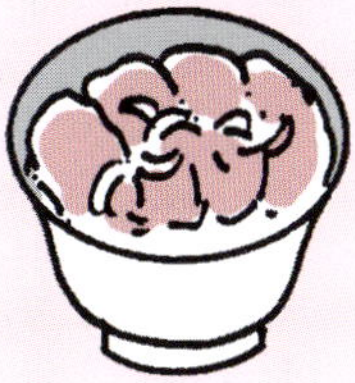

（880～990kcal）

天　丼

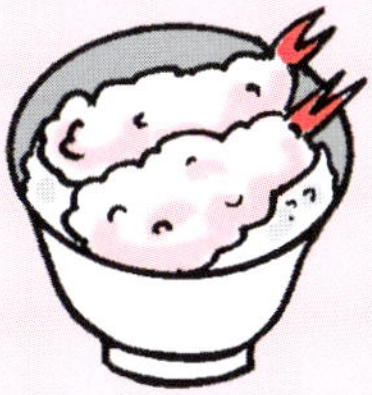

（700～800kcal）

幕の内弁当

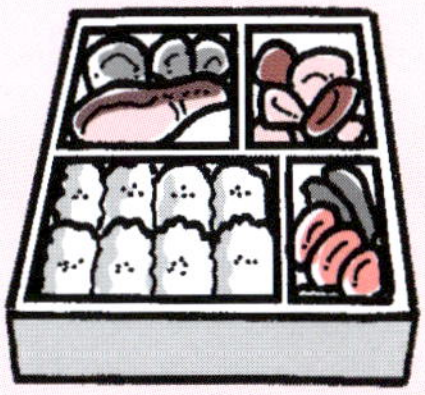

(630～880kcal)

にぎり寿司(並)

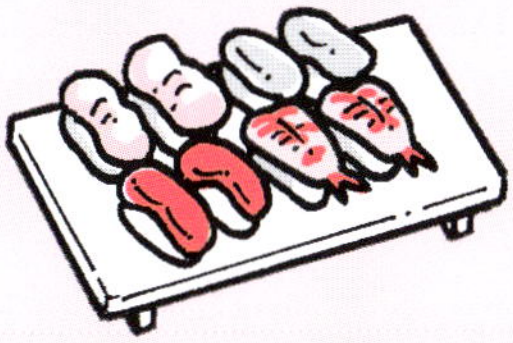

(400～560kcal)

ハンバーガー

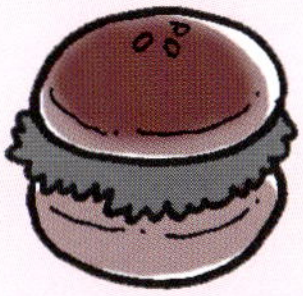

(320～400kcal)

ミックスサンド

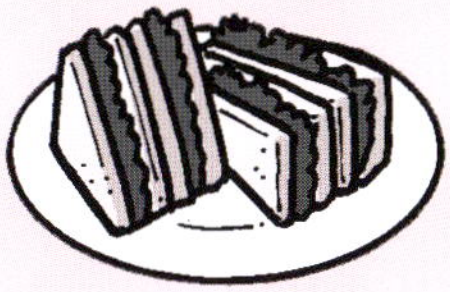

(400～640kcal)

えびフライ

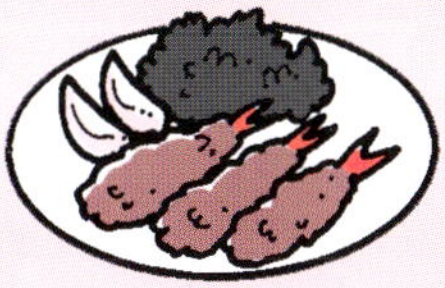

(200～300kcal)

とんかつ

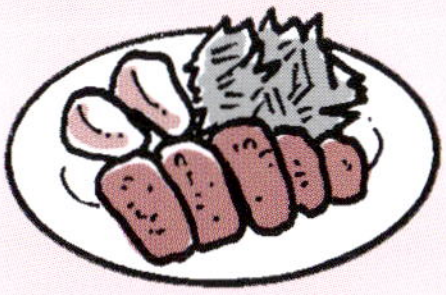

(480～550kcal)

ビーフシチュー

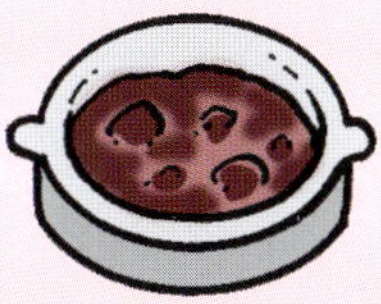

(300～600kcal)

ハンバーグステーキ

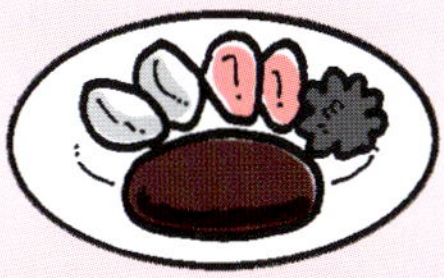

(400～500kcal)

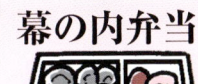

日本糖尿病協会都道府県糖尿病協会一覧

協会名	所在地	電　話
北海道 糖尿病協会	〒060-0062　札幌市中央区南２条西１丁目１ 医療法人 萬田記念病院	011-231-4032
青森県 糖尿病協会	〒036-8562　弘前市在府町5 弘前大学大学院医学研究科 内分泌代謝内科学講座	0172-39-5062
秋田県 糖尿病協会	〒010-8543　秋田市本道１－１－１ 秋田大学大学院医学系研究科 代謝・内分泌内科講座	018-884-6769
岩手県 糖尿病協会	〒028-3695　紫波郡矢巾町医大通2丁目１－１ 岩手医科大学医学部 内科学講座糖尿病・代謝・内分泌内科分野	019-907-6856
山形県 糖尿病協会	〒990-8545　山形市沖町79－１ 済生会山形済生病院　医療クラーク室	023-682-1111
宮城県 糖尿病協会	〒980-8575　仙台市青葉区星陵町4－１ 東北大学加齢医学研究所プロジェクト棟5F 糖尿病代謝科内	022-717-7611
福島県 糖尿病協会	〒963-8558　郡山市西ノ内2－5－20 太田西ノ内病院 庶務課	024-925-1188
茨城県 糖尿病協会	〒311-0113　那珂市中台745－5 医療法人健清会 那珂記念クリニック内	029-353-2800
群馬県 糖尿病協会	〒371-8511　前橋市昭和町3－39－22 群馬大学医学部附属病院 内分泌糖尿病内科	027-220-8121
栃木県 糖尿病協会	〒321-0293　下都賀郡壬生町北小林880 獨協医科大学病院 内分泌代謝内科	0282-87-2150
東京都 糖尿病協会	〒150-0021　渋谷区恵比寿西2－19－9 フランセスビル1F 東京都糖尿病協会事務局	03-6892-2962
千葉県 糖尿病協会	〒260-0027　千葉市中央区新田町1-16 井上記念病院 栄養課	043-245-8808
埼玉県 糖尿病協会	〒330-8503　さいたま市大宮区天沼町1-847 自治医科大学附属さいたま医療センター	080-2382-4630
神奈川県 糖尿病協会	〒210-0013　川崎市川崎区新川通12-1 川崎市立川崎病院 糖尿病内科	080-8815-1234
山梨県 糖尿病協会	〒409-3898　中央市下河東1110 山梨大学医学部 糖尿病・内分泌内科	055-273-9602
長野県 糖尿病協会	〒385-8558　佐久市岩村田1562－１ 佐久市立国保浅間総合病院 糖尿病内科	0267-67-2295

協会名	所在地	電　話
新潟県 糖尿病協会	〒951-8510　新潟市中央区旭町通1番町754 新潟大学医歯学総合病院 血液・内分泌・代謝内科医局内	025-368-9026
静岡県 糖尿病協会	〒420-8527　静岡市葵区北安東4－27－1 静岡県立総合病院 栄養管理室	054-247-6134
愛知県 糖尿病協会	〒480-1195　長久手市岩作雁又1番地1 愛知医科大学医学部内科学講座 糖尿病内科	0561-63-1682
三重県 糖尿病協会	〒510-0016　四日市市羽津山町10－8 JCHO四日市羽津医療センター 図書室内	059-331-2000
岐阜県 糖尿病協会	〒501-1194　岐阜市柳戸1－1 岐阜大学医学部附属病院 糖尿病代謝内科内	058-230-6378
富山県 糖尿病協会	〒930-0859　富山市牛島本町2－1－58 富山赤十字病院 医療社会事業部	076-433-8843
石川県 糖尿病協会	〒923-0012　小松市東蛭川町137－4 石川県糖尿病協会事務局	0761-21-0965
福井県 糖尿病協会	〒910-0003　福井市松本4－5－10 医療法人初生会 福井中央クリニック 内科	0776-24-2410
滋賀県 糖尿病協会	〒520-8511　大津市長等1－1－35 大津赤十字病院 栄養課	077-522-4131
京都府 糖尿病協会	〒606-8507　京都市左京区聖護院川原町54 京都大学大学院医学研究科 糖尿病・内分泌・栄養内科学	075-751-3560
大阪府 糖尿病協会	〒565-0871　吹田市山田丘2－2（B5） 大阪大学大学院医学系研究科 内分泌・代謝内科学	06-6879-3743
和歌山県 糖尿病協会	〒641-8509　和歌山市紀三井寺811－1 和歌山県立医科大学附属病院 第1内科医局内	073-445-9436
奈良県 糖尿病協会	〒634-8522　橿原市四条町840 奈良県立医科大学 糖尿病・内分泌内科学	0744-22-3051
兵庫県 糖尿病協会	〒650-0017　神戸市中央区楠町7－5－1 神戸大学大学院医学研究科内科学講座 糖尿病・内分泌内科学部門	078-382-5868
岡山県 糖尿病協会	〒700-8558　岡山市北区鹿田町2－5－1 岡山大学医学部 腎・免疫・内分泌代謝内科学教室内	086-235-7235
広島県 糖尿病協会	〒734-8551　広島市南区霞1－2－3 広島大学病院　内分泌・糖尿病内科	082-257-1784
鳥取県 糖尿病協会	〒683-0846　米子市安倍200－1 住吉内科眼科クリニック内	0859-24-1151

日本糖尿病協会都道府県糖尿病協会一覧

協会名	所在地	電　話
島根県 糖尿病協会	〒690-8506　松江市母衣町２００ 松江赤十字病院 栄養課	0852-32-6946
山口県 糖尿病協会	〒755-8505　宇部市南小串１－１－１ 山口大学 第三内科	0836-22-2251
香川県 糖尿病協会	〒761-0793　木田郡三木町池戸１７５０－１ 香川大学医学部 内分泌代謝・先端医療・臨床検査医学講座内	087-891-2230
徳島県 糖尿病協会	〒770-8503　徳島市蔵本町３－１８－１５ 徳島大学先端酵素学研究所 糖尿病臨床・研究開発センター	088-633-7587
高知県 糖尿病協会	〒783-8505　南国市岡豊町小蓮 高知大学医学部内分泌・腎臓内科学（第二内科）	088-880-2343
愛媛県 糖尿病協会	〒791-0295　東温市志津川454 愛媛大学大学院医学系研究科 糖尿病内科	080-5667-2786
福岡県 糖尿病協会	〒812-8582　福岡市東区馬出３－１－１ 九州大学医学部 病態機能内科学（第2内科）	092-631-0656
大分県 糖尿病協会	〒879-5593　由布市挾間町医大ヶ丘１－１ 大分大学医学部 看護学科	097-586-5089
佐賀県 糖尿病協会	〒849-8501　佐賀市鍋島５－１－１ 佐賀大学医学部 看護学科棟5F	0952-34-2551
長崎県 糖尿病協会	〒852-8034　長崎市城栄町３２－２０城栄メディカルビル4F みどりクリニック	
熊本県 糖尿病協会	〒862-0901　熊本市東区東町４－１１－１ 熊本県総合保健センター 管理棟3階	096-365-5414
宮崎県 糖尿病協会	〒880-0034　宮崎市矢の先町１５０－１ 平和台病院1階	0985-22-8015
鹿児島県 糖尿病協会	〒890-8520　鹿児島市桜ケ丘８－３５－１ 鹿児島大学病院　糖尿病・内分泌内科医局内	099-275-6436
沖縄県 糖尿病協会	〒900-0031　那覇市３－２－２６ 沖縄県糖尿病協会	098-975-9184

事務局	〒102-0083　東京都千代田区麹町2-2-4　麹町セントラルビル8F	03-3514-1721

所在地、電話番号等は変わる場合があります。

監修者

岩本安彦　いわもと やすひこ

1946年、千葉県生まれ。71年東京大学医学部卒業後、同医学部第3内科助手、自治医科大学内分泌代謝学助教授を経て、95年東京女子医科大学糖尿病センター教授となる。97年同糖尿病センター長に就任。2011年糖尿病センター長定年退職、名誉教授となる。同年4月から東京女子医科大学常務理事。2015年2月同退任。同年4月から朝日生命成人病研究所所長・院長に就任。18年3月同退任。同年4月から新百合ヶ丘総合病院糖尿病センター長に就任。日本糖尿病財団理事長としても活躍。

同 執筆協力　（第1章）佐倉　宏
（第2章）佐中真由実
（第3章）内潟安子、水口百合愛（新百合ヶ丘総合病院）
（第4章）高橋千恵子、藤原江美（朝日生命成人病研究所）
（第5章）新城孝道
（第6章）佐中真由実、水口百合愛（新百合ヶ丘総合病院）
（第7章）河原玲子

専門医が治す！

糖尿病

監修者　岩本安彦
発行者　高橋秀雄
発行所　**株式会社 高橋書店**
〒170-6014 東京都豊島区東池袋3-1-1 サンシャイン60 14階
電話　03-5957-7103

ISBN978-4-471-03228-9　©IWAMOTO Yasuhiko　Printed in Japan

本書の内容についてのご質問は「書名、質問事項（ページ、内容）、お客様のご連絡先」を明記のうえ、郵送、FAX、ホームページお問い合わせフォームから小社へお送りください。
回答にはお時間をいただく場合がございます。また、電話によるお問い合わせ、本書の内容を超えたご質問にはお答えできませんので、ご了承ください。本書に関する正誤等の情報は、小社ホームページもご参照ください。

【内容についての問い合わせ先】
書　面　〒170-6014 東京都豊島区東池袋3-1-1 サンシャイン60 14階　高橋書店編集部
ＦＡＸ　03-5957-7079
メール　小社ホームページお問い合わせフォームから　（https://www.takahashishoten.co.jp/）

【不良品についての問い合わせ先】
ページの順序間違い・抜けなど物理的欠陥がございましたら、電話03-5957-7076へお問い合わせください。
ただし、古書店等で購入・入手された商品の交換には一切応じられません。